Schlanke Mieze

Wie Du Kalorienzählen, Binge Eating und der
Low-Carb Falle entkommst, ohne Hungern Fettgewicht verlierst
und zwangsläufig zur schlanken Mieze wirst.

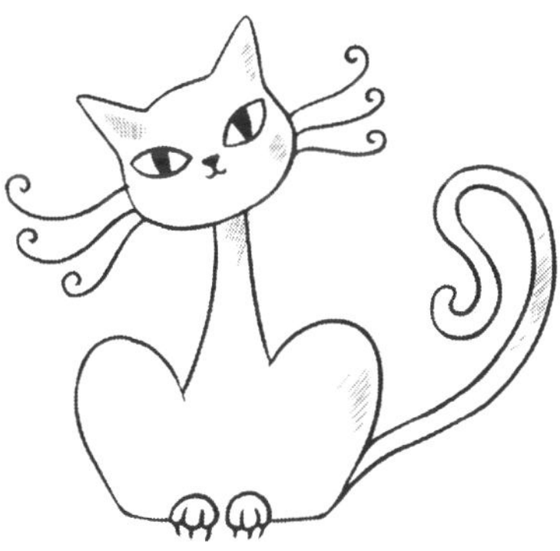

Lara Albrecht

Wichtiger Hinweis für den Leser: Die Verfasser geben weder direkt noch indirekt medizinische Ratschläge, noch verordnen sie eine Diät ohne medizinische Beratung als Behandlungsform für Krankheiten. Ernährungsfachleute und andere Experten auf dem Gebiet der Gesundheit und Ernährung vertreten unterschiedliche Meinungen. Es liegt nicht in der Absicht der Verfasser, Diagnosen zu stellen oder Verordnungen zu erteilen. Ihre Zielsetzung besteht lediglich darin, Informationen aus dem Gesundheitsbereich anzubieten und bei dem Streben nach Gesundheit die Zusammenarbeit mit Ihrem Arzt zu unterstützen. Wenn Sie die vorliegenden Informationen ohne das Hinzuziehen eines Arztes anwenden, so verordnen Sie sich eine Selbstbehandlung – ein Recht, das Ihnen zusteht. Herausgeber und Verfasser übernehmen jedoch keine Verantwortung.

Durch Forschung und klinische Erfahrungen unterliegen die Erkenntnisse in Medizin und Naturwissenschaften einem beständigen Wandel. Die Autoren haben sorgfältig geprüft, dass die in diesem Werk getroffenen therapierelevanten Aussagen und Angaben dem derzeitigen Wissensstand entsprechen. Hierdurch wird der Leser dieses Werkes jedoch nicht von der Verpflichtung entbunden, ggf. auch anhand anderer Werke zu diesem Thema zu prüfen, ob die dort getroffenen Aussagen und Angaben von denen in diesem Werk abweichen.

Ggf. erwähnte Produktnamen sind geschützte Marken oder eingetragene Markenzeichen der jeweiligen Eigentümer, Unternehmen oder Organisationen, auch wenn sie im Einzelnen nicht ausdrücklich als solche gekennzeichnet wurden.

Bibliografische Information der Deutschen Nationalbibliothek

Die Deutsche Nationalbibliothek verzeichnet diese Publikation in der Deutschen Nationalbibliografie; detaillierte bibliografische Daten sind im Internet über dnb.d-nb.de abrufbar.

Copyright © Lara Albrecht, A.I. Jäger

Dieses Werk ist urheberrechtlich geschützt.

Alle Rechte, auch die der Übersetzung, des Nachdrucks und der Vervielfältigung des Buches, oder Teilen daraus, vorbehalten. Kein Teil des Werkes darf ohne schriftliche Genehmigung des Herausgebers in irgendeiner Form (Fotokopie, Mikrofilm oder ein anderes Verfahren), auch nicht für Zwecke der Unterrichtsgestaltung, reproduziert oder unter Verwendung elektronischer Systeme verarbeitet, vervielfältigt oder verbreitet werden.

ISBN-13: 978-1544021287
ISBN-10: 1544021283

Der Inhalt dieses Buches wurde sorgsam recherchiert.
Ärzte und Ernährungsforscher haben Hervorragendes geleistet und ich fühle mich ehrfürchtig und dankbar, aus dem reichen Fundus, den diese Menschen geleistet haben, schöpfen zu dürfen. Sollten mir in meinen Wiedergaben Fehler unterlaufen sein, dann liegt es allein an meinem Unverständnis, nicht an den Quellen.

Mit freundlicher Genehmigung von:

Dr. Michael Greger

How Not to Die:
Discover the Foods Scientifically Proven
to Prevent and Reverse Disease

Dr. John A. McDougall, MD

Die High-Carb-Diät (The Starch Solution),
The Healthiest Diet on the Planet,
The McDougall Program for Maximum Weight Loss

Dr. Doug Lisle, Ph.D

The Pleasure Trap,
The Success Forces,
Getting along without going along

Dr. Barbara Rolls, Ph.D

The Ultimate Volumetrics Diet:
Smart, Simple, Science-Based Strategies
for Losing Weight and Keeping It Off

Ausführliche Literaturnachweise sowie weiterführende Literatur am Ende des Buches.

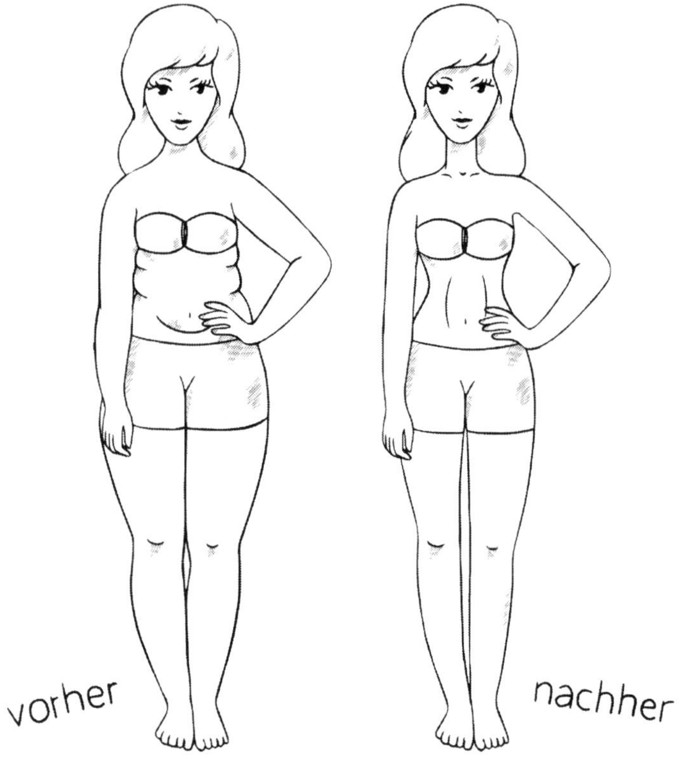

If nature made it – Eat it.
If man made it – Don't eat it.

Wenn es die Natur gemacht hat – Iss es.
Wenn es der Mensch gemacht hat – Iss es nicht.

Inhaltsverzeichnis

Vorwort

Ich hatte soeben die Taxifahrt bezahlt, als sich der Fahrer zu mir wandte und fragte: „Sind Sie ein Model?" Die Frage verblüffte mich völlig. Sie kam unerwartet. Ich wusste, er spielte nicht auf mein Gesicht an. Ich war nur durchschnittlich hübsch. Und obwohl ich heute auch Models coache, war ich mein ganzes Leben lang das Gegenteil eines Models gewesen. Schon in der Grundschule war ich moppelig und wurde deswegen gehänselt. Ich war immer eine der Letzten, die in ein Team gewählt wurden. Wir Dicken standen immer da, bis auch unser Name aufgerufen wurde und sich jemand erbarmte, uns ins Team aufzunehmen. Nur Tina, die war noch etwas dicker als ich, musste als Letzte ausharren. Da sie eine verständnisvolle Mutter hatte, die ihr oft eine Entschuldigung schrieb, war Tina selten im Sport, sodass ich sie „würdevoll vertrat". Uns verband übrigens nicht nur unser Gewicht. In unsere Klasse ging ein sehr süßer Junge. Sein Name war Oliver. Olis Vater kam aus Italien und Olis braune Augen waren wunderschön. Er war der Schwarm vieler Mädchen und ich wusste, dass ich absolut keine Chance bei ihm hatte. Eines Tages, als ich so in meiner dicken Gruppe stand und ihn aus der Ferne anhimmelte, hörte ich, dass er mich „fette Qualle" nannte. An diesem Tag begann ich mit meiner ersten Diät.

Was dann folgte, war ein Marathon an Diäten – und regelmäßiges Beobachten und Zählen meiner Fettringe am Bauch. Nun ja, eigentlich war es nur ein einziger fetter Ring. Der Fettring mochte mich. Denn sobald ich ihn mir mühsam abgehungert hatte, wollte er immer wieder zurück zu mir! Und – es war unglaublich – er vermehrte sich und überraschte mich jedes Mal mit zusätzlichen Speckbewohnern. Die leckeren Speisen im Kühlschrank riefen meinen Namen. Auch spät nachts. Auch dann, wenn ich eigentlich schon satt war. Bei uns zu Hause gab es immer etwas Leckeres. Ob süß, ob herzhaft, mein Elternhaus war ein Schlaraffenland. Das Einzige, das es nicht gab, oder nur in kleinen Mini-Mengen, war Gemüse. Das sah man uns an. In meiner Familie waren alle dick. Leider sind es die meisten bis heute noch. Meine Eltern leiden an Bluthochdruck und Diabetes und mein Vater hat oft Herzbeschwerden. Mein Bruder wiegt über 100 kg und will mit gesunder Ernährung nichts am Hut haben.

Als ich mein Studium anfing und auszog, nahm ich die schlechten Gewohnheiten mit. Ich ernährte mich, wie ich es zu Hause gelernt hatte. Ich kaufte mir Junkfood, um mich an schlechten Tagen zu trösten. Ich kaufte mir Junkfood, um mich an guten Tagen zu belohnen. Auch wenn ich abends oft müde und erschöpft nach Hause kam, war ich zum Essen nie zu müde. Trotz diesem über viele Jahre antrainierten Verhaltensmuster schaffte ich es immer wieder, mich nach einem mühevollen Diätwahnsinn für ein paar wenige Wochen normalgewichtig zu hungern. Schlankstatus erreichte ich dabei nie. Denn sobald ich Normalgewicht erreicht hatte, und mich wieder "normal" ernährte, stieg der Zeiger auf der Waage. Bei einer Größe von 171 cm wog ich im dünnsten Zustand 77 kg. Das ist nach heutigem Status noch knapp Normalgewicht (seien wir ehrlich, eigentlich ist es Übergewicht). Idealgewicht liegt deutlich darunter, und Traumgewicht noch viel weiter darunter. Aber selbst wenn ich es auf 77 kg schaffte, fühlte ich mich unwohl. Es war normal für mich, mich unwohl in meiner Haut zu fühlen. Alltag. Mein Kleiderschrank bestand aus weiten Kleidern, mit welchen ich meinen ungeliebten Speck verstecken konnte. Ich kaufte Kleider nicht nach der gängigen Mode. Ich kaufte Kleider nach dem Wie-verstecke-ich-meinen-Speck-am-besten-Prinzip. Bikinis kaufte ich nie. Pinke schon gar nicht. Denn nur schwarz macht schlank.

Ja, ich träumte von einem schlanken Körper und bewunderte alle dünnen Frauen. Aber trotz all der Diäten (Low-Carb, Fasten, Suppendiät), einer Willenskraft, die mich – auch wenn es blöd klingen mag – selbst beeindruckte, blieb ich *das* Musterbeispiel für den Jo-Jo-Effekt schlechthin. *Genetisch bedingt*, sagte ich mir. *Liebe Dich, wie Du bist*, sagte ich mir. Unmöglich! Wie sollte ich meinen Körper lieben, wenn ich es hasste, wie ich mich in ihm fühlte und wie er nackt aussah?

Ein Schicksalsschlag holte mich ein, als mein Mann mit 35 unerwartet bei einem Autounfall starb. Ich nutzte Essen, um mich zu trösten und um dem Alltagsschmerz zu entfliehen. Es gab mir Trost. Ich tröstete mich bis zu einem Gewicht von über 90 kg. Da begannen meine Darmbeschwerden, die ich anfangs ignorierte. Ich wurde immer dicker. Mein Höchstgewicht von beinahe 100 kg erreichte ich mit 42. Eine Darmuntersuchung zeigte einen stark entzündeten Darm mit vielen Polypen – Krebsvorstufe. Wenn ich mir heute Fotos aus der Zeit anschaue, sehe ich nur eins. Ein richtig blasses (fast grünliches), dickes, aufgequollenes Gesicht. Und im Kern ein trauriger Mensch. Als mein damaliger schlanker Freund halb aus Spaß, halb aus Ernst zu mir sagte, als ich wieder eine Diät versuchte: „Du wirst nie eine schlanke Mieze sein" tat das richtig weh. Diesen Satz werde ich mein Leben lang nicht vergessen. Schon damals hätte ich 90 kg ganz einfach loswerden sollen, indem ich ihm einen Tritt in den Allerwertesten gegeben hätte. Ach ja. Ich wünschte, er könnte mich heute sehen! Ihm würde sicherlich die Kinnlade herunter fallen.

Als ich endlich lernte – nein, zu begreifen begann! – wie Kaloriendichte funktioniert und wie viele und welche Lebensmittel ich essen musste, machte es Klick und die Pfunde fielen von mir herab. Alle gesundheitlichen Probleme lösten sich in Luft auf. Mit der Umstellung meiner Ernährung zu viel natürlicheren Lebensmitteln, viel Gemüse, Salat, Reis und Kartoffeln heilte auch mein Darm. Eine weitere Untersuchung zeigte einen gesunden Darm – er sah aus, wie der eines Neugeborenen. Meine Haare wurden wieder glänzend, die Haut rein, das Weiß in den Augen strahlend. Und meine Energie kehrte zurück. Warum ich das alles erwähne? Eine Diät ist meist ungesund. Diese nicht. Es entstanden keine Nachteile, Nebeneffekte oder gesundheitliche Risiken – im Gegenteil. Auch Du wirst gesünder, fitter und schöner sein als je zuvor. Und viel, viel schlanker!

Oft höre ich Menschen sagen, insbesondere wenn sie schon älter sind und nicht nur mit ihrem zusätzlichen Fett zu kämpfen haben, sondern auch mit anderen gesundheitlichen Problemen, dass es vermutlich zu spät für eine Umstellung sei. Das ist nicht wahr. Es ist nie zu spät. Unser Körper ist ein Wunderwerk. Er reagiert auf die Lebensmittel, die wir ihm geben, sehr schnell. Auch wenn Du schon in einem höheren Alter bist, oder sehr viel an Fettgewicht zu verlieren hast, dann ist heute der perfekte Tag für Dich, um zu beginnen.

Zurück ins Taxi. Nach diesem Abend stellte ich mich vor den Spiegel und war fast erstaunt, wie schlank ich geworden war. Immer und immer wieder starrte ich in den Spiegel. Minutenlang. Ich drehte mich zu allen Seiten – er log nicht. Ich konnte es nicht glauben: Der Bauchspeck war komplett weg. Da, wo vorher ein Flabberhintern gewesen war, hatte ich plötzlich einen wirklich ansehnlichen Po!

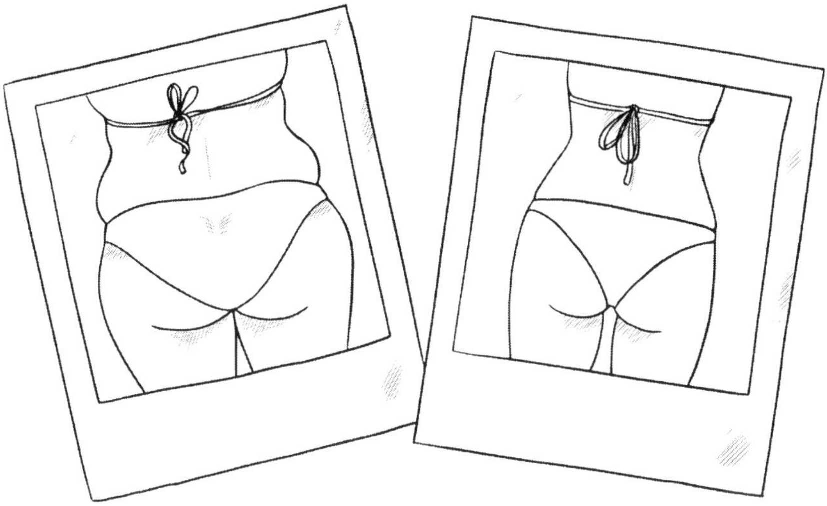

Ich hatte eine schlanke Taille. Das Hüftgold war weg. Und so auch der Großteil der Zellulite von meinen Schenkeln. Es war unglaublich. Ab einem gewissen Moment geht es schnell, da sieht man jedes verlorene Pfund, was am Anfang, wenn noch so viel Extragewicht auf den Rippen sitzt, einfach nicht der Fall ist. Obwohl ich wusste und spürte, dass ich ab dem ersten Tag schon Fettgewicht verloren hatte und mich jeden Tag besser fühlte, ging die Verwandlung von dick zu dünn dann doch gefühlt fast über Nacht.

Während dieser Zeit fing auch mein Umfeld an, meine Verwandlung zu bemerken. Die ersten Neugierigen wollten mein „Geheimnis" kennenlernen. So begann übrigens mein bescheidener Weg ins Coaching. Ein weiterer Schlüsselmoment, der mir noch in Erinnerung ist, war der Augenblick, in welchem die Verkäuferin Kleidung in Größe S in meine Einkaufstüten schob. Ich passte in Größe S? Da wurde mir bewusst: ich hatte es geschafft. Nach über 40 Jahren! Plötzlich konnte ich Kleidung kaufen, die mir gefiel, und musste nicht mühsam nach Kleidung suchen, die meinen Körper bestmöglich versteckte.

Liebe Leserin und lieber Leser, das Leben mit Kleidergröße S macht Spaß. Es macht mehr Spaß, als mit XXL. Ja, innere Werte sind wichtig. Wichtiger als Äußerlichkeiten, das steht außer Frage. Das Schönste, was die Verwandlung mit sich bringt, ist, dass Du nicht nur besser aussehen, sondern Dich viel besser *fühlen* wirst. Ach, wäre es schön, wenn ich Dir Dein Zukunfts-Ich zeigen könnte, wie es Dir gehen wird und wie Du aussehen wirst, wenn Du die Methode praktizierst. Und Du bekommst Gesundheit inklusive! Und wenn es die Möglichkeit gibt, all dies zu haben, wer würde sie ausschlagen?

Ich werde Dir in diesem Buch mitteilen, wie ich genau vorgegangen bin und wie auch Du zur schlanken Mieze oder zum schlanken Kater wirst. Ich erzähle Dir auch, warum ich glaube, dass Low-Carb kein guter langfristiger Ansatz ist, was es mit Kaloriendichte auf sich hat, warum Teilnehmer des Coachings schlanker und gesünder werden und warum die Methode als Geheimtipp unter Catwalk-Models praktiziert wird.

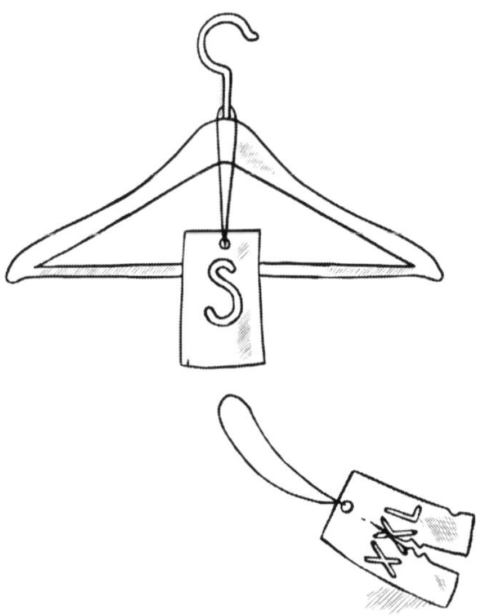

Die Kaloriendichte von Lebensmitteln und die Informationen in diesem Buch sind wissenschaftlich erwiesen und beruhen auf Ergebnissen, die jahrelang unter Aufsicht verschiedener Ärzte und Kliniken erfolgreich durchgeführt wurden. Die Methode wurde weltweit von Coaches aufgegriffen und in Trainingprogramme integriert. Die Methode wird in unserem Coaching von Models praktiziert, die noch ein bisschen schlanker werden müssen. Womit ist zu rechnen? Viele XXL-Teilnehmer berichten von zehn Pfund Fettverlust und mehr in den ersten zwei

Wochen; um von Normalgewicht auf Idealgewicht oder tiefer zu kommen, werden gewöhnlich ein bis zwei Pfund Fettgewicht pro Woche purzeln. Probier's einfach mal aus. Wenn Du gerne viel isst, dann wirst Du Dich hier wohlfühlen. Du wirst zwangsläufig erschlanken, da das Buch auf einer natürlichen Ernährungsweise beruht, die Deinen Körper auf den richtigen biologisch vorbestimmten Pfad zurückführt – weg von den kaloriendichten Industrieprodukten. Natürliche Ernährung führt zu verblüffenden Resultaten: gesundheitlich, seelisch und auf der Waage. Alles, was Du tun musst, ist Dich auf eine Mahlzeit nach der anderen zu konzentrieren und erfolgreiche Tage zu sammeln. Dein Körper wird den Rest übernehmen.

Die Diät wird oft von Neidern kritisiert mit den Worten: „Bei so viel Grün muss man ja abnehmen". Ich habe die Kritik lange Zeit nicht verstanden. Denn ist es nicht genau das, weshalb Du hier bist? Um schnell und viel abzunehmen, ohne Jo-Jo-Effekt und Deine Gesundheit aufs Spiel zu setzen? Ja, Grün ist wichtig und Du wirst davon viel essen. Eine Diät, während der man von Junkfood schlank und gesund wird, wurde noch nicht erfunden. Und wenn sie erfunden wäre, glaube mir, wäre ich der erste Teilnehmer gewesen. Ansonsten, da bin ich mir sicher, gibt es keine einfachere und bessere Fettabnahme, als wir in diesem Buch beschreiben. Wenn Du *nicht* schlank, zufrieden, gesund und glücklicher sein willst, dann kannst Du *jederzeit* wieder zurückkehren zu Deinem alten Verhalten und das machen, was alle anderen machen.

Um Dir den Einstieg in das Thema und die vielen Fachbegriffe zu erleichtern, findest Du am Ende des Buches ein kleines Glossar mit den wichtigsten Begriffen und ihren Erklärungen. Schlage hier ruhig regelmäßig nach, wenn Du etwas nicht verstehst, damit sich die Begriffe bei Dir einprägen.

Hinweis für Vegetarier und Veganer: Da Dein empfohlener Nahrungsmittelkonsum hauptsächlich – oder bestenfalls ausschließlich – fleisch- und milchproduktfrei und so natürlich wie möglich (so, wie von der Natur produziert, ohne Industrieprodukte) sein sollte, ist die Diät auch für Vegetarier und Veganer geeignet. Veganer, oder Teilnehmer, die sich an der *Von-M-zu-S-Anleitung* orientieren, in welcher dazu geraten wird, ausschließlich pflanzliche Lebensmittel zu essen, sollten daher die *Hinweise für Veganer* beachten.

1. Einleitung

Bei der Fettabnahme geht es weder um Hungern noch um Willenskraft – es geht um Biologie.

Und von Biologie handelt auch dieses Buch. Es handelt von Erfahrungen der Programmteilnehmer dieser Ernährungsweise und von persönlichen Erfahrungen. Es nimmt Dich mit auf eine Reise über den Tellerrand hinaus. Schlussendlich lernst Du, wie Du mit Hilfe der richtigen natürlichen Lebensmittel Kalorienzählen, Binge Eating und der Low-Carb-Falle entkommst, ohne Hungern Fettgewicht verlierst und zwangsläufig zur schlanken Mieze wirst. Du wirst einen einfachen Plan zur Hand bekommen, mit dem Du sofort beginnen kannst.

Seitdem ich Kleidergröße S erreicht habe, halte ich mein Gewicht problemlos, und zwar seit vier Jahren. Ich habe eine reine Haut, viel Energie und fühle mich jünger, als ich mich je gefühlt habe. Mit dem Gefühl eines neuen schlanken Körpers kommt ein gewisser Stolz, den man nicht aufgeben möchte. Es fühlt sich wunderschön und befreiend an, in einem Körper zu leben, der nicht mehr in überweiter XXL-Kleidung versteckt werden muss. Es ist so, als sei man einem Gefängnis entkommen, in welches man sich selbst eingeschlossen und jahrelang keinen Schlüssel gefunden hat. Nun passt man viel besser auf den Körper auf. Man hütet ihn wie einen wertvollen Gegenstand, wie einen Schatz. Verzichte ich auf bestimmte Lebensmittel? Ja. Aber ich empfinde es nicht als Verzicht, da ich die ungesunden Lebensmittel nicht vermisse. Ich vermisse sie nicht nur nicht, ich *will* sie nicht mehr essen.

Denn das wohl Erstaunlichste, das passiert, ist, dass das Gehirn allmählich die Gier nach ungesunden Lebensmitteln verliert. Dieser Prozess wird Neuroadaptation genannt und geht viel schneller, als man glaubt. So, wie sich die Augen im Dunkeln an das fehlende Licht anpassen, passt sich auch das Gehirn an andere Lebensmittel an. Würzt man sein Essen mit weniger Salz, dauert es drei Tage, bis man sich daran gewöhnt hat. Und das Schöne ist: je mehr gesunde Lebensmittel man konsumiert, umso mehr gesunde Lebensmittel *will* man essen. Was ich damit sagen möchte: der Körper hilft uns und steuert uns auf den richtigen biologischen Weg. Und wenn Du nun denkst, mit Dir stimmt etwas nicht, weil Du gerne und viel Junkfood in Dich hineinstopfst, kann ich Dich beruhigen. Du bist völlig normal. Unser Organismus ist darauf getrimmt, diese hochkalorischen Lebensmittel (Fett und Zucker) zu lieben. Denn sie geben Energie und in der Steinzeit hätte hochkalorisches Essen unser Überleben gesichert. Mit uns stimmt alles, wenn die Torte im Kühlschrank unwiderstehlich auf uns wirkt. Und ehe wir uns versehen, sind wir in einem Abnehm-Zunehm-Verzweiflungs-Fressattacken-Wahnsinn gefangen und in einem dicken Körper, dem wir trotz 1.000.000 Versuchen nicht entkommen können. Denn das Steinzeit-Gehirn weiß nicht, dass wir nun im Überfluss leben und uns hochkalorische Lebensmittel schaden.

„Ist diese Diät nicht extrem?“, werde ich oft gefragt. Ja, sie ist extrem – extrem wirksam. In der heutigen Zeit mag es extrem erscheinen, sich auf natürliche Lebensmittel zu konzentrieren, um extrem viel abzunehmen und die Gesundheit nicht zu riskieren. Ich kann Dich beruhigen. Die Ernährung, wie sie hier empfohlen wird, entspricht der Ernährungsempfehlung der *American Cancer Association*.[1] Diese Diät wird kranken Menschen geraten, um zu heilen, um schneller gesund zu werden. Mit dieser Ernährung wirst Du also weder krank noch mangelernährt, sondern schlank und gesund.

Ernährung ist der Grund für Übergewicht. Wusstest Du, dass es auf der Welt nur drei übergewichtige Spezies gibt? Menschen, domestizierte Katzen und domestizierte Hunde. Das liegt daran, weil sie sich nicht so ernähren, wie es die Natur vorgesehen hat. Sie ernähren sich von zu vielen verarbeiteten, unnatürlichen Lebensmitteln.

Wenn ich meiner Katze Lotta und meinem Hund Malki Gemüse oder Kartoffeln vorlege, sind die beiden unglücklich. Beide sind Carnivoren. Sie freuen sich über Fleisch, roh, in welchem Zustand auch immer, ungewürzt. Viele Menschen hingegen lieben Brot, Kartoffeln, Gemüse,

Obst oder Reis. Der Mensch liebt diese Lebensmittel, weil sie seine natürlich vorbestimmten Nahrungsmittel sind. Sie sind voller gesunder Nährstoffe und machen – wenn nicht falsch zubereitet – nicht dick. Doch dazu später mehr. Ein Naturprodukt, sei es ein Apfel, eine Kartoffel oder eine winzige Nuss, ist weit mehr als die Summe seiner Teile. Es enthält Hunderte, gar Tausende, von Substanzen neben den allseits bekannten Makronährstoffen Eiweiß, Kohlenhydrate, Fett und weit über die bekannten Vitamine, Mineralstoffe und Spurenelemente hinaus. Diese zusätzlichen Stoffe firmieren unter den Sammelbegriffen sekundäre Pflanzenstoffe, Flavonoide und Polyphenole oder werden gleich mit ihren meist hoch kompliziert klingenden Namen bezeichnet. Die Ernährungsforschung fängt heutzutage erst langsam an zu begreifen, welche hocheffektive Wirkung diese Vitalstoffe auf die menschliche Gesundheit haben.

Eines ist jedoch bereits jetzt schon sicher: Makronährstoffe, Vitamine, Mineralien, Spurenelemente und sekundäre Pflanzenstoffe funktionieren am besten im gegenseitigen Zusammenspiel.

Halt Moment mal, denkst Du vielleicht. *Meine Nachbarin hat mit Low-Carb 20 kg abgenommen! Und Low-Carb ist doch gesund, oder?* Die neuesten wissenschaftlichen Studien bestätigen, dass Low-Carb sehr schädlich ist. Sie zeigen auch, dass die zehn häufigsten menschlichen Todesursachen auf den Konsum von tierischen Lebensmitteln zurückzuführen sind.[2] Ich selbst habe vor ein paar Jahren Low-Carb versucht. Ich habe erfolgreich abgenommen. In einer wirklich extremen Diät, der ich mich auf Anraten meines damaligen Trainers unterzog, durfte ich tagelang nichts außer Thunfisch und Koriander essen. An Tag 14 kam noch Käse hinzu. Ich fühlte mich müde, gereizt, hungrig, unwohl, hatte fettige Haut und Haare und „stank aus allen Poren". Solche Prozesse sind manchmal tatsächlich nicht vermeidbar oder sogar gewünscht und sind dann als Reinigungsprozesse des Körpers anzusehen. Sie sind also nicht grundsätzlich schlecht. Aber in diesem Fall war dies sicherlich kein Reinigungsprozess und nicht im Sinne der Natur. Natürlich nahm ich ein paar Wochen später alle Fettpolster wieder zu.

Auch bei Produktentwicklungen der Lebensmittelindustrie, denen Einzelstoffe extra zugesetzt worden sind, ist Vorsicht geboten. Man kann sie nur als Werbetrick bzw. als das perfide Kaschieren minderwertiger und billiger Waren betrachten. In diesen Fällen wird das durchaus bestehende Gesundheitsbewusstsein der breiten Bevölkerung benutzt, um sich zu bereichern – an unwissenden Kunden wie Dir und mir. Im schlimmsten Fall ist das Ergebnis sogar schädlich für unsere Gesundheit, nämlich dann, wenn fragwürdige Konservierungs- und Aromastoffe sowie künstliche Geschmacksverstärker dazu eingesetzt werden, die betreffenden Produkte für uns genießbar zu machen. Und mit genießbar meine ich *extrem lecker*. Da wird in den Laboren monatelang geforscht und getüftelt, bis man die richtige Zusammensetzung für die Konsumenten findet. Häufig wurde bereits in den Medien darüber diskutiert, ob der in Massen eingesetzte Geschmacksverstärker Mononatriumglutamat (auch bekannt unter dem Namen Glutamat) womöglich zu Suchtverhalten führt, indem er durch Einflussnahme auf das Gehirn künstlichen Appetit erzeugt.[3] Bei empfindlichen Menschen soll das Glutamat zu Kopfschmerzen, Migräneattacken, Bluthochdruck und Magenschmerzen führen. Ferner soll Glutamat die Sinneswahrnehmungen einschränken und die Konzentrationsfähigkeit mindern. Tierversuche mit Geschmacksverstärkern lassen schlimme Befürchtungen zu, da die Stoffe auf die Versuchstiere netzhautschädigend, hirnschädigend und sogar embryotoxisch wirkten.[4]

Natürliche Lebensmittel sind in ihrer Nährstoffzusammensetzung und im Zusammenspiel mit dem menschlichen Organismus extrem komplex. Ihre Wirkung ist unübertroffen – schließlich sind sie das Ergebnis jahrtausendelanger Evolution. Die letzten Jahrzehnte der industriellen Extravaganzen fallen demgegenüber nicht ins Gewicht und sollten von uns geflissentlich übergangen werden, indem wir für uns persönlich und unsere Familie auf die besten Produkte der Welt zurückgreifen – natürliche, pflanzliche Nahrungsmittel.

„Natürlich“ oder „pflanzlich“ bedeutet übrigens nicht, dass Du Dein Leben lang nur kalorienarme Lebensmittel essen *musst*. Aber Du wirst viel effektiver und schneller Dein Traumgewicht erreichen, wenn Du auf die Kaloriendichte von Nahrungsmitteln achtest und fettreiche und industriell verarbeitete Lebensmittel meidest. *Essen schlanke Miezen nicht nur Steine und Salat?* Salat gehört dazu, ja! Du wirst auch große Mengen an Gemüse essen müssen. Aber nicht ausschließlich. Denn wer wird schon satt von Salat und Gemüse? In einer gesunden Ernährung dürfen stärkehaltige Lebensmittel wie Kartoffeln, Mais, Reis oder Bohnen nicht fehlen. Sie enthalten Ballaststoffe, sind cholesterinfrei und enthalten viele lebenswichtige Vitamine und Nährstoffe, die verhindern, dass sich der listige Schweinehund in Deinem Körper nach Fressattacken verzehrt. Sie machen Dich satt, sie lassen Dich rundum pudelwohl fühlen – und das Beste ist: sie lassen das Fett schmelzen. So wirst Du langfristig sehr schlank.

Und nun muss eine Diät her, die auch wirklich funktioniert, damit der Bikini wieder passt. Ich freue mich sehr, denn Du hältst das richtige Buch in der Hand. Vermutlich hast Du aber noch so Deine Zweifel. Vielleicht hast Du von Diäten die Nase voll und denkst: *Muss ich wieder eine 1200 kcal Hungerkur durchleiden, nur um kurz danach wieder alles zuzunehmen? Halte ich durch? Ich habe keine Lust auf Kalorienzählen.* Gut. Dann bist Du hier richtig. Bei der Fettabnahme geht es weder um Hungern noch um Willenskraft – das Ziel zum gesunden Traumkörper liegt in der Biologie und im Verständnis von Kaloriendichte. Dein Körper möchte nicht – obwohl Du das vielleicht denkst – dick sein und es ganz bestimmt auch nicht bleiben. Es ist nicht im biologischen Interesse Deines Körpers, zu viel Fettgewicht mit sich herumzuschleppen und dadurch schwach und krank zu werden. Ein schwerer, langsamer Körper wäre evolutionstechnisch nämlich im klaren Nachteil. Nein, wirklich, Dein Körper möchte nichts sehnlicher, als rank und schlank und gesund zu sein. Und Du kannst ihm maßgeblich dabei helfen. Deine Gesundheit und Dein Gewicht hängen nämlich davon ab, ob Du Dich so ernährst, wie es in Deinem besten biologischen Interesse liegt – nämlich von vielen natürlichen Lebensmitteln.

Vielleicht denkst Du nun: *bei so vielen Leckereien um mich herum… ich könnte nie auf all das Industrieessen verzichten!* Das denken viele Menschen. Bis sie entdecken, dass Leben ohne Junkfood und krankmachenden Industriemüll nicht Verzicht bedeutet, sondern Gewinn. Sobald die enge Lieblingsjeans wieder passt, die Depressionen weg sind, die Energie steigt, das Wohlgefühl auf dem Höchststand ist und die Freundin „besorgt“ fragt, ob Du denn nicht schon zu viel abgenommen hast, wirst Du anders denken. Du wirst beobachten, wie schnell sich der Körper dank der Neuroadaptation anpasst und die Fressattacken und Gelüste nach fetten Lebensmitteln schwinden. Mit dem Wohlgefühl wirst Du ein neues Lebensgefühl entwickeln und die Gier nach Junkfood verlieren. Die Pfunde purzeln automatisch – wenn auch nicht in einem geradlinigen Prozess. Ein typischer Gewichtsverlust hat kleine Aufs und Abs (mehr dazu weiter hinten im Buch), das ist völlig normal, aber langfristig wirst Du mit diesem Plan von Woche zu Woche Deine ungeliebten Fettpolster los werden, und viele weitere positive Nebeneffekte erzielen.

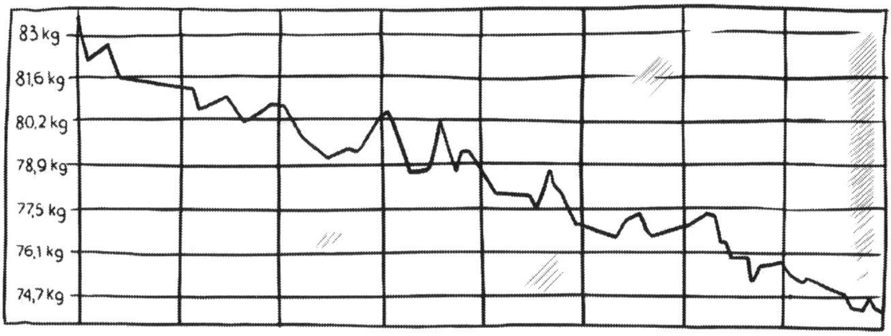

Entwickle ein starkes *Warum*.

Schreibe Dir die Gründe auf, warum Du abnehmen möchtest. Auch wenn Dir die Gründe klar sein sollten, solltest Du sie auf einem Stück Papier oder in Deinem Abnehmtagebuch festhalten. Manche Menschen haben drei Gründe, manche haben 20 und mehr. Beides ist in Ordnung. Schreibe sie alle auf.

Im zweiten Schritt notiere, was Du im Augenblick alles verpasst, da Du nicht Deinen Traumkörper hast. Das kann alles Mögliche sein, z. B. dass Du gesundheitlich angeschlagen bist, bis dazu, dass Du Dich nicht im Bikini an den Strand traust. Schreibe alles auf.

Im dritten Schritt notiere Dir, was Dich erwartet, wenn Du Dein Zielgewicht erreicht hast. Träume, fantasiere, mache Dir ernsthafte Gedanken.

Dann hängst Du diesen Zettel an einer Stelle auf, an der Du jeden Tag vorbei kommst und an der Du ihn immer sehen kannst. Das kann der Badezimmerspiegel, die Innenseite Deines Kleiderschranks oder der Kühlschrank sein. Wenn Du ein Abnehmtagebuch führst, dann habe es stets griffbereit.

Sieh Dir Deine Zeilen mit Deinem persönlichen Warum jeden Tag an und halte Dir vor Augen, wie sich Dein Leben in einem neuen, wunderschönen Körper anfühlen wird, was Du alles erleben wirst, wie Du mit jedem erfolgreichen Tag zusätzlich an Lebensqualität hinzugewinnst. Du kannst jederzeit an Deinem Warum arbeiten, Punkte streichen, neue Punkte hinzufügen und die Liste erweitern.

Ab sofort, von heute an, bis zum Erreichen Deines Traumkörpers, musst Du erfolgreiche Tage sammeln. Das ist es, was Dich bis zum Ende durchhalten lässt. An erfolgreichen Tagen verlierst Du Fettgewicht. Wer Fettgewicht verlieren will (und kein Wasser), muss auf die Kaloriendichte von Lebensmitteln achten, die Aufnahme von stärkearmen Pflanzen erhöhen und die Fettaufnahme reduzieren. Wie Du siehst, ist Low-Carb nicht unsere Lösung (keine schlanke Spezies macht Low-Carb!). Das mag Low-Carb-Anhänger zuerst einmal überraschen. Später im Buch sprechen wir in einem eigenen Kapitel noch einmal ausführlich über Low-Carb. Jetzt zeige ich Dir erst einmal alles, was Du wissen musst, um schnell und effektiv abzunehmen.

2. Übergewicht richtig anpacken

Mit allen anderen höheren Spezies auf dieser Erde haben wir unsere Motivationstriade gemeinsam: Vergnügen suchen, Schmerz vermeiden und Energie sparen (eine detailliertere Erklärung dazu findest Du im nächsten Kapitel „Binge Eating“). Aber haben wir auch unsere Gewichtsprobleme mit den anderen Arten auf unserem Planeten gemeinsam? Mitnichten!

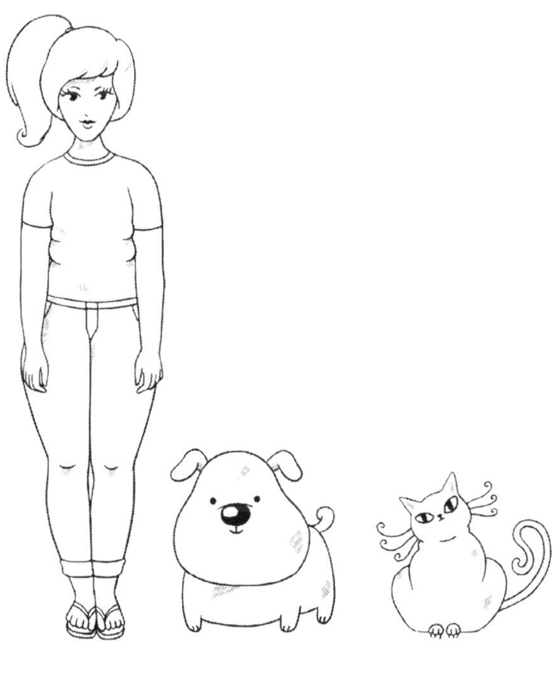

Wie im vorigen Kapitel schon erwähnt kämpfen von über 2 Millionen Spezies nur drei mit massivem Übergewicht: Katzen, Hunde und Menschen. Kein Falke, kein Reh und keine Forelle in ihrer natürlichen Umgebung zeigen sich jemals derart aus der Form geraten wie manch menschliches Exemplar mit seinem vierbeinigen Freund. Warum?

Im Laufe der letzten Jahrzehnte sind viele Theorien darüber und Erklärungen dafür entwickelt worden, warum ein Individuum Übergewicht entwickelt und beibehält.

Ein Modell ist das der **Portions-Kontrolle**: Demnach sind Menschen übergewichtig, die es nicht bei einem kleinen Standardteller mit 400 g eines Gerichts belassen können, sondern sich stets eine zweite Portion einverleiben. Kann das wirklich der Grund für menschliche Gewichtsprobleme sein? Sind wir auf eine bestimmte „erlaubte" Portionsgröße ausgelegt und nehmen augenblicklich zu, in dem Moment, wo wir darüber hinausgehen? Mit einem Blick ins Tierreich lässt sich eine solche Annahme sofort widerlegen. Kein Löwe teilt sich ein standardisiertes Stück seiner Beute ab, kein Kaninchen nimmt sich vor, heute Mittag nur eine bestimmte Zahl an Dezimetern der saftigen Löwenzahnwiese wegzumümmeln. In der Realität sind die Portionen an einem Tag größer, an einem anderen weniger groß und der Regulationsmechanismus, der die Tiere stets um ihr Idealgewicht herum bleiben lässt, hat nichts mit einer visuellen oder mathematischen Messmethode zu tun.

Sind wir dick durch zu wenig **Bewegung**? Auch hier wird mit dem Blick auf Wildtiere klar, dass dies nicht der Grund für Übergewicht sein kann. Kein Eichhörnchen turnt eine Extrarunde durch die Baumgipfel, weil es eine zusätzliche Nuss verspeist hat und keines dieser Tiere wird dick, wenn man seine Bewegungsfreiheit in einer Voliere stark einschränkt. Tiere, wie auch Menschen, besitzen ein ausgeklügeltes Hungergefühl, welches sich nach dem Grad ihrer körperlichen Aktivität richtet. Wer den Tag als Couchpotato verlebt, hat von Natur aus weniger Hunger als jemand, der das Matterhorn besteigt.

Sind wir aufgrund von **psychischem Stress und emotional motivierten Essattacken** dick? In dieser These steckt ein Körnchen Wahrheit – jedoch nur mittelbar. Wir werden nicht dick, weil wir emotionalen Stress haben und dadurch magisch zunehmen, auch wenn wir die Torte auch nur anschauen. Wir *essen* die Torte, weil wir im emotionalen Stress unbewusst nach Dopamin-Kicks und evolutionär vorteilhaften Verhaltensweisen suchen. Trotzdem bleibt die Torte das

Problem – nicht unser Psychostress. Wenn wir diesen nämlich mit Karotten, Yoga oder einem netten Gespräch bewältigen würden, wäre er gewichtstechnisch überhaupt kein Thema.

Macht **Fastfood** dick? Nicht nur, sondern auch, könnte man darauf antworten. Fakt ist, dass alle Speisen, die wir hierzulande als Fastfood bezeichnen, reichlich Fett enthalten und hauptsächlich auf tierischen Produkten basieren. Burger, Döner, Pizza, Bratwurst und Grillhähnchen sind bei kleinem Volumen sehr energiedicht und versorgen uns mit einem Übermaß an Kalorien, wenn wir unseren Magen damit füllen. Dasselbe Profil erfüllen jedoch etliche Feinschmeckergerichte auch. Foie gras, Lachstartar und Crème Brulée sind, selbst wenn sie im Fünfsterne-Restaurant serviert werden, nicht besser für unseren Körper und täuschen unser Sättigungsgefühl genauso wie die gemeine Currywurst. Das ist auch der Grund, warum viele Menschen nach einem edlen Restaurantbesuch meinen, noch überhaupt nichts im Magen zu haben und tatsächlich noch zur Imbissbude rennen. Das Ende vom Lied ist natürlich eine wahnsinnig übersteigerte Fettzufuhr, wachsender Hüftspeck und dabei das Gefühl, sich gerade so satt gegessen zu haben.

Kann sich Übergewicht aufgrund von **zu vielen Zwischenmahlzeiten** anhäufen? *Iss nicht so viel zwischendurch! Warte auf das Mittagessen!* Diese Empfehlungen haben viele Menschen bereits seit ihrer Kindheit verinnerlicht. Nehmen wir automatisch zu, wenn wir zwischen Frühstück und Mittagessen noch einen Snack verspeisen? Auch hier lohnt ein Blick ins Tierreich, um sich die Wirkmechanismen klarzumachen. Ob ein Tier eine Beute oder eine Frucht verschmäht oder verspeist, hängt nicht von festen Essenszeiten ab, sondern allein vom Hunger. Das könnte bei uns im Prinzip genauso sein. Wer zwischen den Mahlzeiten hungrig ist, sollte zu einem Snack greifen können, ohne an Gewicht zuzulegen. Knackpunkt ist hierbei, wie so oft, nicht das Wann oder Wieviel, sondern das *Was*. Besonders die Lebensmittel, die seitens der Nahrungsmittelindustrie als Snacks und Zwischenmahlzeiten deklariert werden, entsprechen in ihrem Gehalt an Zucker und Fett meist handelsüblichen Süßigkeiten.

Ob unsere **Gene** am Übergewicht schuld sind, steht außer Frage. Denn tatsächlich gibt es genetische Unterschiede zwischen Menschen, die sich durchaus auf ihr Körpergewicht auswirken können. Das ist der Plan der Natur, schließlich erzeugt sie im Laufe der Evolution viele verschiedene genetische Mutationen, um in jedem Fall diejenigen zu kreieren, die in einer entwicklungsgeschichtlichen Momentaufnahme bestens in die vorherrschende Umgebung passen. Menschen, die mehr Energie aus vorhandener Nahrung ziehen konnten, waren in Hungersnöten und Dürreperioden diejenigen, die überlebten. Wer heute mehr Energie aus einem Hamburger mit Pommes ziehen kann, ist dagegen nicht unbedingt evolutionär im Vorteil. Trotzdem sind Menschen, die „dicke Gene" haben, nicht dazu verdammt, auch nur ein Gramm mehr mit sich herumzuschleppen als ihr Idealgewicht. Sie müssen nur ein wenig mehr auf energiereiche Nahrungsmittel achten und sollten bei Avocados, Nüssen und Samen nicht übermäßig zugreifen.

Natürlich schlank

Um zu verstehen, welche Ernährungsweise den menschlichen Körper aus seiner evolutionären Entwicklung heraus schlank, stark und gesund hält, muss man weit in der Menschheitsgeschichte zurückgehen. Um genau zu sein, bis hin zu dem Punkt, an dem der Mensch zum Menschen wurde. Unsere Primaten-Vorfahren waren nämlich, genau wie Affen heutzutage, vorwiegend Früchte-Esser (ein Schimpanse in freier Wildbahn frisst 59,4 % Früchte, 21,3 % Blätter, 5,1 % Samen, 4,1 % Blüten, 4,2 % Insekten, 1,4 % Fleisch, 4,5 % Anderes.[5])

Obst enthält reichlich Einfachzucker – das sind Zuckermoleküle, die vom Organismus nicht weiter aufgespalten und verdaut werden müssen. Sie können direkt in den Blutstrom aufgenommen werden, um die Körperzellen mit Energie zu versorgen. Fruktose und Glukose sind derartige Monosaccharide; letztere ist den meisten von uns wohl bekannt als Traubenzucker. In Form kleiner Presslinge oder Plättchen hilft sie Schülern und Studenten als schneller Energiespender durch stressige Prüfungen. Eben weil die Einfachzucker nicht weiter verdaut werden müssen, setzt ihre Wirkung unmittelbar ein.

Bei **Stärke**, einem komplexen Kohlenhydrat, von dem Du in diesem Buch noch viel hören wirst, liegt der Fall ganz anders. Sie besteht aus etlichen Einfachzuckern, die auf molekularer Ebene in Ketten (Amylose) oder Netzen (Amylopektin) aneinander hängen. Viele dieser Ketten und Netze bilden dann zusammen sogenannte Stärkekörnchen, die die Konsistenz von Kartoffeln oder Reis mit ausmachen. Um die Energie aus Knollen, Getreide oder Vollkornbrot verfügbar zu machen, muss unser Organismus allerdings Verdauungsarbeit leisten. Die Stärkeketten müssen aus den Stärkekörnchen herausgelöst werden und in ihre Einzelteile, die Einfachzucker, zerlegt werden. Dafür nutzen wir chemische Helfer in unseren Verdauungssäften; allen voran das Enzym Amylase. Es setzt an den Verbindungsstellen der Stärkeketten an und sprengt sie auf, sodass einzelne Glukose-Moleküle übrig bleiben, die in unser Blut übergehen können. Amylase ist bereits in unserem Speichel enthalten, sodass stärkehaltige Lebensmittel wie Brot im Mund einen süßen Geschmack bekommen, wenn wir sie länger kauen. Dabei schmecken wir dann die bereits aus der komplexen Stärke herausgelöste Glukose. In Magen und Darm geht der Verdauungsprozess weiter, bis die komplexe Stärke vollständig zerlegt wurde und in unseren Blutstrom übergegangen ist. Dieser Prozess dauert eine gewisse Zeit, sodass wir ein langanhaltendes Gefühl der Sättigung verspüren, wenn unsere letzte Mahlzeit reichlich komplexe Kohlenhydrate enthielt.

Zurück zu unseren Ur-Ur-Vorfahren, die in etwa so lebten wie die heutigen Primaten. Sie bezogen ihre Energie durch Einfachzucker aus tropischem Obst und waren darauf angewiesen, in einer Region zu leben, in der diese Nahrung ganzjährig reifte und zur Verfügung stand. Früchte sind saisonale Produkte, die man von Natur aus kaum lagern kann. Eine Spezies, deren Hauptenergiequelle der Zucker aus Obst ist, muss folglich in den tropischen Regionen bleiben, wo jeden Tag reife Exemplare am Baum hängen.

Dass sich die menschliche Spezies ab einem gewissen Zeitpunkt von den Tropen und Subtropen weg in die kälteren Gefilde unseres Planeten ausbreitete, wurde erst durch eine Mutation ermöglicht. Ein wichtiges Merkmal, das uns von den Affen unterscheidet, ist nämlich unsere wesentlich höhere körpereigene Produktion des Enzyms Amylase.[6] Wir weisen in unserer DNA wesentlich mehr Kopien des Gens auf, das einen Organismus dazu befähigt, das **stärkespaltende Enzym** zu produzieren – sprich: Im Gegensatz zu Affen können Menschen ihre Energie aus den komplexen Kohlenhydraten von Getreide, Wurzeln und Hülsenfrüchten beziehen, die in klimatisch raueren Regionen dieser Erde gedeihen und die man unkompliziert längere Zeit lagern kann.

Wie groß dieser evolutionäre Vorteil für die Weiterentwicklung des Menschen gewesen sein muss, schlossen jüngst einige Wissenschaftler, die den Konsum von stärkehaltigen Nahrungsmitteln und auch das Kochen von Lebensmitteln als entscheidenden Beitrag zur menschlichen Gehirnentwicklung einstuften.[7] Die Forscher schlossen aus ihren Untersuchungen, dass pflanzliche Nahrungsmittel mit einem hohen Gehalt an Stärke essentiell für die Entwicklung der menschlichen Spezies während des Pleistozän waren. Gegenüber früheren Theorien, die die Entwicklung des menschlichen Gehirns mit einem Wechsel zu einer fleischhaltigeren Ernährungsweise verbinden, wird angeführt, dass gerade leicht verwertbare Kohlenhydrate für die Ansprüche eines wachsenden Gehirns **unbedingt nötig** waren. In diesem Zusammenhang erscheint der Kochprozess besonders wichtig, denn gekochte Stärke ist für den menschlichen Organismus leichter verdaulich und besser aufspaltbar als rohe Pflanzenteile. Gegarte Stärke stellt als Vorform von Glukose insbesondere für solche Organe des menschlichen

Körpers eine reiche Energiequelle dar, die einen überproportional hohen Bedarf an Zucker haben: Das Gehirn, die roten Blutkörperchen und, nicht zuletzt, der sich entwickelnde Fötus. Schließlich ist die Amylase im menschlichen Speichel beim Aufspalten gekochter Kohlenhydrate wesentlich effektiver als beim Verdauen von Rohkost.

Aus der zivilisatorischen Perspektive betrachtet ermöglichten die Domestikation und der Anbau von Nahrungspflanzen die großen Errungenschaften der Menschheit und die Entwicklung unserer modernen Gesellschaft.[8] Denn im Vergleich zum Leben als Jäger und Sammler ist Ackerbau und Landwirtschaft weit effizienter. Der Energiegehalt, den Pflanzen auf einigen Hektar bewirtschafteten Landes liefern, ist um den Faktor 100 und mehr höher als das, was jagende und sammelnde Menschen herbeischaffen konnten, indem sie ein weit größeres Areal absuchten. Auf diese Weise konnten seit Entdeckung des Ackerbaus relativ kleine Flächen ganze Siedlungen ernähren und mussten dafür nur von wenigen Menschen bearbeitet werden. Allen übrigen Mitgliedern der Gesellschaft stand Energie und Zeit zur Verfügung, um anderen Tätigkeiten nachzugehen. Mit der Differenzierung der Berufe folgten schließlich auch alle sogenannten Zivilisationserrungenschaften, auf die wir heutzutage noch ehrfürchtig zurückblicken: Architektur, Bildhauerei, Literatur und Naturwissenschaften der Antike. Diese gesellschaftlichen Blüten wuchsen aus demselben Boden, aus dem auch die Hauptenergie-Lieferanten der jeweiligen Zivilisation sprossen. Das waren Hirse, die seit 6000 Jahren in Afrika verzehrt wird, Hafer, der vor 11.000 Jahren ein Hauptenergielieferant im Mittleren Osten wurde, und Reis, der in Asien seit 10.000 Jahren die dominierende Nahrungsquelle ist. Vor 5000 Jahren entdeckten die Menschen der asiatischen Regionen den Roggen, während Weizen im Nahen Osten bereits seit 10.000 Jahren gegessen wird. Zusammenfassend kann man also sagen, dass während der gesamten durch Schriftquellen und archäologische Überlieferungen nachvollziehbaren Menschheitsgeschichte **stärkereiche Pflanzen (=komplexe Kohlenhydrate wie z. B. Kartoffeln, Reis, Mais, Hafer) die Lebensgrundlage** bildeten. Doch Stärke sicherte nicht nur das bloße Überleben, sondern schuf gleichsam Völker von starken, schlanken und gesunden Individuen. Griechische Athleten, kriegerische Azteken und Maya sowie Ägypter, die die Pyramiden erbauten, verfügten alle über große körperliche Fitness und kannten keine Fettleibigkeit. Sämtliche der überlieferten Reliefs und Mosaiken, die Menschen in der Ausübung ihres Berufes zeigen, bilden schlanke, drahtige und gesund wirkende Personen ab. Aktuelle Untersuchungen an Skeletten römischer Gladiatoren ergaben, dass sich diese Bodybuilder der Antike rein pflanzlich auf Basis von Gerste ernährten.[9] Von den Soldaten Caesars ist die Äußerung überliefert, dass sie vor dem Krieg in ihrer Ration kein Fleisch erhalten wollten, um leistungsfähiger zu sein. Die römischen Streitkräfte betrachteten ausschließlich Getreideprodukte als vollwertige Versorgung – Fleisch und Milchprodukte galten in ihren Reihen als Ersatznahrungsmittel und geradezu als barbarisch.[10] Auch die Streitkräfte großer Feldherren wie Alexander des Großen oder Dschingis Khan lebten auf ihren Eroberungszügen von Getreide und Hülsenfrüchten. Natürlich entwickelten sich bereits vor Tausenden von Jahren auch erste Zivilisationskrankheiten; bezeichnenderweise jedoch gerade bei jenen Mitgliedern der Gesellschaft, die reichen Zugang zu tierischen Lebensmitteln und extrahierten Ölen hatten. Durch computertomographische Scans konnten Forscher etwa Arteriosklerose bei ägyptischen Mumien nachweisen[11] sowie Zahnkrankheiten[12] und Gallensteine.[13] Gleichzeitig stellten die Forscher durch Haaranalysen fest, dass die einbalsamierten Adeligen und Priester einer Ernährung frönten, die unserer typisch „westlichen" Kost in ihrem Profil stark ähnelt.[14]

Doch wie sich eine stärkebasierte, fettarme Ernährungsweise auf die Gesundheit, Fitness und nicht zuletzt auch auf die körperliche Statur ganzer Volksgruppen auswirkt, lässt sich auch heute noch in den ländlichen Gebieten Asiens, Afrikas und Südamerikas beobachten. Dort, wo die Ernährungsweise noch den althergebrachten Konventionen folgt, ist die Rate an Zivilisationskrankheiten die weltweit niedrigste und ebenso das durchschnittliche Körpergewicht. Leider bieten insbesondere solche Regionen der Entwicklungsländer die markantesten Negativ-Beispiele für die Schäden, die eine westliche, fleisch- und milchreiche Ernährungsweise mit dem menschlichen Organismus anrichten kann. Die Diabetesraten in Afrika und China sind im Laufe des vergangenen Jahrzehnts exorbitant gestiegen[15], parallel zur Bestrebung globaler Nahrungsmittelkonzerne, ihre Produkte auch auf diesen Märkten einzuführen. Traurigstes Beispiel dieses Trends weltweit ist wohl der Inselstaat Nauru im Pazifischen Ozean. Dieser knapp 10.000 Einwohner zählende Staat dokumentierte den ersten Fall von Diabetes in der Bevölkerung im Jahre 1925. Seitdem ist die Rate auf ein weltweit einzigartig hohes Maß angewachsen – parallel zum wachsenden Einfluss westlicher Food-Firmen und der Abkehr von eigenen Traditionen. Im Jahre 2003 litten bereits über 30 Prozent der Inselbevölkerung an Diabetes. 2007 wurde dokumentiert, dass 80 Prozent der männlichen

Einwohner einen BMI von über 30 hatten. Die Lebenserwartung liegt in Nauru dementsprechend bei nur knapp über 60 Jahren.

Umgekehrt lassen sich die Auswirkung einer „modernen“ Ernährung in klassischen Einwanderungsländern wie den USA über Generationen hinweg in Immigrantenfamilien nachverfolgen. Während die erste Generation der eingewanderten Familie häufig noch bis ins hohe Alter schlank und gesund ist, häufen sich bei Kindern und Kindeskindern Übergewicht, Diabetes und Herz-Kreislauf-Erkrankungen. Dieses Phänomen lässt sich direkt mit einer schrittweisen Abkehr von der pflanzenreichen, fettarmen Kost des Ursprungslandes, z. B. Afrika oder Asien, hin zu der mit tierischen Produkten, Fett und Fastfood überfrachteten Küche des Einwanderungslandes verbinden. So leiden Japaner in ihrer Heimat seltener unter Arteriosklerose; ihre Raten gleichen sich nach der Immigration in die USA denen der Amerikaner an. Afrikaner weisen in ihrem Heimatland nur ein Bruchteil der Darmkrebserkrankungen auf, die für Afroamerikaner gemessen werden.

Pflanzliche Einwanderer

Was für ein Gewinn pflanzliche Stärkelieferanten für eine Gesellschaft sein können, zeigt die beispiellose Karriere der Kartoffel in Europa. Nachdem die Knolle Ende des 16. Jahrhunderts durch Kolumbus eingeführt wurde, verbreitete sie sich auf dem gesamten Kontinent – in Irland verdrängte die Kartoffel bereits kurz nach ihrem Auftreten den Anbau anderer Pflanzen und wurde schnell zum Grundnahrungsmittel. Gegenüber Getreide bot das Nachtschattengewächs den Bauern nämlich einige Vorteile: Ihre Ernte und ihre Ausbringung erforderten keine besonderen Werkzeuge, Wild und Vieh setzten dem Kartoffelkraut nicht zu und die Knollen konnten auch in steilen Hanglagen und auf kargen Böden angepflanzt werden. Im Vergleich zu Getreidepflanzen brachten Kartoffeln den anderthalbfachen Flächenertrag und die Zubereitung erforderte kein aufwendiges Mahlen und Backen.

Seit dem 17. Jahrhundert schützte die Kartoffel die Bevölkerung vor Hunger – von ihren Ernten hing oftmals Gedeih und Verderb einer ganzen Bevölkerung ab.

Dabei ist die Wahl der Kartoffel als Basis einer Ernährung eine der besten, die der Mensch treffen kann. Sie liefert reichlich komplexe Kohlenhydrate und enthält kaum Fett. Ihr Protein gilt als besonders hochwertig und darüber hinaus ist sie die Quelle für beinahe sämtliche

Vitamine, Mineralstoffe und Spurenelemente. Bereits in den 20er Jahren setzten Wissenschaftler versuchsweise Menschen über Monate auf eine pure Kartoffelkost und stellten fest, dass die Probanden an keinerlei Mangelerscheinungen litten.[16] Zudem haben Kartoffeln einen blutdrucksenkenden Effekt auf Patienten mit Hypertonie (Bluthochdruck) und Übergewicht.[17] Kartoffeln sind reich an Kalium und helfen dabei, zu Beginn einer Diät überschüssiges Wasser aus dem Gewebe zu spülen.

Alles in allem ist die gelbe Knolle mit ihren ernährungsphysiologischen und wirtschaftlichen Vorteilen ein wahres „Superfood". Trotzdem musste ihr Image innerhalb der letzten Jahre durch die Low-Carb-Welle viel Schaden nehmen.

Komplexe Kohlenhydrate machen *nicht* fett

Vielleicht gehörst Du ja ebenfalls zu den Personen, die sich regelrecht vor dem Verzehr eines Tellers Kartoffeln oder Nudeln fürchten. *„Stärke macht dick"* ist ein Mantra, das schwer aus den Köpfen der Menschen zu vertreiben ist, nachdem sie lange Zeit der lautstarken Low-Carb-Propaganda ausgesetzt waren.

Dabei könnte die Behauptung kaum falscher sein. Der menschliche Körper ist nicht wirklich effizient darin, Kohlenhydrate als Fett zu speichern[18]. Tatsächlich kommt dieser Prozess, genannt **„De-Novo-Lipogenese"** in der Natur vor – Tiere wie Kühe und Schweine führen ihn besonders effizient durch. Dies ist der Grund, warum sie, obgleich nur mit fettarmen, pflanzlichen Quellen gefüttert, beträchtliche Fettreserven anlegen können. Beim Menschen hingegen werden die verzehrten Kohlenhydrate zunächst in Einfachzucker zerlegt und durch den Blutstrom in jede Körperzelle transportiert, die Energie benötigt. Insbesondere unser Gehirn braucht täglich einen überproportional großen Anteil an Glukose – es ist darauf angewiesen, da es keine andere Energiequelle für sich nutzen kann. Falls Du einmal eine strenge Low-Carb-Diät befolgt hast, wirst Du eventuell bemerkt haben, wie schwierig es für Dich war, Dich zu konzentrieren. Kein Wunder, denn Du hast Deinem Gehirn dabei seine essentielle Energiequelle vorenthalten. Zucker, der im Körper nicht sofort Verwendung findet, kann in Muskeln und Leber zunächst in Form von Glykogen gespeichert werden.

Wir sind in der Lage, beinahe ein Kilo des wichtigen Stoffes körperlich „zurückzulegen", und sorgen auf diese Weise dafür, dass wir Hungerperioden kurzeitig überbrücken können, ohne dass unsere zuckerbedürftigen Zellen und unser Gehirn Mangel erleiden müssen. Erst wenn Du über Deinen täglichen Bedarf und über Deinen gefüllten Glykogenspeicher hinaus noch mehr Kohlenhydrate konsumieren würdest, würde der Körper versuchen, sie anderweitig zu verwerten. Viel von dieser Energie würde als erhöhte Körperwärme abgestrahlt werden, ein Vorgang, der **„fakultative Nahrungsthermogenese"** genannt wird. Und über diese Auswirkungen hinaus würde Dein Körper dann tatsächlich versuchen, die überschüssigen Kohlenhydrate per De-Novo-Lipogenese in Fett umzuwandeln. Nicht sehr effizient wohlgemerkt, da allein 30 Prozent der Kalorienmenge für den Umwandlungsprozess verloren gehen. In Kapitel 4 gehe ich noch einmal näher darauf ein, wie viel Kohlenhydrate Du essen müsstest, um ein Extra-Pfund an Körperfett zuzulegen.

Fett macht fett

Falls man tatsächlich Pfunde zulegen möchte, sollte man von einer derartig ineffektiven Mastkur lieber absehen und sich lieber auf den Konsum von Fett verlegen. Denn genau das Fett, das Du zu Dir nimmst, ist das Fett, welches Du in Bauch, Po und Hüfte mit Dir herumträgst. Es ist exakt derselbe Stoff. Entnähme man Proben aus Deinen Fettzellen, könnte man anhand des Profils der Fettsäuren schlussfolgern, was Du gegessen hast. Fischesser weisen mehr Omega-3-Fette in ihren Fettdepots auf, während Menschen, die durch industrielle Lebensmittel viele Transfette zu sich nehmen, eben diese Fette in ihren Polstern ablagern.[19]

Dass unser Organismus so effizient im Anlegen von Depots ist, ist wiederum Ergebnis einer langen evolutionären Entwicklung, in der diese Fähigkeit ein großer Überlebensvorteil war. Wenn unsere Vorfahren das Glück hatten, Zugang zu einer größeren Menge fettreicher Lebensmittel zu haben – etwa Nüsse, Samen oder Ölfrüchte – aßen sie diese sicherlich mit Genuss, so wie wir es heute eben auch tun, und legten einige Pfund Körperfett zu. Diese waren weder von Dauer, noch summierten sie sich über die Lebensspanne zunehmend auf, sondern gingen im Laufe eines Winters, einer Dürreperiode oder durch eine Schwangerschaft regelmäßig wieder verloren. Dabei sprechen wir von maximal etwa zehn

Prozent Zunahme an Körpergewicht, das je nach Lebensumständen rasch wieder schmolz. Dass Menschen früherer Perioden ihren Instinkten folgten und fettreiche Nahrungsmittel bevorzugt konsumierten, wenn sie zu Verfügung standen, war entscheidend für ihr Überleben. Dieser Instinkt ist uns geblieben; allerdings leben wir heutzutage in der ungünstigsten Umwelt für unsere Genetik, die man sich nur vorstellen kann. Uns umgibt ein Überangebot an Fett. Fettreiche natürliche Lebensmittel wie Nüsse, Oliven und Avocados sind längst kein seltenes Saisonprodukt mehr, sondern an jedem Tag des Jahres im Supermarkt erhältlich – wir müssen nur zugreifen. Zu allem Überfluss werden extrahierte Fette allen möglichen Produkten zugesetzt und bilden in Kombination mit Zucker, Salz und Geschmacksverstärkern eine teuflisch attraktive Verbindung für unseren Urinstinkt. Jeder Steinzeitmensch, der eine Zeitreise in unsere heutige Supermarktwelt unternehmen würde, fiele seiner Genetik zum Opfer und würde binnen kurzer Zeit krank und dick werden – so wie ein großer Teil der heutigen Weltbevölkerung es geworden ist. Ein natürlicher Instinkt funktioniert eben nur in einer natürlichen Umgebung. Mit Dir ist also alles in Ordnung, wenn besonders fettreiche, salzige oder süße Nahrungsmittel eine besonders große Anziehungskraft auf Dich ausüben. Es ist auch normal, wenn Du aus der Chipstüte nicht nur eine Handvoll Chips essen kannst, sondern gleich die ganze Tüte daran glauben muss. Dein Urinstinkt funktioniert einwandfrei. Du musst ihn überlisten, indem Du die Lebensmittel, die Du in Deinen Kühlschrank und Deinen Körper lässt, weise auswählst.

Folgen wir dagegen dem Bestreben der Nahrungsmittelindustrie und dem Supermarktangebot, werden wir von Fett quasi überschwemmt – körperlich gesehen. Hoher Fettkonsum äußert sich in fettigen Ausscheidungen, fettigem Haar, öliger Haut und Speck an Bauch, Po, Beinen und Oberarmen. Wie direkt dieser Zusammenhang besteht, konnten viele Teilnehmer fettarmer Ernährungsprogramme bereits nach dem Ablauf weniger Tage im Spiegel betrachten: Ihre Haare fallen wieder duftig und lockerer und ihre Haut bietet ein wesentlich klareres Bild.

Fette erzeugen allerdings nicht nur kosmetische Probleme bei ihrem übermäßigen Verzehr, sondern verursachen in erster Linie massive gesundheitliche Probleme.

Der Zusammenhang zwischen Fettkonsum und Diabetes wurde bereits in den 30er Jahren des letzten Jahrhunderts untersucht.[20] Hierbei setzte man eine Gruppe von gesunden jungen Menschen auf eine Diät, die ausschließlich Fett als Energiequelle beinhaltete (Öl, Butter, Eigelb und

Mayonnaise). Binnen weniger Tage zeigten sich beim Messen des Blutzuckers diabetische Werte. So schnell wie sich diese Entwicklung zeigte, so rasch konnte sie wieder vollständig rückgängig gemacht werden, als den Studienteilnehmern eine Diät verabreicht wurde, die fast ausschließlich aus Kohlenhydraten (Kartoffeln, Brot, Zucker und Nudeln) bestand. In weiteren Studien zeigte sich der genaue Mechanismus dieses Phänomens: Das intramyocelluläre Fett, also das Fett innerhalb unserer Muskelzellen, hat Auswirkungen auf die Effizienz unseres Insulins. Je mehr Fett unsere Zellen enthalten, desto schlechter arbeitet das Insulin, sodass auf lange Sicht ein Diabetes Typ II entsteht. Dabei muss der Mensch äußerlich noch nicht einmal übergewichtig erscheinen – selbst schlanke Menschen in ihren 20ern können einen überproportionalen Fettgehalt in ihren Zellen aufweisen und diabetische Blutzuckerwerte haben.[21] Dass der intramyocelluläre Fettgehalt direkt mit dem im Wechselspiel steht, was wir zu uns nehmen, zeigen Studien, die auch belegen, dass Veganer einen um durchschnittlich 30 Prozent niedrigeren Wert aufweisen als Mischköstler.

Zudem ist tierisches Fett ein hervorragendes Transportmittel, um die durch Bakterien gebildeten Giftstoffe (auch Toxine) in unseren Organismus zu schleusen. Diese Toxine können weder durch Kochen noch durch Verdauen neutralisiert werden, lösen sich im Fett einer Mahlzeit und werden in ihm zu allen Punkten unseres Organismus transportiert. Dort lösen die Bakteriengifte Entzündungen aus und können Diabetes und Krebserkrankungen initiieren.[22]

Ich möchte in einem Buch, in dem es schwerpunktmäßig ums Abnehmen mit einer gesunden Ernährung geht, nicht Deine Ängste mit der Beschreibung von Krankheiten schüren. Trotzdem ist es sehr wichtig, eine gesunde Ernährungsweise im größeren Zusammenhang zu betrachten. Der Begriff „Diät“ kommt vom altgriechischen Wort δίαιτα (díaita) und bezeichnete damals eine physisch und psychisch gesunde Lebensweise. In diesem Sinne soll eine Diät Deinen Körper nicht aushungern und schwächen, sondern ihm alle Nährstoffe zur Verfügung stellen, die er braucht, um alle Funktionen zu erfüllen – auch und vor allem im Gehirn und im Geist.

Eine gesunde Ernährung soll Deinen Körper stärken und Deine Stimmung ausgleichen. Darüber hinaus wird Dein Organismus durch eine „gute Diät“ bestmöglich vor den sogenannten Zivilisationskrankheiten geschützt, weil diese letztendlich die schreckliche Konsequenz einer falschen Lebensführung sind.

Die häufigsten Todesursachen in Deutschland waren laut statistischem Bundesamt im Jahre 2014 die folgenden[23]:

1. Chronische Ischämische Herzkrankheit (meist koronare Herzkrankheit)
2. Herzinfarkt
3. Lungen- und Bronchialkrebs
4. Herzinsuffizienz
5. Chronische obstruktive Lungenkrankheit
6. Demenz
7. Hypertensive Herzkrankheit
8. Brustkrebs
9. Darmkrebs
10. Schlaganfall

Wie vielen Menschen dieser Zusammenhang nicht bewusst ist, belegen leider die hohen Krankheitsraten und die Tatsache, dass jährlich viel zu viele Menschen an Leiden sterben, deren Ursachen mit einer gesunden, natürlichen Ernährung vermeidbar wären. Leider besteht der Speiseplan der meisten Menschen aus zu wenig natürlichen Lebensmitteln, und hauptsächlich auf fettreichen Milch-, Fleisch- und Industrieprodukten, die diese schweren Krankheiten hervorrufen.

In die menschliche Ernährung gehört ein hoher Anteil an Stärke, Gemüse, Salat und Obst. Diese Nahrungsmittel enthalten einen großen Anteil an Proteinen, Vitaminen und Mineralien und sind cholesterinfrei. In ihrer natürlichen Form machen sie Dich schlank, stark und gesund.

Um unsere Gesundheit zu schützen, und somit auch einen effektiven Heilungsprozess zu bewirken, müssen wir größere Mengen der folgenden vier Nahrungsmittelgruppen aufnehmen:

- Gemüse
- Obst
- Getreideprodukte (Brot, Zerealien, Nudeln, Reis, Haferflocken, Mais)
- Hülsenfrüchte (Bohnen, Erbsen, Linsen)

> Dabei ist zu beachten, dass wir diese Lebensmittel in größeren Mengen konsumieren müssen. Es hilft nichts, wenn wir einen Apfel am Tag mehr essen und ansonsten nichts ändern. Diese Lebensmittel zeigen ihre volle Wirksamkeit erst dann, **sobald wir viel davon essen.** Unser Körper benötigt viele Nährstoffe, die wir ihm konstant in größeren Mengen zuführen müssen.[24]

Einen wichtigen Punkt gebe ich zu bedenken. Es sind die Menschen, die sich ungesund ernähren, die von unserer Kultur unterstützt werden. Sie werden dahingegen unterstützt, sich weiterhin ungesund zu ernähren, auch wenn solche und kommende Studienergebnisse dazu raten, die Ernährung dringlichst umzustellen. Um gesund zu werden, müssen wir eine bewusste Wahl treffen, uns von der „normalen", aber ungesunden Ernährung abzuwenden, trotz des gesellschaftlichen Drucks und der sozialen Norm. Diese Entscheidung musst Du tief in Dir drin fällen, weil Du weißt, dass sie richtig ist und Dein Leben maßgeblich verbessern wird. Und wenn Du die Entscheidung getroffen hast, musst Du Dich damit anfreunden, in Konflikt mit anderen und den üblichen Standards zu treten.

Erfreulicherweise gibt es inzwischen eine wachsende Zahl an Menschen, die die Dringlichkeit erkannt haben, ihre Ernährung umgestellt haben und Unterstützung bieten. Denke immer daran: *Es gibt zwei Arten von Entbehrung: Wovon Du Dich selbst beraubst, indem Du etwas* ***nicht*** *hast und was Du Dir nimmst, indem Du es hast.* – Geneen Roth

(Org. There are two types of deprivation: What you deprive yourself of by NOT having something and what you deprive yourself of by having it.)

Die Darmflora

In diesem Kapitel möchte ich darauf eingehen, welche Rolle unsere Darmflora im Zusammenhang mit Übergewicht spielt. Wir sind nicht allein, wenn es darum geht, unsere Mahlzeiten zu verdauen – wir bekommen Hilfe von 100 Milliarden Mikroorganismen in unserem Darm. Lange rätselte die Wissenschaft darüber, was die Untermieter in unserem Verdauungstrakt wohl für uns tun.

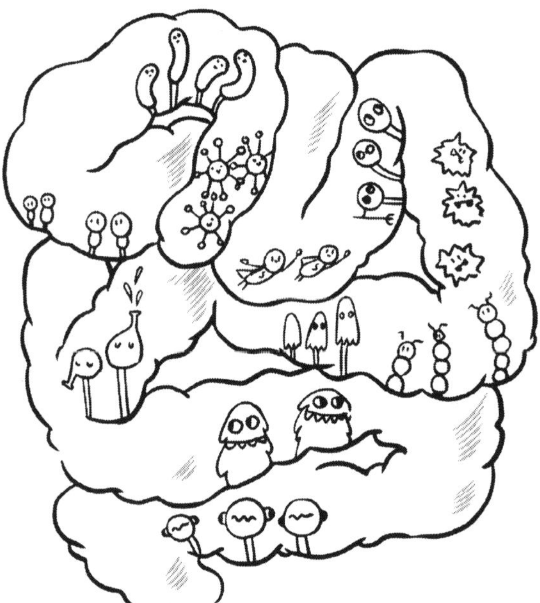

Nach und nach entdeckt die Forschung zahlreiche Aufgaben, die unsere Darmbakterien für uns übernehmen, und es ist zu erwarten, dass ihre Rolle erst in den kommenden Jahrzehnten in ihrer Wichtigkeit entschlüsselt werden wird. Heute weiß man, dass die Mikroorganismen in unserem Darm Enzyme herstellen, die unser Körper nicht selbst produziert. Auf diese Weise helfen sie uns beim Verdauen bestimmter Nährstoffe wie komplexer pflanzlicher Kohlenhydrate. Zusätzlich neutralisieren sie durch Enzyme toxische Stoffe in unserem Darm und verhindern damit ihre Aufnahme in unseren Organismus – so schützt unsere Darmflora uns vor Krankheiten. Die kleinen Darmbewohner leisten ebenso einen Beitrag zu unserer Gesundheit, indem sie Vitamine produzieren. Vitamin B1, B2, B6, B12, C und K stammen teilweise von unseren eigenen Mikroorganismen und gehen dann in unseren Stoffwechsel über.

Neben dem Anregen der Verdauung spielen die hauseigenen Bakterien eine wichtige Rolle in der Barrierefunktion des Darmes. Im Darm tummeln sich schließlich eine Menge Stoffe, die entweder nützlich oder auch schädlich für unseren Körper sind. Eine Schicht von Epithelzellen in der Darmwand wacht über den Austausch von Substanzen zwischen Verdauungstrakt und Restorganismus. Wasser darf in den Darm einströmen, um den Nahrungsbrei zu verflüssigen. Flüssigkeit und Nährstoffe sollen danach wieder resorbiert, also in die Blutbahn oder ins Lymphsystem aufgenommen werden, während Bakterien, Gifte und Unverdauliches im Darm bleiben soll, um letztlich ausgeschieden zu werden. Den Darmbakterien kommt die wichtige Rolle zu, die Epithelzellen mit Energie zu versorgen, damit sie einwandfrei arbeiten können. Wenn sie nämlich geschädigt werden oder sich zwischen ihnen Lücken auftun, dringen schädliche Substanzen aus dem Darm hinaus in den Organismus und lösen Entzündungsprozesse aus.

Was hat das alles mit Abnehmen und gesunder Ernährung zu tun? Ganz einfach. **Nur die richtige Ernährung sorgt im Darm für die richtige Bevölkerung. Und nur die richtige Bevölkerung im Darm sorgt für einen gesunden und schlanken Körper und eine ausgeglichene Stimmung.**

Unsere bakterielle Grundausstattung erhalten wir im Moment unserer Geburt und durch das Stillen danach. Dabei siedeln sich im kindlichen Darm zunächst eine Menge Laktobazillen an, die besonders gut vor Krankheiten schützen. Mit dem Umstellen auf feste Nahrung verändern sich langsam auch die Bewohner im Darm und dieser Effekt von Ursache und Wirkung ist prinzipiell ein Leben lang gültig: Verschiedene Ernährungsweisen fördern unterschiedliche Bakterienstämme in unserem Verdauungstrakt, die auch unterschiedliche Aufgaben übernehmen. Einerseits musst Du Dir Deine Darmflora also derart individuell vorstellen wie einen Fingerabdruck – denn kein Mensch gleicht einem Anderen darin, wie sich die 500 bis 1000 verschiedenen Stämme von Kleinstlebewesen quantitativ in seinem Darm zusammensetzen bzw. welche von ihnen überhaupt anwesend sind. Andererseits gibt es sehr wohl bestimmte grobe Profile, in denen die eine oder andere Bakterienart dominiert, je nachdem, was die Menschen hauptsächlich verzehren.

Von diesen Grobprofilen, den sogenannten „Enterotypen“, existieren laut derzeitigem Forschungsstand drei verschiedene:

- Beim **„Typ Bacteroides“** dominieren Bakterien, die gut aus Mehrfachzuckern, tierischem Eiweiß und gesättigten Fettsäuren Energie gewinnen können. Diese Mikroorganismen stellen vorwiegend Vitamin B2, B5, B7 und C her.
- Der **„Typ Prevotella“** weist vor allem Bakterien auf, die ihre Energie aus Zucker-Protein-Komplexen in der Darmschleimhaut beziehen und die selbst Vitamin B1 und Folsäure bilden.
- Der dominierende Bakterienstamm des **„Typ Ruminoccocus“** baut zur Energiegewinnung Schleimproteine ab und nutzt dann die entstehenden kleinen Zuckermoleküle.

Die sogenannten **Leibspeisen** der Bakterien verraten es bereits: Der „Typ Bacteroides“ kommt meist bei Menschen vor, die einer typisch „westlichen“ Ernährungsweise mit viel Fleisch und Fett folgen, während der „Typ Prevotella“ vorwiegend bei Vegetariern und Veganern auftritt. Doch damit nicht genug: Der Bacteroides-Typ scheint auch in direktem Zusammenhang mit Übergewicht zu stehen[25], wie klinische Untersuchungen an adipösen Patienten belegen. Ihre Darmflora entsprach in den meisten Fällen dem Enterotyp Bacteroides, änderte sich jedoch zu einer neuen Zusammensetzung, als sie Gewicht verloren. Damit einher gingen deutlich normalisierte Blutzuckerwerte.

Bestimmte Bakterien in unserem Darm scheinen uns dabei zu helfen, satt zu bleiben und so nicht über unseren Energiebedarf hinaus zu essen. Sie stellen aus den unverdaulichen Pflanzenteilen unserer Kost, den Ballaststoffen, eine Substanz namens Propionsäure her. Dieser Stoff geht vom Darm über in unseren Blutkreislauf und verzögert die Entleerung unseres Magens.[26] So dauert es länger, bis wir wieder Hunger bekommen, wir sind zufriedener und nehmen insgesamt weniger Kalorien auf.

Man müsste demnach irgendwie die Bakterien von schlanken Menschen in seinem eigenen Darm züchten, um leichter schlank zu werden. Kann das irgendwie funktionieren?

Ganz klar: Durch die richtige Ernährung. Unsere nützlichen Darmbakterien lieben nämlich Pflanzen – allerdings ganz bestimmte Teile davon: **die Ballaststoffe.** Noch besser als die Faserstoffe in Vollkorn scheinen für sie die sogenannten löslichen Ballaststoffe zu funktionieren, die sich zum Beispiel in Leinsamen, Chiasamen, Bohnen,

Linsen und Kichererbsen befinden. Ein ganz besonders bakterienfreundlicher Ballaststoff ist das Inulin, welches Du vielleicht schon vom Aufdruck auf Joghurtbechern oder Fertigprodukten her kennst. Viele Hersteller werben damit, dass ihre Produkte diesen **„präbiotischen" Ballaststoff** besitzen, dabei kann ihn jeder Mensch leicht aus natürlichen Quellen beziehen. Chicorée, Topinambur, Schwarzwurzeln, Pastinaken, Artischocken, Zwiebeln, Lauch und Löwenzahn sind allesamt hervorragende Inulinquellen mit all den weiteren Vorteilen naturbelassener, pflanzlicher Nahrungsmittel. Auch das Pektin aus Zitrusfrüchten, Beeren, Äpfeln, Bananen und Karotten fördert die Entwicklung einer „schlanken" Darmbevölkerung.

Inulin, Oligofructose und Pektin gehören zu den sogenannten präbiotischen Ballaststoffen, die die Entwicklung nützlicher Darmorganismen fördern. [27] Dabei scheinen die Bifidobakterien, die in unserem Darm leben, von ihrer Zufuhr ganz besonders zu profitieren.[28] Mit einer präbiotischen Ernährung kannst Du demnach die Zusammensetzung Deiner Darmflora in die richtige Richtung beeinflussen.

Zusätzlich zu den Präbiotika, den Ballaststoffen, gibt es auch noch die Probiotika, die Du vielleicht auch schon kennst.

Probiotika für eine schlanke Darmflora

Probiotika sind lebende Mikroorganismen, die man zu sich nimmt, um sie im Darm anzusiedeln. Dabei hast Du zwei Möglichkeiten: Einerseits befinden sich lebende Laktobazillen in bestimmten Lebensmitteln, andererseits kannst Du verschiedene Bakterienstämme in Kapselform in der Apotheke kaufen.

Probiotische Lebensmittel sind vor allem Milchprodukte, die auf der anderen Seite große gesundheitliche Nachteile mit sich bringen, und milchsauer vergorene Gemüse wie Sauerkraut sowie Produkte wie Miso und Brottrunk. Bei derartigen Speisen ist strittig, ob die enthaltenen Laktobazillen in ausreichender Anzahl das Bad in der Magensäure überleben und tatsächlich an ihrem Bestimmungsort ankommen. Pragmatisch gesehen schadet eine regelmäßige Portion Sauerkraut aber keinesfalls, denn sie vereint die enthaltenen Laktobazillen mit den positiven gesundheitlichen Effekten von Weißkohl. Falls Du es gerne isst, solltest Du das Deinem Körper zuliebe in jedem Fall tun. Möchtest Du von den Laktobazillen profitieren, musst Du nur darauf achten, dass Du rohes Sauerkraut verwendest und keine vorher erhitzte Dosenware. Für die nützlichen Bakterien gilt nämlich dasselbe wie für schädliche Erreger: Hitze ist ihr größter Feind.

Wenn Du einfacher und effektiver an nützliche Mikroorganismen kommen möchtest als mit täglichem Sauerkrautverzehr, kannst Du sie Dir in Kapselform in der Apotheke besorgen. Hierbei solltest Du folgendes beachten: Falls Deine Darmflora durch die Einnahme von Antibiotika, durch akuten Stress, durch die Einnahme der Antibabypille oder durch Fehlernährung völlig aus dem Gleichgewicht gekommen ist, können Probiotika Sinn machen. Du nimmst Sie dann im Sinne einer Kur einige Wochen lang täglich ein. Damit sich die nützlichen Bakterien jedoch langfristig in Deinem Darm ansiedeln und dort auch vermehren können, brauchen sie ein günstiges Umfeld. Das kannst Du ihnen nur durch die richtige Nahrung bieten – sowohl für Dich als auch für Deine kleinen Untermieter. **Eine pflanzliche Kost, die reichlich präbiotische Ballaststoffe enthält, versorgt Dich und Milliarden Deiner Darmbakterien mit den richtigen Inhaltsstoffen, um gesund und schlank zu werden und zu bleiben.**

Die einfachste Weise, über gesunde Nahrungsmittel zu denken: Die natürliche, unverarbeitete, pflanzliche Nahrung ist die einzige wirklich gesunde Ernährung für Menschen auf diesem Planeten. Alles andere, das vom Menschen hergestellt wurde, ist lediglich Raffinierung von Geschmack zugunsten von Nutzen und Genuss. Je raffinierter ein Lebensmittel ist, desto gesundheitsschädlicher ist es.

3. Binge Eating

Ich bin fast sicher, dass jeder, der dieses Buch in Händen hält, schon das ein oder andere Mal mit Binge Eating (Heißhungeranfällen) zu tun hatte, auch wenn er es vielleicht nicht so genannt hat. Ich selbst hatte ein sehr großes Problem mit dem ständig wiederkehrenden Wechsel zwischen Fressattacken, bei dem ich hochkalorische Lebensmittel wie Junkfood oder Süßigkeiten in Massen verzehrt habe, und meinen strikten Diätphasen, in denen ich versuchte, die Konsequenzen meiner Essanfälle wieder zu kompensieren. Drastisch ausgedrückt bedeutet Binge Eating Bulimie ohne Erbrechen, doch die psychologischen Folgen dieser Essstörung sind sicherlich ähnlich gravierend. Die Betroffenen, zumeist Frauen (aber mehr und mehr Männer sind betroffen), sind gefangen in einem Wechselbad aus Verzicht und Härte gegen die eigenen körperlichen Bedürfnisse sowie dem Gefühl des Versagens und großen Problemen mit dem eigenen Selbstwertgefühl, wenn eine lange Phase des Hungerns schließlich doch wieder – zum unzählig wiederholten Male – in einer Heißhungerattacke geendet hat.

Viele Menschen entwickeln Binge Eating in erster Linie aus einer missglückten Diätkarriere heraus. Wer einseitigen Mono-Diäten folgt, die gerade einmal 600 bis 800 Kalorien am Tag erlauben und die Zufuhr an sättigender Stärke streng reglementieren bis hin zum völligen Verbot von Kohlenhydraten, der treibt seinen Organismus geradezu in das Kräftemessen mit der eigenen Disziplin – welches der Körper aus gutem Grund stets gewinnt.

Der Schlüsselpunkt besteht darin zu verstehen, wie wir den

menschlichen Überlebensmechanismus, der oft zum Binge Eating führen kann, unter Kontrolle bekommen können, bevor er überhaupt entsteht. Gewöhnlich hat ein Mensch den Drang nach Nahrungssuche in drei wichtigen Situationen:

1. Wenn ein Nährstoffmangel herrscht
2. Wenn ihm zu kalt ist
3. Wenn sein Blutzuckerspiegel zu tief sinkt

In manchen Momenten verwechseln wir Flüssigkeitsmangel (Dehydratation) mit Hunger. Aber es ist entscheidend zu wissen, dass wir das Unbehagen durch Gelüste nach Essbarem bis zu einem Minimum herabsetzen können, indem wir darauf achten, dass uns relativ warm ist, wir hydriert sind, und indem wir – und dieser Punkt ist entscheidend – **regelmäßig gesunde Mahlzeiten** zu uns nehmen.

Lass mich aber noch etwas weiter ausholen. Vorab möchte ich Dir die biologischen Hintergründe von Binge Eating erläutern und die Essstörung damit von ihrem Stigma befreien.

Aktuell gehen führende Experten auf dem Gebiet der Essstörungen und auch Größen im Feld der Evolutions- und Ernährungspsychologie wie Dr. Douglas Lisle davon aus, dass Fressattacken nicht Folge eines emotionalen Mangels noch eines Kindheitstraumas sind, sondern schlichtweg **das Resultat funktionierender Instinkte in einer krank machenden Umgebung.**

Gerade Frauen, die durch wiederholte Extrem-Diäten unter maßlosem Essen leiden, betrachten sich selbst häufig als psychisch krank und haben das Gefühl, dass ihr Körper mit seinen Bedürfnissen völlig außer Rand und Band geraten ist. Das ist nicht der Fall. Wenn Du Heißhunger auf fett- und zuckerreiche Lebensmittel hast und diese scheinbar ohne jegliches Sättigungsbewusstsein bis hin zur Grenze von Bauchweh in Dich reingestopft hast, musst Du kein schlechtes Gewissen haben oder Dich fragen, was mit Dir nicht in Ordnung ist. Ich kann Dir versichern: Du tickst **vollkommen normal.** Wenn Du Unmengen von industriell aufgeputschten Nahrungsmitteln mit einem perfekten Verhältnis von Zucker und Fett (normalerweise 50/50 %) verschlingen könntest, hast Du genau so reagiert, wie es für Deine Instinkte vorgesehen ist. Das richtige Funktionieren unserer normalen menschlichen Instinkte weiß die Industrie zu nutzen. Die Nahrungsmittel werden im Labor nämlich genau so hergestellt, dass sie für uns unwiderstehlich sind. Dabei steht für die Industrie unsere Gesundheit nicht im Vordergrund, sondern alleine der Profit. Die Produkte müssen verkauft werden, und zwar so viele wie möglich.

Sicher fragst Du Dich nun, ob Du wieder geheilt werden, ein normales Sättigungsgefühl entwickeln und Binge Eating ad acta legen kannst. Die gute Nachricht ist: Wenn Binge-Eating-Betroffene ihrem Organismus natürliche und unverarbeitete Lebensmittel zur Verfügung stellen, können sie sich genauso auf ihr Sättigungsempfinden verlassen wie ganz „natürlich" Schlanke.

Um die natürlichen Mechanismen, die Binge Eating begünstigen, zu verstehen, müssen wir etwas weiter ausholen und den Menschen als Tier mit genetisch optimierten Instinkten betrachten:

Fressattacke oder natürliches Hungergefühl?

Der Mensch ist ein Tier – und zwar ein außerordentlich erfolgreiches Geschöpf im Auf und Ab der Evolution auf unserer Erde. Vor etwa 75.000 Jahren wäre unsere Art beinahe ausgestorben; die wenigen Tausend Individuen der Spezies Mensch, die damals übrig geblieben waren, hinterließen Spuren ihres genetischen Materials, die sich heute in allen 7 Milliarden Mitgliedern der Erdbevölkerung finden. Wie konnte sich der Mensch wieder so erfolgreich auf der Welt etablieren? Mithilfe essentieller Instinkte, deren Funktion bzw. Dysfunktionalität über das Überleben oder das Aussterben einer Art entscheidet. Dr. Douglas Lisle und Dr. Alan Goldhamer benennen die drei Hauptinstinkte eines jeden Lebewesens auf dem Planeten in ihrem Buch „Die Lustfalle" als „Motivationstriade":[29]

1. Vergnügen suchen
2. Schmerz vermeiden
3. Energie sparen

Was bedeutet dies für unser Verhalten im Einzelnen? Der Instinkt, Vergnügen zu suchen, beinhaltet die wichtigsten Triebe, die zum Überleben unserer Art beitragen. Dabei belohnt uns unser Gehirn beim Erlangen eines evolutionären Vorteils wie Essen oder Sex mit einem Gefühl des Vergnügens und einem Ausstoß des **Glückshormons Dopamin** – besonders große Vergnügungen wie besonders zuckerreiche Früchte und besonders kaloriendichtes Essen werden von unserem Organismus mit einem besonders großen Extra an Dopamin quittiert. Wir fühlen uns klasse und wollen die Erfahrung wiederholen. Dieser

Belohnungseffekt ist im Prinzip lebenswichtig und arterhaltend – schließlich soll keine Spezies aussterben, weil ihre Mitglieder träge und lustlos sind, wenn es um die Beschaffung von Nahrung geht, und aus Demotivation verhungern. Der Belohnungsmechanismus ist natürlich kein im Vorhinein entwickelter, sondern in Jahrmillionen der Erdevolution haben genau diejenigen Lebewesen überlebt und ihre Gene weitergegeben, deren Hirn ihnen einen ordentlichen Kick verschaffte, wenn es um Sex und kalorienreiches Essen ging. Das Ergebnis am Ende dieser Entwicklungskette ist unser Gehirn, das uns durch Glücksgefühle zweifelsfrei anzeigt, was gut für unser Überleben ist. Oder?

Leider gibt es genau an diesem Punkt seit einigen Jahrhunderten, verschärft seit einigen Jahrzehnten der Menschheitsgeschichte einen großen Haken: Unser Belohnungssystem lässt sich täuschen. Kokain ist eine Substanz, die im menschlichen wie tierischen Gehirn eine nicht zu vergleichende Ausschüttung von Dopamin verursacht und auf diese Weise dem Konsumenten suggeriert, er tue etwas Überlebenswichtiges. In Tierversuchen ziehen Vögel den Konsum von Kokain dem Akt der Fortpflanzung vor und Ratten betätigen so oft den Knopf, der ihnen eine Dosis Kokain verabreicht, anstatt den Schalter für eine Essensration, bis sie beinahe verhungert sind.[30] Das trügerische Empfinden, einem nützlichen Instinkt zu folgen, kann kokainsüchtige Menschen daher bis in den Tod treiben. Ihr Körper signalisiert ihnen mit allem, was ihm zur Verfügung steht, dass sie diesen Stoff brauchen, während die Droge sie dabei tatsächlich zerstört.

Doch nicht nur chemische Drogen narren unser Belohnungssystem, stark verarbeitete Lebensmittel und **zuckerreiches Junkfood tun es genauso.** Wenn wir uns einmal vor Augen führen, für welche Art von Speisen unser instinktives Empfinden gemacht ist, nämlich für süßes Obst, stärkehaltige Pflanzen und dann und wann ein paar Nüsse und Samen, so kann man sich vorstellen, welchen Rausch Hamburger, Eiscreme und Co. in unserem Belohnungszentrum auslösen. Junkfood entspricht all unseren körpereigenen Kriterien für nahrhaftes Essen im Übermaß: Es ist reich an Fett und reich an Zucker, zudem enthält es meist große Mengen an Salz und künstlichen Aromastoffen, die ebenfalls unseren Appetit anregen. Darüber hinaus sind Fastfood-Menüs und Kuchen an jeder Ecke leicht zu bekommen und können ohne weiteren Aufwand direkt verzehrt werden – solche Lebensmittel entsprechen also nicht nur unserer Vorstellung von Vergnügen, sondern auch dem dritten Prinzip des menschlichen Motivationstrios: Energie sparen. Doch auch wenn unser Hirn uns durch Dopaminausschüttungen in hohen Dosen suggerieren will, der Cheeseburger mit Schoko-Shake sei ein evolutionärer Jackpot, so irrt es sich dabei genauso dramatisch wie beim Kokain. Wir leben in einer Umwelt, die unsere naturgegebenen Instinkte durch Drogen und industrielle Nahrungsmittelkreationen geschäftsmäßig täuscht und ausnutzt, und wir sind in dieser Falle gefangen, wenn wir nicht die Kraft bemühen, die Mutter Natur uns außer unseren Instinkten noch mitgegeben hat: unseren Geist.

Mithilfe unserer intellektuellen Fähigkeiten lässt sich nämlich der Teufelskreis aus Lustgefühl und Abstumpfung erkennen, in den uns jede Droge bringt, die unsere Instinkte überreizt. Bei der allerersten Erfahrung, die uns ein Biss in eine Praline oder das Zergehen eines Löffels Eiscreme auf unserer Zunge verschafft, erleben wir das Lustgefühl als überwältigend – zumindest im Vergleich mit dem Knabbern einer rohen Karotte oder dem mildsüßen Geschmack eines Stücks Süßkartoffel. Doch schon der nächste Bissen Junkfood ist ein bisschen weniger genussbringend. Und wenn man täglich den Verlockungen der Lebensmittelindustrie erliegt, erlebt man den Geschmack von massenweise Fett und Zucker gar nicht mehr als außerordentlichen Kick, sondern schlichtweg als normal. Ein Effekt namens **Neuroadaptation** regelt bei übermäßiger Dopaminausschüttung die Empfindsamkeit unserer Nerven für das Hormon herunter und erzeugt das Gefühl der Gewöhnung. Dies ist auch der Grund dafür, dass Heroinsüchtige ihre gesamte Drogenkarriere lang immer wieder das Hochgefühl ihres ersten Schusses suchen – und niemals wieder erlangen.

Doch wenn Burger und Schokolade Alltag sind, warum wenden wir uns nicht einfach wieder natürlichen Lebensmitteln zu, um unseren Hunger zu stillen? Die Antwort ist in etwa dieselbe wie beim Drogen- oder Alkoholentzug. Nachdem unser Körper die abnorm hohe Dopaminausschüttung durch die Droge mit dem Herunterregeln der Nerven als normales Level erlebt, kommt jedem Fastfood-Junkie ein auf stärkereichen Pflanzen, Gemüse und Salat basierendes Essen zunächst wie ein Absturz in der Lustkurve vor.[31] Die natürlichen Lebensmittel schmecken nicht mehr! Sie kommen uns fad und langweilig vor.

Wie entkommt man?

Die gute Nachricht ist, dass sich das Ganze wieder rückgängig machen lässt. Allerdings ist es nicht ganz einfach. Es erfordert einen gewissen Grad an Durchhaltevermögen, dieses Tal zu durchschreiten, um mit gesunden, unverarbeiteten Speisen wieder das Maß an Lustgefühl zu erleben, das natürlich in uns angelegt ist. Der Effekt beginnt, sobald Du auf industriell hergestellte Lebensmittel verzichtest. Wenn Du weniger Zucker isst, beginnt Obst besser zu schmecken. Je mehr und je öfter Du natürliche Lebensmittel isst, umso leckerer werden sie Dir (wieder) schmecken. Du wirst erstaunt sein, wie wirklich intensiv natürliche Nahrungsmittel schmecken! Teilnehmer meines Coachings sind überrascht, dass Zucchini plötzlich lieblich schmeckt und Kartoffeln einen konzentriert süßlich-aromatischen Geschmack haben. Auch den Geschmack von Paprika nehmen sie auf einmal viel intensiver wahr als je zuvor. Je weniger Junkfood Du isst, umso mehr – auch wenn es sich verrückt anhört – wirst Du beginnen, auf grünes Gemüse Lust zu haben.

Wenn es soweit ist, wird Dir Industrienahrung viel zu süß, zu salzig, zu stark gewürzt, zu fettig vorkommen und Du wirst eine Abneigung dagegen entwickeln. Dein Körper wird nach mehr gesunder, natürlicher Nahrung verlangen und beginnen, weniger Gewürze zu fordern. Du wirst nicht verstehen, wie Du zuvor nach Chemie schmeckende Industrienahrungsmittel essen konntest. So, wie sich Deine Augen der Helligkeit Deines Umfelds anpassen, so passt sich auch Dein Geschmacksempfinden den Nahrungsmitteln an, die Du zu Dir nimmst.

Warum sollte man diese Anstrengung auf sich nehmen, wenn auch Fastfood und Industrienahrung langfristig ein „normales" Lustempfinden erzeugen? Nun, neben den offensichtlichen gesundheitlichen Schäden, die der Verzehr von Junkfood und raffinierten Lebensmitteln verursacht, gibt es Gegenargumente, die rein auf der Lustebene funktionieren. Immerhin ist die zweite Säule unserer menschlichen Motivationstriade die Vermeidung von Schmerzen, und die falsche Nahrung kann eine Menge davon verursachen. Magen- und Darmprobleme entstehen meist unmittelbar in Reaktion auf den täglichen Verzehr von Zucker, Fett, Weißmehl, Fleisch und Milchprodukten. Wer seinen Lustgipfel beim Essen durch derartige Lebensmittel erzeugen möchte, leidet bald unter Reflux, Magenschleimhautreizungen, Verstopfung, Durchfall, Blähungen bis hin zu chronischem Reizdarm. Langfristig minimiert Übergewicht unser Glücksgefühl erheblich: Kurzatmigkeit, Gelenkschmerzen und das Herausquellen aus unserer Lieblingsjeans sind nicht gerade Zustände, die Vergnügen bereiten. Lustgefühle, die wir zusätzlich zum Verzehr natürlicher und unverarbeiteter Nahrung genießen dürfen, sind dagegen zahlreich: Endlich keine Magen- und Darmprobleme mehr zu haben, voll beweglich und fit eine Treppe hochspurten zu können und das Wissen, seinem Körper die besten natürlichen Heil- und Präventionsmittel gegen die gravierendsten Zivilisationskrankheiten zur Verfügung zu stellen. Das fühlt sich einfach gut an!

Kurzfristig gesehen bedeutet allein das unangenehme Völlegefühl nach dem Fastfood-Menü bereits Unlust genug, sodass ein Mensch, der sich stets wohl in seiner Haut fühlen möchte, lieber darauf verzichtet. Gerade bei Fastfood und Süßigkeiten neigen wir trotzdem oft dazu, uns zu überessen – warum? Die Antwort liegt wiederum in unserer Natur.

Schluss mit Binge Eating

Der Magen begutachtet genau, mit welchen Speisen wir ihn füllen, denn schlussendlich gibt er dem Gehirn das Signal, dass wir satt sind. Wir werden uns in späteren Kapiteln detaillierter mit dem Thema befassen, aber hier schon mal so viel vorweg: Um den Speisebrei zu analysieren, stehen unserem Verdauungsorgan Rezeptoren zur Verfügung. Eine Gruppe von Rezeptoren reagiert schlichtweg auf die Ausdehnung der Magenwand. Der Muskelsack Magen kann bis zu zwei Liter Nahrung aufnehmen, und wenn dies passiert, etwa durch zwei große Schalen Gemüsesuppe oder einen Riesensalat, meldet unser Verdauungsorgan: „Ich bin richtig voll." Die andere Gruppe von Rezeptoren beschäftigt sich mit der chemischen Zusammensetzung unserer Nahrung. Sie melden, wie konzentriert unsere Speisen im Bezug auf ihren Kaloriengehalt sind, und sind der Grund, warum wir, auch wenn wir uns den ganzen Tag mit Salat und kalorienarmem Gemüse geradezu vollstopfen, nicht wirklich gesättigt sind. Erst ein gewisser Gehalt an stärkehaltigen Pflanzen wie Reis, Kartoffeln oder Haferflocken befriedigt unsere chemischen Sättigungsrezeptoren im Magen, sodass sie Sättigung melden. Warum fühlst Du Dich nach dem Verzehr einer Portion Pizza, Hamburger oder Kuchen nicht richtig gesättigt und gierst nach einem Nachschlag? Für mich waren damals drei Stück Sahnetorte, ein Liter Eiscreme oder eine Familienpizza mit doppelt Käse überhaupt kein Problem – so geht es vielen Menschen. Sind das alles Fälle von Essstörung? Keineswegs! Hier passt einfach die gewählte Nahrung nicht mit unserer Physiologie zusammen. Ein Stück Schwarzwälder Kirschtorte oder eine Tafel Schokolade liefern unserem Körper zwar 400 – 550 Kalorien, bieten unserem Magen allerdings eine minimale Füllmenge. Dieselbe Kalorienanzahl in Form von Reis mit gedünstetem Gemüse oder einem großen Salat mit Mais und Bohnen würde unser Verdauungsorgan dagegen fast bis zu seinem Maximum ausdehnen.[32]

Noch extremer werden die Verhältnisse deutlich, wenn man die hochkonzentriertesten Lebensmittel mit den leichtesten vergleicht. Die 100 Kalorien eines einzigen Esslöffels Öl gehen massemäßig im Magen quasi verloren – diese Menge erzeugt keinerlei Sättigungsgefühl. Ganz anders sieht es allerdings mit 100 Kalorien aus 400 Gramm rohen Karotten aus – nach ihrem Verzehr fühlen wir uns durchaus bereits zu einem gewissen Maß gesättigt. Wer also nach seiner Pizza noch zur Eiscreme greift, ist nicht essgestört, sondern versucht lediglich, seine Magenwand in einen gewissen Grad der Ausdehnung zu bringen, um Sättigung zu empfinden. Ansonsten melden seine Rezeptoren: „Halb voll – ich bin noch hungrig!"

Fatal ist allerdings, dass wir automatisch Unmengen an Energie aufnehmen, wenn wir versuchen, mit raffinierten Lebensmitteln, die von Wasser und Ballaststoffen weitgehend befreit und extrem reich an Fett und Zucker sind, einen Grad der magenfüllenden Sattheit zu erzeugen. Die Kaloriendichte pro Gewichtseinheit ist bei industriellen Speisen vier bis neunmal höher als bei stärkereichen Pflanzen und bis zu **neunzig Mal höher** als bei Obst und Gemüse – kein Wunder, dass wir Gewicht zunehmen, wenn wir versuchen, uns daran satt zu essen.

Dieses Phänomen ist übrigens nicht auf unsere Spezies beschränkt! Wenn man Versuchsratten als Alternative zu ihrer ausgewogenen Nahrung Weißbrot und Schokolade in ihren Käfig stellt, werden **hundert Prozent** der Tiere die raffinierte Kost bevorzugen. Ganz gemäß ihrer Urinstinkte: Suche das größte Vergnügen, sprich die energiereichste Kost, und spare Energie dabei. Keines der Tiere sättigt sich wohl lustvoll an Schokolade, weil es ein frühkindliches Trauma erlitten hat oder versucht, emotionale Mangelzustände auszufüllen. Allerdings nehmen **alle Ratten** an Körpergewicht zu – nämlich durchschnittlich 50 Prozent. Sich an Brot und Schokolade zu sättigen, bringt dem kleinen Rattenkörper eben zu viel Energie ein. Entfernt man das Junkfood wieder aus den Käfigen und überlässt die Nager wieder ihrem gewohnten natürlichen Futter, werden alle nach und nach ihr Übergewicht abbauen. Genauso funktionieren Menschen. Unsere Instinkte sagen uns, dass wir uns satt essen wollen und zwar an der energiereichsten Nahrung.
Im Gegensatz zu Ratten sind wir unserer Umwelt und unserem Trieb jedoch nicht hilflos unterworfen. Wir können durch Verstehen entscheiden, welche Nahrung für die Befriedigung unseres Hungers ungeeignet und schädlich ist. Doch stillen müssen wir unseren Hunger – daran geht kein Weg vorbei.

Der Binge-Hunger – Ist er zu stoppen?

Eine meiner Freundin, die sich selbst als süchtig nach Schokolade bezeichnet, kam einmal auf eine gloriose Idee, um ein paar Pfund für ihr Silvesterpartykleid abzunehmen. „Wenn ich nur 1000 Kalorien am Tag esse", erzählte sie mir motiviert, „dann passe ich in zwei Wochen sicher in das Kleid. Die 1000 Kalorien verteile ich einfach auf zwei Tafeln Schokolade – eine mittags, eine abends. Dann muss ich nicht verzichten!" Ganz zu schweigen von dem Nährstoffdefizit, das sich meine Freundin eingehandelt hätte, wenn sie diesen Plan tatsächlich langfristig in die Tat umgesetzt hätte, konnte dieser Plan aus einem anderen Grund einfach nicht funktionieren. Zwei Tafeln Schokolade, 200 g Nahrung, sind für einen Tag quasi Nichts im Magen – so sehr die Schokoliebhaberin ihre bevorzugte Süßigkeit auch mochte, sie litt unter schrecklichem Hunger und brach das Experiment nach zwei Tagen mit einem großen Binge-Fest ab. Endlich wieder etwas essen!

Hunger quält uns, und das völlig zu Recht, schließlich ist er einer unserer wichtigsten Triebe zum Überleben. Wir können genauso wenig beschließen, ab heute 50 Prozent weniger zu atmen, wie wir einfach unsere Nahrung um 50 Prozent reduzieren können. Natürlich können wir die Menge an Kalorien durch den Verzehr von natürlichen Lebensmitteln verringern, schwer jedoch die Masse an Nahrung verkleinern und auf den Verzehr stärkehaltiger Pflanzen verzichten. Wir brauchen volle Teller und komplexe Kohlenhydrate, um Sättigung und Zufriedenheit zu erfahren.

Ein bekannter Hollywoodschauspieler beschrieb in seiner Biographie die Tortur, die er erleiden musste, um für eine neue Rolle in Form zu kommen: Von einem der bekannten Diätgurus hatte er sich zu ein paar Wochen kohlenhydratarmer, kalorienreduzierter Kost überreden lassen und erlebte, wie die Konsequenzen sein Denken veränderten. Um fünf Uhr am Morgen konnte er vor Hunger nicht mehr schlafen und fantasierte in seinem Dämmerzustand von Bergen dampfender Nudeln, frischgebackenem Brot und Seen voll Kartoffelpüree. Essgestört? Nein, völlig normal.

Unser Gehirn wehrt sich mit aller Kraft, wenn es meint, dass unserem Körper ein lebensbedrohlicher Mangelzustand droht. Und wie Du vielleicht aus eigener Erfahrung weißt, gewinnt das Gehirn immer. Es beschert uns Träume von voll beladenen Tischen, Speichelfluss am Bäckertresen und die Lust, Kochrezepte zu wälzen. Dies konnte man bereits während des *Minnesota Starvation Experiments* in den 40er Jahren beobachten, in denen eine Gruppe gesunder junger Männer auf die Hälfte ihrer täglichen Kalorienration gesetzt wurde. Die Probanden nahmen schnell an Gewicht ab und zeigten dabei ein begleitendes Phänomen. Bei den Teilnehmern, die für den Zeitraum des Experiments zusammenlebten, verschoben sich nach und nach die Gesprächsthemen in Richtung Nahrungsmittel, bis sie sich ausschließlich mit Essen beschäftigten. Es wurden die besten Rezepte ausgetauscht, die Leibspeisen beschrieben und über die geeignete Zubereitungsart von Fleisch und Kartoffeln diskutiert. Psychisch krank? Wohl kaum! In einem Hungerzustand ist der Mensch vielmehr dem Bombardement des eigenen Gehirns ausgeliefert, das um jeden Preis sicherstellen will, dass sich sein Besitzer um Nahrung bemüht. Natürlich kann das seltsam wirken, wenn man es selbst erlebt. Wenn Du eine der vielen Frauen bist, die sich selbst immer wieder freiwillig der nächsten Mangeldiät unterwerfen, hast Du vielleicht den Eindruck bekommen, Du seist obsessiv und von Essen geradezu besessen. In Wirklichkeit zeigst Du völlig normale Phänomene, **die sofort verschwinden,** wenn Du Deinem Körper endlich ausreichend natürliche Nahrung zuführst. Und gerade deshalb wirst Du sogar noch dabei abnehmen, bis Du Dein Idealgewicht erreicht hast. Win-Win! Es wird Zeit, dass auch Du zur schlanken Mieze wirst.

Was ist zu tun bei Sucht nach Zucker?

Ich bin aber regelrecht süchtig nach Süßigkeiten – auch wenn ich eine volle Mahlzeit hinter mir habe! – Das behaupten wohl einige Frauen von sich, auch wenn sie bereits die vorausgehenden Kapitel gelesen haben. Gibt es nicht doch versteckte Substanzen, die uns nach bestimmten Nahrungsmitteln gieren lassen; insbesondere dann, wenn wir emotional belastet und gestresst sind? Schließlich schält sich niemand eine sogenannte Frustgurke – die Frustschokolade ist hingegen sowohl als Begriff wie auch als Substanz in vieler Munde.

Neal Barnard widmet sich in seinem Buch *Breaking the Food Seduction* ausführlich dem Thema Lebensmittelsucht und schildert eindrucksvolle Beispiele: Babies, denen man im Krankenhaus kurz nach der Geburt Blut abnimmt, was normalerweise durch einen Piekser in die Fußsohle geschieht, schreien wesentlich weniger bei der unangenehmen Prozedur, wenn man ihnen etwas Zuckerlösung in den Mund träufelt. Barnard beschreibt, wie man Säuglinge mittels eines in Zuckerlösung getauchten

Schnullers regelrecht für sich einnehmen kann. Dabei muss der kleine Proband keineswegs das eigene Kind sein. Einzig und allein auf den süßen Stoff kommt es an, denn, wenn man dem Baby den in Zuckerwasser getunkten Schnuller zum Lutschen gibt, ihn wieder wegnimmt, den Raum verlässt, um ihn nach dem Ablauf von 15 Minuten mit vielen anderen Personen wieder zu betreten, hat der kleine Testteilnehmer nur Augen für den Zuckerspender. Der Säugling ignoriert sämtliche anderen Personen im Raum und ist ausnahmslos damit beschäftigt, dem Inhaber des süßen Schnullers animierende Blicke zuzuwerfen und ihn glucksend anzustrahlen. Was hat solchen Eindruck auf das Kind gemacht? Es ist allein die physiologische Wirkung des Zuckers, die sowohl einen **Dopamin-Kick** auslöst, als auch eine opiatähnliche Wirkung im Körper entfaltet. Die süße Zunge ist uns angeboren, denn wir suchen bereits als Neugeborene nach dem leicht süßlichen Geschmack der Muttermilch und dämmern beim Stillen beruhigt, wenn nicht gar leicht sediert, dahin. Eine Lösung aus weißem Zucker toppt diesen Effekt natürlich. Die einzigen Babies, die im Schnullerversuch völlig unbeeindruckt blieben, waren tragischerweise die Kinder von heroinsüchtigen Müttern, da sie schon die neun Monate im Mutterleib quasi in einer opiathaltigen Lösung schwimmend verbracht hatten.

Mit diesen Informationen wird ebenso klar, welcher Mechanismen sich Millionen von Eltern und Großeltern bedienen, wenn sie ihre Kinder und Enkel nach einem kleinen Sturz aufs Knie mit einem Schokoriegel trösten. Dass Schokolade einen so suchtmittelartigen Charakter für viele Menschen besitzt, liegt zum einen an ihrem hohen Zuckergehalt, zum anderen an Stoffen wie Koffein und Theobromin, die seine Wirkung noch verstärken. Logischerweise verlieren Schokoladen-Junkies sofort das Interesse an ihrer süßen Droge, wenn man ihnen ein Medikament verabreicht, das die Opiumrezeptoren des Körpers blockiert. Zwar bleibt der süße Geschmack auf der Zunge erhalten, aber das typische Wohlgefühl stellt sich nicht ein.

Eine weitere Lebensmittelgruppe, nach der sich viele Menschen täglich sehnen, enthält von Natur aus Beruhigungsmittel: Käse und Milchprodukte. Die in ihnen enthaltenen Casomorphine sind Peptidketten, die bei der Verdauung von Milcheiweiß entstehen und eine sedierende und schmerzstillende Wirkung aufweisen. Für Kälber hat dieser Inhaltstoff der Kuhmilch natürlich seinen Sinn, schließlich sollen sie beim Säugen genauso beruhigt dahindämmern wie menschliche Babies beim Stillen – ein Tierkind, für das eine Expedition auf wackeligen Beinen in den Wald erstrebenswerter erschiene als die mütterliche Milchquelle, hätte schließlich wenig Überlebenschancen in seinen ersten Wochen. Für menschliche Konsumenten erfüllen Casomorphine dagegen keinen Zweck – im Gegenteil: Wer einmal eine Überdosis Käse zu sich genommen hat, musste vielleicht in unangenehmer Weise spüren, wie stark die bremsende Wirkung der Stoffe auf die Verdauung ist.

Lebensmittel können demnach durchaus eine beruhigende Wirkung haben, doch das, was uns automatisch in Stresssituationen zugreifen lässt, ist wohl unser tiefsitzender Instinkt, uns in überlebenstechnischer Weise etwas Gutes tun zu wollen. Denn Bedrohungssituationen erfahren wir alle im täglichen Leben genug: ein Streit mit dem Lebenspartner, Mobbing durch Kollegen oder eine Meinungsverschiedenheit mit dem Chef; auch finanzieller Druck und Existenzängste lassen den Spiegel des Stresshormons Cortisol in die Höhe schnellen und verlangen nach Auflösung der Situation. Nur zu gern setzen wir diesen unangenehmen Gefühlen ein beruhigendes Verhalten und einen Extra-Dopaminkick entgegen – deshalb ist niemand gleich essgestört oder schokoladensüchtig. In unserer modernen Umwelt erfordern Bedrohungssituationen allerdings ein bewussteres Handeln, damit wir uns am Ende nicht doppelt selbst schaden.

Wenn Du beispielsweise gestresst nach Hause kommst und am liebsten gleich in den Kühlschrank greifen würdest, um Dir irgendetwas einzuverleiben, überlege einen Moment lang, ob Du tatsächlich körperlich hungrig bist. Wenn Du genug Kohldampf hast, um einen Salat und Reis oder Kartoffeln mit buntem Gemüse zu essen, dann zögere nicht, Dir genau dieses Gericht sofort zuzubereiten. Teste es an Dir selbst: Wenn Du keinen Hunger auf Gemüse hast, hast Du keinen wirklichen Hunger. Wenn Du den Gedanken an eine gesunde Mahlzeit als unattraktiv empfindest, sondern stattdessen fantasierst, herzhaft in etwas Süßes und Fettiges zu beißen, dann geht es in diesem Moment um etwas ganz anderes. Vielleicht fühlst Du Dich ungerecht behandelt, vielleicht ärgerst Du Dich über Dich selbst, weil Du auf eine übergriffige Bitte nicht mit Nein geantwortet hast. Vielleicht bist Du frustriert, weil etwas noch nicht gelungen scheint, für das Du schon lange arbeitest. Vielleicht bist Du müde, traurig oder Du fühlst Dich einfach unattraktiv, weil der Bund Deiner Hose am heutigen Tag ziemlich eng sitzt. Viele Menschen, die zusätzlich zu alltäglichen Schwierigkeiten und negativen Stimmungen, die jeder Mensch hat, noch mit dem Abbau ihres Übergewichtes kämpfen, geraten in solchen Momenten der Belastung in einen typischen Teufelskreis: Um sich zu beruhigen, greifen sie zu zucker- und fettreichen Lebensmitteln. Weil eine Portion echter körperlicher Hunger mit im Spiel ist, überessen sie sich automatisch an den kaloriendichten und volumenarmen Speisen. Nach einem kurzen Moment der Entspannung kommen das Gefühl des Versagens, das schlechte Gewissen und das körperliche Unwohlsein – das Körpergewicht sinkt nicht, dafür allerdings das Selbstwertgefühl und man greift in kürzester Zeit erneut zu Junkfood. In schlimmen Fällen schrauben Menschen ihr Körpergewicht in dieser mentalen Falle höher und höher, während sie schwere Depressionen entwickeln. Dabei zeigen das sogenannte Frustessen und der daraus resultierende Kummerspeck keineswegs tieferliegende psychische Krankheiten an, sondern sind ein erlerntes Verhalten, das sich negativ auf Selbstbewusstsein und Motivation auswirkt.

Zeit, es zu „verlernen"

Falls Du unter den beschriebenen Schwierigkeiten leidest, solltest Du Dir vor allem anderen eine sichere Umgebung schaffen.

Das bedeutet, all die fettigen und süßen Verlockungen nicht in Dein Haus zu lassen. Wenn Du das Zeug erst mal beschaffen musst, bleibt Dir ein Zeitfenster, um Dich in anderer Art und Weise zu beruhigen. Diese Regel gilt nicht unbedingt nur für Schokolade, Kekse und Eis aus Industrieproduktion. Auch gesunde, energiereiche Lebensmittel können manche Menschen zu impulsivem Verhalten verleiten. Manche Frauen berichten, dass sie mit dem Essen von Nüssen nicht aufhören können, bis die komplette Tüte leer ist, oder meinen, auch von Trockenfrüchten einen regelrechten Zuckerrausch zu bekommen. Diese Verhaltensweisen verschwinden in fast allen Fällen im Laufe der Ernährungsumstellung auf eine pflanzliche, fettarme Ernährung, können am Anfang allerdings Frustration auslösen. Auch hier gilt: Gib den betreffenden Nahrungsmitteln keinen Platz in Deinem Vorratsschrank. Kauf kein Glas Erdnussbutter, wenn Du Dich vor dem geistigen Auge schon in Krisen mit dem Esslöffel bewaffnet danach greifen siehst. Niemand überfrisst sich wie wahnsinnig an Karotten, wenn er emotional belastet ist – und selbst wenn Du in einer solchen Situation tatsächlich ein halbes Kilo Karotten vertilgen würdest, dann hättest Du gerade einmal ca. 190 Kalorien zu Dir genommen und Deinem Körper eine Extra-Portion Betacarotin und Ballaststoffe gegönnt. Halb so wild. (Sollte Dich einmal ein „Fressanfall" überkommen, versuche mal, ein halbes Kilo Karotten auf einmal zu essen. Ich bin mir ziemlich sicher, dass Du nicht die ganze Menge herunterbekommst.)

In Deiner sicheren Umgebung kannst Du bei psychischem Stress inne halten, ohne Deinen Körper reflexartig mit Fett und Zucker zu belasten und darüber nachdenken, was Du Dir wirklich Gutes tun könntest. Denn das brauchst Du in diesem Moment. Es muss etwas sein, nach dem Du Dich besser fühlst als vorher. Auch morgen noch. Verwöhne Dich, gönne Dir etwas. Stelle aber sicher, dass Deine Belohnung nichts Essbares ist. Was es sein könnte, hängt ganz von Deinen Vorlieben ab und zusätzlich eventuell von der stressauslösenden Situation. Wenn Du vor allem müde und erschöpft bist, kann das etwa ein Aromabad oder eine Massage sein. Wenn Du verärgert bist, solltest Du herausfinden, wie Du Dampf ablassen kannst. Vielleicht durch Sport, vielleicht durch einen Boxsack in Deinem Arbeitszimmer. Vielleicht hast Du auch eine beste Freundin, Schwester oder Mutter, die ein offenes Ohr hat, wenn Du Dich verbal über jemanden beschweren willst. Falls Du Dich gebremst oder frustriert fühlst, kann es unglaublich heilsam sein, ein Hobby zu pflegen, bei dem Dir mit Sicherheit kleine Erfolgserlebnisse beschert werden. Yoga hilft gegen Ängste und stärkt das Gefühl, in der eigenen Mitte zu sein. In diesem Bereich ist es schwer, konkrete Empfehlungen auszusprechen – achte einfach auf Situationen, in denen Du Dich stets gut fühlst. Das kann ein Spaziergang mit dem kurzerhand ausgeliehenen Nachbarshund sein, genauso wie exzessives Putzen bei lauter Musik oder die Arbeit an einem kreativen Projekt. Wichtig ist allein, dass hinterher etwas Gutes dabei herauskommt: zumindest Deine eigene gute Laune und zusätzlich vielleicht etwas mehr körperliche Fitness, etwas mehr sozialer Kontakt, etwas mehr Ästhetik in Deiner Umgebung oder etwas mehr Fertigkeit in Musik, Kunst oder Handwerk. All das macht Dein Leben reicher und Deinen Körper und Geist gesünder.

Noch ein Wort an Frauen, für die ein paar Pfunde zu viel auch immer automatisch ein Einbüßen der eigenen Attraktivität bedeuten. Nicht selten löst die Unzufriedenheit mit dem eigenen Spiegelbild den Reflex aus, zur Frustschokolade zu greifen. Dieses Verhalten führt in einen desolaten emotionalen Zustand und beweist gleichzeitig den Mangel an Respekt vor der eigenen Person. „Wenn ich erstmal schlank bin, kaufe ich mir ein sexy Sportoutfit und werde beim Joggen alle Blicke auf mich ziehen“, versprechen sich manche Frauen, während sie in einem grauen ausgebeulten T-Shirt auf ihrem Heimtrainer strampeln. Für manche funktioniert diese Form der visualisierten Belohnung, für viele ist ein solcher Zustand würdelos. Du hast schließlich alle Attribute der

Attraktivität verdient, auch wenn Dein Gewicht noch nicht Deiner Idealvorstellung entspricht. Kauf Dir JETZT ein Walkingoutfit, in dem Du Dich wohl fühlst und lass Dich darin sehen. Warte nicht auf eine Zahl auf der Waage, um zum Friseur, zur Kosmetikerin oder ins Nagelstudio zu gehen. Kleidung, in der Du Dich in Deinem jetzigen Körper sexy fühlst, ist keine Geldverschwendung, weil Du planst, in einigen Monaten zwei Kleidergrößen verloren zu haben. Sie ist eine Investition in Dein Selbstwertgefühl. Du musst Dich gut finden, um in Deine Leistungsfähigkeit zu vertrauen. Mit einem Kompliment im Ohr auf der einen Seite und den dokumentierten erreichten Zielen in Deinem Diät-Tagebuch auf der anderen Seite kannst Du den Frustschokolade futternden Trauerkloß schnell hinter Dir lassen und binnen weniger Tage ein optimistisches Gefühl entwickeln. Dein Selbstvertrauen kann auf diese Weise täglich wachsen. Quäl Dich nicht durch künstliche Beschränkungen wie „Das gönne ich mir erst, wenn ich dünn bin" – gönne Dir stattdessen alles, was Du brauchst, um Dich attraktiv, fähig und stark zu fühlen, und gönne Deinem Körper die fettarme, pflanzliche Ernährung, die er braucht, um lästige Pfunde abzuwerfen und gesund, stark und schlank zu werden.

Das Sättigungsgefühl

Wie bekomme ich es zurück?

Wildtiere, die in ihrem natürlichen Habitat leben und bis zum Grade ihrer vollkommenen Befriedigung (Sättigung) fressen, werden über eine gewisse Zeitperiode weder zu wenig noch zu viel für einen optimalen Gesundheitszustand zu sich nehmen. So formuliert der amerikanische Psychologe Douglas Lisle das von ihm so betitelte Gesetz der Sättigung (Law of Satiety). Biologisch begründet ist das nur allzu verständlich, denn schließlich würde sich ein Tier, das sich absichtlich überfressen würde und dabei an Gewicht zulegen würde, einige körperliche Nachteile im Kampf um sein Überleben verschaffen. Es würde den Druck auf seine Gelenke erhöhen und deren Verschleiß fördern, sodass es schlechter vor Jägern flüchten oder Beute machen könnte.

Ein schlanker Organismus isst weder ein Prozent weniger, als er benötigt, noch ein Prozent mehr, als er braucht, sondern exakt so viel, um sein Gewicht zu halten, über Jahre seines Lebens hinweg. Würde ein Mensch im Laufe von 45 Jahren seines Lebens seinen Energiebedarf täglich um ein Prozent unterschreiten, würde er an Untergewicht sterben. Würde er ein Prozent mehr zu sich nehmen, als er verbrennt, würde er massives Übergewicht entwickeln. Dass jemand einfach isst, wenn er hungrig ist und dabei keine Waage und keinen Taschenrechner bemüht und dabei trotzdem über Jahre seine Figur beibehält, beweist: Wir haben einen **ausgeklügelten Mechanismus** in uns, der uns genauso erlaubt, nach Instinkt zu essen, wie Wildtiere es tun. *Was setzt dieses feinabgestimmte Wunderwerk außer Kraft?* – lautet die einzige Frage, die uns die Antwort darauf liefert, was uns dick werden lässt.

Unser Körper regelt unser Sättigungsgefühl durch eine Reihe von verschiedenen Mechanismen – insbesondere mittels eines Zusammenspiels von Gehirn (Hypothalamus) und Rezeptoren in unserer Magenwand. Das Sättigungszentrum liegt im ventromedialen Hypothalamus, das Hungerzentrum befindet sich im lateralen Hypothalamus. Diese beiden gehören zum sogenannten orexischen Netzwerk, das für die Regulation der Nahrungsaufnahme zuständig ist. Sie sind niemals gleichzeitig aktiv.

Zwei Gruppen von Rezeptoren sind beim Sättigungsgefühl besonders entscheidend.

1. Zum einen besitzen wir ein Empfinden für die Ausdehnung unseres Magens. Die **Rezeptoren für den Dehnungsreiz** melden ab einer bestimmten Füllmenge des Magens ans Gehirn: „Jetzt ist es genug – ich bin voll." Dafür ist einiges an Stoff nötig. Drei Walnüsse, ein Löffel Öl oder zwei Stücke Schokolade sind zwar energiedicht, beeindrucken die Volumenrezeptoren unseres Magens allerdings kaum. Ein halbes Kilo Gurken, Sprossen oder Spinat schon eher.

2. Hier kommt jedoch zusätzlich die andere Gruppe der Rezeptoren ins Spiel: die **Nährstoffrezeptoren**. *Jetzt habe ich schon eine Familienschüssel grünen Salat gegessen und bin immer noch nicht satt* – so hast Du Dich eventuell schon mal während einer kalorienreduzierten Diät gefühlt. *Zum Glück hat Dich das Grünzeug nicht gesättigt*, kann man aus dem Blickwinkel der Evolutionsbiologie ausrufen. Menschen würden sehr risikoreich leben, wenn großvolumige Nahrungsmittel mit sehr niedrigem Energiegehalt bei ihnen einen Sättigungseffekt auslösen würden. Wenn sie diese ständig konsumieren würden, würden sie dabei langsam verhungern! Damit so etwas nicht passieren kann, gibt es Sensoren im Magen, die eine Speise im Bezug auf ihren Gehalt an Kohlenhydraten, Eiweiß und Fett bewerten können und im Zusammenspiel mit den Dehnungsrezeptoren eine gute, ausreichende Nahrungsmenge bewerten können.

Setzt die Verdauung ein, bildet der Darm mehrere Hormone, die Sättigungssignale an das Gehirn senden (entweder über die Nervenbahnen oder über das Blut). Hierbei spielen sowohl das Insulin als auch das Leptin und das Cholezystokinin eine Rolle. Entscheidend ist auch die Glukosekonzentration im Blut. Sind genügend Sättigungssignale im Gehirn bzw. im Hypothalamus angekommen, schüttet dieser Serotonin und andere Substanzen, die den Appetit zügeln, aus[33].

Würde also alles in Perfektion funktionieren, könnten wir uns darauf verlassen, dass unser Magen die 500 Kalorien aus einer Avocado und ein paar Nüssen genauso als ausreichend erkennen könnte wie die 500 Kalorien aus einem fettfreien Salat mit Bohnen und Mais – obgleich beides den Magen unterschiedlich stark füllt und unsere Dehnungsrezeptoren demnach unterschiedlich intensiv anspricht.

Warum sind wir dann nicht alle schlank?

In der Realität gibt es Menschen, die viele Nährstoffrezeptoren haben, welche **auf Fett ansprechen**. Solche Personen können sich auf ihr Gefühl verlassen, das sie beim Verzehr fettreicher, volumenarmer Lebensmittel erhalten – puh, ist das reichhaltig, ich habe genug davon. Was passiert allerdings, wenn Menschen weniger Fettrezeptoren besitzen, etwa, weil sie genetisch einfach nicht auf eine so fettreiche Kost ausgelegt sind? Besitzen sie nur 20 Prozent weniger Fettrezeptoren, müssen sie für das „puh, ich bin satt“-Gefühl 20 Prozent mehr essen. Und das ständig. In einem solchen Fall melden die Nährstoffrezeptoren dem Gehirn weniger Energiegehalt im Nahrungsbrei, als tatsächlich vorhanden ist, und der Appetit drängt auf mehr. Dieses Individuum überisst sich an fettreichen Speisen systematisch, ohne es zu spüren.

Heißt das, mein Gewicht ist abhängig von der Anzahl meiner Rezeptoren? Nein. Unsere genetische Ausstattung kann jeden von uns in einen Zustand optimaler Gesundheit versetzen... wenn wir in unserem natürlichen Habitat leben, sprich natürliche Nahrung zu uns nehmen. Egal, ob wir etwas mehr oder etwas weniger Rezeptoren für das eine oder das andere besitzen – es gibt nur eine Möglichkeit, sie zu täuschen: Mit unnatürlich energiereichem Essen. Wenn also unsere Zunge süß schmeckt, erwartet unser Magen Früchte. Etwas Fruchtzucker zusammen mit einer Menge Wasser und Ballaststoffen, die unseren Magen ausdehnen und uns Sättigung verspüren lassen. Was passiert allerdings, wenn alle Faserstoffe und das Wasser aus den Nahrungsmitteln entfernt werden? Wenn nur konzentrierter Zucker übrig bleibt, der kaum Volumen besitzt? In diesem Fall werden unsere Dehnungsrezeptoren getäuscht und verleiten uns, mehr und mehr der energiereichen Nahrung zu uns zu nehmen, bis endlich ein Sättigungsgefühl erreicht wird. In anderen Fällen ist ein Lebensmittel so unnatürlich konzentriert an Fett, das unsere genetische Ausstattung nicht ausreicht, uns den korrekten Energiegehalt empfinden zu lassen. Hier täuschen sich unsere Nährstoffrezeptoren und bewegen uns dazu, eine ganze 200 g-Tafel Schokolade auf einmal zu verdrücken. Soviel ist das doch gar nicht, denken wir, unser Magen und unser Gehirn. Unsere Waage hingegen bemerkt den Unterschied meistens recht schnell.

Dieses Prinzip gilt übrigens nicht nur für Menschen, wir können es auch an unseren Haustieren beobachten. Sobald das Futter von Hund und Katze nicht mehr ihrer natürlichen Nahrung entspricht, sondern aufgrund von künstlicher Erzeugung der Industrie reicher an Energie ist, als es in der Natur vorkäme, wachsen auch die Speckpolster unserer vierbeinigen Freunde, wenn sie sich satt fressen. Jeder kennt in seiner Nachbarschaft das Bild einer älteren Dame mit ihrem kleinen Dackel oder Terrier, der wie eine Kugel auf vier Beinstummeln hinter ihr her wackelt. Diese Hunde sitzen mit Vorliebe am Fuße des Seniorenkaffeetischs und spekulieren darauf, mit ihrem treuen Blick die Herzen der Tafelnden zu erweichen, bis sie einen Keks oder einen Brocken Torte herunter gereicht bekommen. Auch tierische Gaumen und Mägen erkennen super-kaloriendichtes Essen und sehen darin einen evolutionären Gewinn, doch auch ihre Körper werden davon derartig getäuscht, dass sie unweigerlich zunehmen.

Was an Industrielebensmitteln anders ist

Was sind die entscheidenden Merkmale, in denen Lebensmittel verändert werden, sodass sie nicht mehr mit den Mechanismen unseres Stoffwechsels harmonieren? Der gravierendste Eingriff ist wohl die **Entfernung der Ballaststoffe**. Beim Mahlen und Aussieben von Vollkorngetreide entsteht so das puderleichte weiße Mehl, welches zwar viel Energie, aber keine magenfüllenden Faserstoffe mehr besitzt. Eine Scheibe Pumpernickel ist deshalb wesentlich sättigender als ein weißes Brötchen bei gleichem Energiewert. Auch wenn die Ballaststoffe mechanisch beschädigt werden, etwa beim Pürieren, erhält man ein Produkt, das nicht mehr so sättigend ist, wie die ursprüngliche Nahrung. Smoothies und Säfte sind ein gutes Beispiel dafür. Du wirst sicher bestätigen können, dass Du einen Smoothie aus einem Apfel, einer Banane und drei Kiwis oder einen frischgepressten Saft aus vier Orangen schneller konsumiert hast und wohl eher wieder Hunger hast, als wenn Du die Früchte in ihrer Naturform gegessen hättest. Wenn man Ballaststoffe, Wasser und gegebenenfalls noch Eiweiß und Kohlenhydrate eines Nahrungsmittels herausfiltert, erhält man den energiereichsten Stoff auf unserem Planeten – reines Öl.

Ein Esslöffel davon hat in etwa soviel Energie wie ein großer Apfel, eine Banane oder 400 g Karotten – welche Variante sättigt mehr?

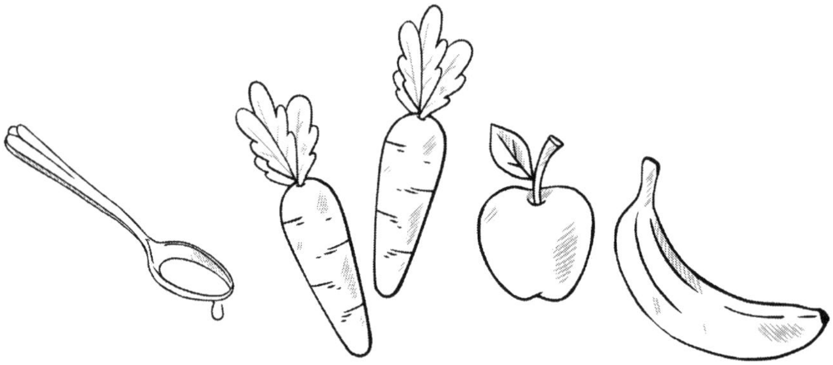

Kein Wunder, dass Menschen zunächst einmal denken, dass zu viel zu essen das entscheidende Problem bei der Entwicklung von Übergewicht ist. In Wirklichkeit essen sie einfach **zu energiedicht**. Beim Beibehalten der hohen Kaloriendichte muss ein Mensch zwangsläufig seine Nahrungsmenge so weit reduzieren, dass sein Magen knurrt, um abzunehmen. Ein solches Spiel funktioniert nur für Masochisten und Hungerkünstler. Darüber hinaus endet es im Jo-Jo-Effekt und ist alles andere als gesund. Viel einfacher wäre es, einfach die Nahrungsmenge, die man benötigt, um sich satt zu fühlen, beizubehalten und die Kaloriendichte der Nahrung zu verringern. Und zwar auf die Kaloriendichte von natürlicher Nahrung des Menschen.

Nehmen wir einfach 100 g Nahrungsmenge als Vergleichsgröße. Die natürlichen Lebensmittel schwanken in ihrer Kaloriendichte etwa von 20 Kalorien pro 100 g (Gurke, Salat, Chinakohl) bis zu extremen 560 Kalorien pro 100 g (Mandeln, Nüsse und Co.). Dazwischen liegen Gemüse wie Karotten, Brokkoli und Rosenkohl (30 bis 40 Kalorien pro 100 g) und Früchte wie Äpfel, Orangen und Beeren (50 bis 70 Kalorien pro 100 g). Wenn man bedenkt, dass Öl mit seinen 800 Kalorien pro 100 g das energiereichste Lebensmittel überhaupt ist, wird auch deutlich, wie man aus einem sehr gesunden, bunten Salat oder einer Gemüsepfanne nur durch Zugabe eines guten Schusses Öl ein weit kaloriendichteres Mahl zubereiten kann, als seine pflanzlichen Grundzutaten erlauben würden. Der ölige Salat hätte in diesem Fall die doppelte bis dreifache Kalorienmenge.

Betrachtet man den durchschnittlichen Energiegehalt über alle natürlichen, pflanzlichen Lebensmittel, liegt der Wert bei etwa 100 Kalorien pro 100 g, was in etwa dem Energiegehalt der stärkehaltigen Pflanzen entspricht (Kartoffeln, Mais und Getreide).

Dieser Wert entspricht also der Nahrung unseres natürlichen Habitats, von der wir bis zum Gefühl der vollständigen Sättigung essen können, ohne dabei zu viel oder zu wenig für einen optimalen Gesundheitszustand aufzunehmen. Egal, ob wir etwas schlankere oder etwas dickere Gene bzw. ein paar Fettrezeptoren mehr oder ein paar weniger unser eigen nennen dürfen.

Moment mal. Gibt es da nicht einen Denkfehler in diesem wunderschönen Modell der natürlichen Ernährung? Wenn ich esse, so viel ich brauche, denkst Du vielleicht, *dann nehme ich doch kein Pfund ab?!*

Doch. Dein Körper ist ein unglaublich intelligenter und feineingestellter Mechanismus. Er weiß längst, dass er übergewichtig ist. Und versucht dagegen anzuarbeiten, indem er verstärkt das **Sättigungshormon Leptin** ausschüttet. Damit lässt er Dich schneller satt werden, um ein Energiedefizit zu erzeugen, damit er sein Normalgewicht wieder erreichen kann. Eigentlich eine wunderbar ausgeklügelte Idee der Natur. Mit einer Schwäche: **Sie funktioniert nicht mit künstlichem, überreichhaltigem Essen.** Torte, Pizza und fettige Hausmannskost sind immer noch so hoch in ihrem Kaloriengehalt, dass das frühere Sättigungsgefühl eventuell gerade einmal dazu reicht, Dein Übergewicht zu halten und nicht mehr weiter zuzunehmen. Ernährst Du Dich jedoch gemäß Deinem natürlichen Habitat, greift der Mechanismus perfekt.

Du kannst Dich wirklich satt essen an ungewöhnlich großen Mengen an Nahrungsmitteln und angenehm gesättigt fühlen; trotzdem hast Du ein Energiedefizit in Deiner Bilanz, das Du gar nicht spürst. Das ist ja der biologische Sinn der Sache, denn Dein Körper weiß: Wenn Du Hunger verspüren würdest, dann würdest Du das tun, was in diesem Fall die erste Priorität aller Spezies auf diesem Planeten wäre – sofort auf die Jagd nach etwas Essbarem gehen.

4. Kaloriendichte – Die Schlanke-Mieze-Strategie zur Fettabnahme

Das Geheimnis des richtigen Abnehmens

Viele Menschen versuchen krampfhaft, Gewicht zu verlieren und sind bereits mit den verschiedensten Methoden gescheitert. Dabei ist das Abnehmen gar nicht schwer! Der Trick liegt darin, sich mit der Kaloriendichte von Lebensmitteln zu befassen: Wenn Du weißt, welche Nahrungsmittel vorrangig auf den Teller gehören, verlierst Du innerhalb kürzester Zeit an Gewicht!

Dieser Plan beruht auf dem Buch *The McDougall Program for Maximum Weight Loss*[34] von Dr. John A. McDougall, MD, Jeff Novicks *Calorie Density: How To Eat More, Weigh Less and Live*[35] sowie Chef AJs *Unprocessed*[36]. Aber das Thema „Kaloriendichte" ist nichts Neues. So befasste sich u.a. die Ernährungswissenschaftlerin Barbara J. Rolls ausführlich mit der Fettabnahme durch die Beachtung der Kaloriendichte und verfasste ihr Werk *The Ultimate Volumetrics Diet: Smart, Simple, Science-Based Strategies*[37].

Doch wofür steht der Begriff *Volumetrics*? Er kommt aus dem Englischen und wird ganz allgemein für das Messen von Rauminhalten verwendet. Hieraus leitet sich die Bedeutung für die Ernährungswissenschaft ab: Der Begriff dient der Bestimmung des Kaloriengehalts (kcal) pro Gramm (g) eines Nahrungsmittels. Im deutschsprachigen Raum wird für das Wort „Kaloriendichte" manchmal auch „Energiedichte" als Synonym verwendet.

Kaloriendichte-Tabelle

pro Lebensmittel

Diese Liste mit bekannten Lebensmitteln zeigt Kilokalorien pro Gramm (kcal/g) und Energiedichte (ED).

Die ED-Angaben sind Durchschnittswerte.

Energiedichte
- ED 1,5 kcal/g und weniger
- ED 1,6 - 2,4 kcal/g
- ED ab 2,5 kcal/g

Getränke

Alkoholfreies Bier	0,3
Bier	0,4
Cola	0,6
Fruchtsaft	0,5
Kaffee	0
Light-Limonaden	0
Likör	2,4
Limonade	0,4
Milch (1,5 % Fett)	0,5
Milch (3,5 % Fett)	0,6
Sekt	0,8
Tee	0
Rotwein / Weißwein	0,8
Whisky	2,4
Wasser	0

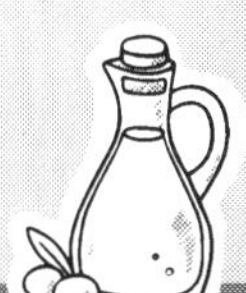

Fette und Öle

Butter	7
Butter-, Schweineschmalz	8,8
Halbfettbutter / Halbfettmargarine	3,7
Margarine	7
Mayonnaise, 80% Fett	7,6
Öle	8,0-9,0
Remoulade, 65% Fett	6,4
Salatcreme, z.B. 29% Fett	2,0-3,0
Salatmayonnaise, 50% Fett	3,9-5,0

Fisch

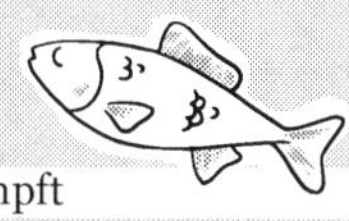

Forelle, gedämpft	1,0
Hering	2,3
Heringsfilet in Tomatensoße	2,0
Krabben	0,9
Lachs	2,0
Makrele	1,8
Makrelenfilets, geräuchert	2,2
Panierter Fisch	ab 3,2
Rollmops, Bismarkhering	1,6-2,1
Rotbarsch	1,1
Seelachs / Zander / Kabeljau	0,8
Sardellen	1,0
Sushi	1,6
Thunfisch im eigenen Saft	1,1
Thunfisch in Öl	ab 1,9

Obst

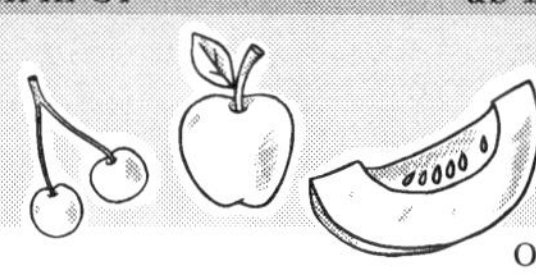

Ananas	0,6
Äpfel	0,5
Aprikosen	0,4
Bananen	1,0
Birnen	0,6
Erd-, Heidel-, Himbeeren	0,3
Granatapfel	0,8
Kaki	0,7
Kiwi	0,5
Kirschen	0,6
Mango	0,6
Orangen und Zitrusfrüchte	0,5
Pfirsiche	0,4
Pflaumen	0,5
Wassermelonen	0,4
Weintrauben	0,7
Zitronen	0,5
Trockenobst	2,7

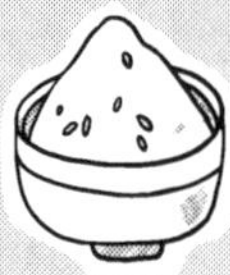

Getreide und Getreideprodukte

Frischkornbrei, Haferflocken (Nassgewicht)	1,5
Grünkern (Nassgewicht)	1,0
Griesbrei (ohne Butter/Zucker)	1,3
Hirse (Nassgewicht)	1,1
Mais (ganzes Korn)	0,9
Polenta (Maisgries) (Nassgewicht)	0,7
Quinoa (Nassgewicht)	1,5
Weizengries (Nassgewicht)	0,8
Reis, Vollkorn	1,1
Reis, poliert	1,1

Teigwaren

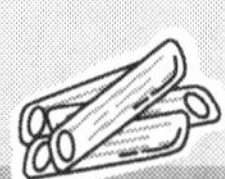

Gnocchi	1,6
Nudeln, Vollkorn, gekocht	1,6
Nudeln, Weißmehl, gekocht	1,6
Schupfnudeln	1,7
Spätzle	1,6

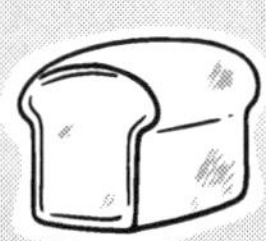

Brot

Bagel, natur	2,5
Baguette, Ciabatta	2,5
Croissant, natur	4,7
Eiweißbrot	2,6
Finn Crisp	3,6
Knäckebrot	3,2
Laugenbrötchen / Brezel	2,8
Mehrkornbrötchen	2,3
Mischbrot	2,2
Pita-Fladenbrot	2,5
Roggenbrötchen	2,2
Vollkornbrot / Schwarzbrot	2,0
Weißbrot, Weißmehlbrötchen	2,5
Weizentoast	2,6

Hülsenfrüchte

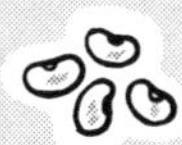

Bohnen (Nassgewicht)	1,0
Erbsen (Nassgewicht)	0,9
Linsen, grün und braun (Nassgewicht)	1,1

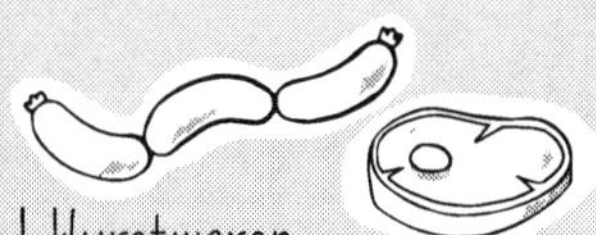

Fleisch und Wurstwaren

Bratwurst	2,5
Ente	2,3
Frikadelle	2,1
Gans	3,4
Hackfleisch gemischt	2,6
Hähnchenbrustfilet	1,0
Hähnchenkeule, m. Haut	2,3
Leberkäse	3,0
Leberwurst, grob	3,1
Mettwurst	3,8
Mortadella	3,5
Parmaschinken	2,5
Putenschnitzel	1,0
Rind- oder Kalbfleisch, mager	1,0
Rindersteak	1,2
Rinderhackfleisch	2,2
Salami	3,8
Salami, fettreduziert	2,6
Schinken, gekocht	1,2
Speck, fett	3,5-8,0
Schweineschnitzel	1,1
Schweineschnitzel, paniert	3,2
Schweinekotelett	1,5
Wiener Würste, Weißwürste	2,8

Samen und Kerne

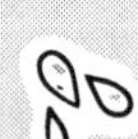

Leinsamen, ungeschält	3,9
Pinienkerne	6,7
Sesamsamen	5,7
Sonnenblumenkerne	6,0

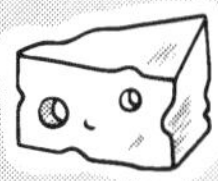

Milch-, Sojaprodukte und Eier

Camembert 45 % F. i. Tr.	2,9
Creme double	4,0
Creme fraiche	3,0
Eier	1,6
Frischkäse 5 % Fett absolut	1,1
Frischkäse 16 % Fett absolut	2,0
Frischkäse 60 % Fett	2,9
Fruchtjoghurt, 1,5% Fett	0,8
Gouda, Edamer 45 % F. i. Tr.	3,5
Harzer Käse	1,1
Joghurt 3,5% Fett	0,7
Joghurt, 1,5% Fett	0,6
Kräuterquark	1,4
Magerquark, 0,5% Fett	0,7
Milch, 1,5% Fett	0,5
Milch, 3,5% Fett	0,7
Mozzarella	2,5
Parmesan	3,9
Quark, 20% Fett	1,1
Quark, 40% Fett	1,8
Ricotta	1,9
Sahne, 30% Fett	2,9
Saure Sahne, 10% Fett	1,3
Schmand	2,9
Sojajoghurt	0,5
Tilsiter, 45% Fett	3,5
Tofu	1,1

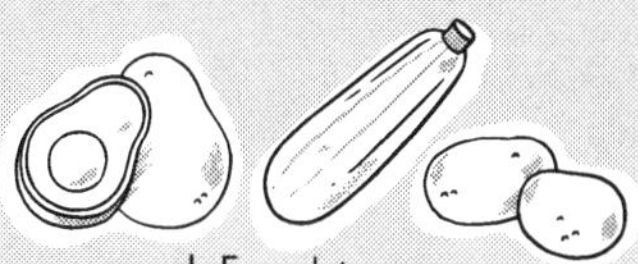

Gemüse und Fruchtgemüse

Aubergine	0,2
Avocado	2,2
Butternusskürbis	0,4
Fenchel	0,3
Grünkohl	0,4
Gurke	0,1
Hokkaidokürbis	0,6
Karotten	0,3
Kartoffeln	0,7
Kohlgemüse (Blumen-, Rosen-, Rot-, Spitz-, Weißkohl, Wirsing, Brokkoli, Kohlrabi, etc.)	0,2-0,3
Lauch	0,3
Muskatkürbis	0,2
Oliven, grün, Konserve	1,4
Paprika (grün, gelb, rot)	0,2-0,4
Radieschen, Rettich	0,2
Rote Beete	0,4
Salat (Kopf-, Eissalat, Endivien, Rucola, etc.)	0,1-0,2
Schwarzwurzeln	0,2
Sellerie (Stauden-, Knollen-)	0,2
Sojasprossen	0,5
Spargel (grün, weiß)	0,2
Spinat	0,2
Tomate	0,2
Zucchini	0,2
Zwiebel, Schalotte	0,3

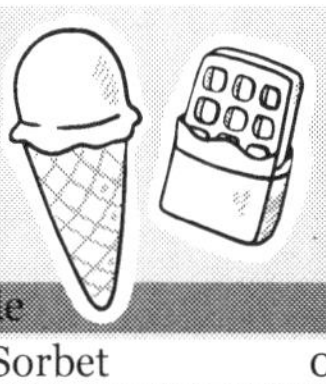

Süßes

Bitterschokolade	5,3
Eis, Fruchteis, Sorbet	0,8-1,2
Eis, Milcheis, Vanille	1,4-2,9
Honig	3,3
Marmelade / Konfitüre	2,7
Milchschokolade	3,3
Nussnougatcreme	5,2
Zucker	4,1

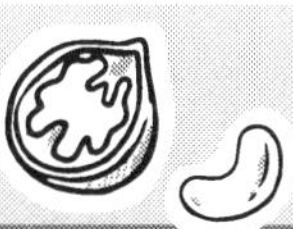

Nüsse

Cashewkerne	5,7
Erdnüsse	5,9
Haselnüsse	6,5
Kokosnuss	3,6
Kokosraspel	6,1
Mandeln	5,8
Pistazien	6,2
Walnüsse	6,7

Quelle: Apothekenumschau http://redaktion.wub-live.neofonie.de/multimedia/36/125/133/23570513937.pdf
Vibono https://www.vibono.de/pdfs/Vibono-Energiedichtetabelle.pdf

Einfache Übersicht

Fasst man nun die verschiedenen Lebensmittel in Kategorien zusammen, ergeben sich folgende Durchschnittswerte (siehe Grafik dazu auf der nächsten Seite).

Nicht enthalten sind schädliche, industriell stark veränderte „Light-“ oder fettreduzierte Produkte und tierische Produkte jeglicher Art. Im nächsten Kapitel gehe ausführlich darauf ein, warum tierische Produkte nicht für Deine Ernährung geeignet sind.

Kategorien 1 bis 3:

KalorienARME Lebensmittel

Nahrungsmittel, die von der *American Cancer Association* empfohlen werden. Es sind Nahrungsmittel, zu denen geraten wird, um Krebs, Diabetes oder Herzkrankheiten vorzubeugen.

Kategorien 4 bis 8:

KalorienREICHE Lebensmittel

Nahrungsmittel, welche von den meisten Menschen in sehr großen Mengen verzehrt werden.

Kaloriendichte-Übersicht

in Kategorien

Im Folgenden findest Du eine einfache Übersicht der wichtigsten Lebensmittel-Kategorien frei von tierischen Produkten, an der Du Dich bei Deiner Ernährung gut orientieren kannst.

Die Kalorien-Angaben sind Durchschnittswerte.

kalorienarm

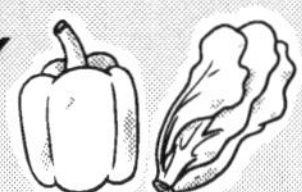

1. Stärkearmes Gemüse, Salate

20 kcal/100 g

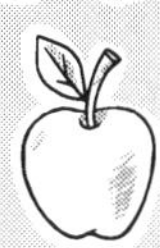

2. Obst

60 kcal/100 g

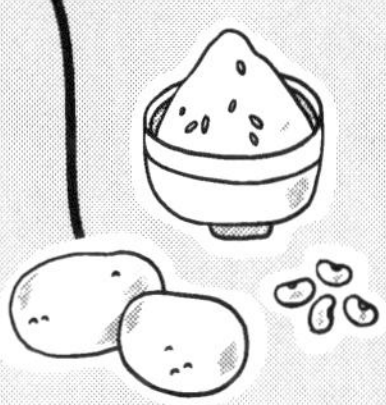

3. Unraffinierte komplexe Kohlenhydrate (Stärke)

80 kcal/100 g - Kartoffeln, Kürbis
100 kcal/100 g - Getreide (z.B. Naturreis)
120 kcal/100 g - Hülsenfrüchte (z.B. Bohnen, Erbsen)

kalorienreich

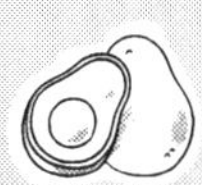

4. Avocado

220 kcal/100 g

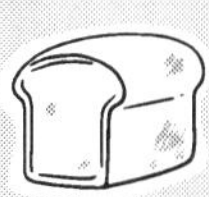

5. Raffinierte komplexe Kohlenhydrate

270 kcal/100 g (z.B. Brot, Müsli)
400 kcal/100 g (z.B. Zucker)

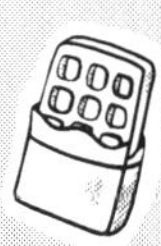

6. Junkfood

480 kcal/100 g (z.B. Schokoladenriegel)

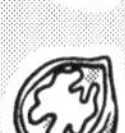

7. Nüsse und Samen

560 kcal/100 g

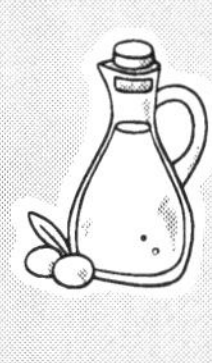

8. Öl

800 kcal/100 g

Wer übergewichtig ist, isst nicht genügend Nahrungsmittel aus den Kategorien 1 bis 3

Verschiedene Studien haben gezeigt, dass Menschen, deren Ernährung aus viel Gemüse besteht, im Durchschnitt ein niedrigeres Gewicht aufweisen als Menschen, die weniger Gemüse essen. Außerdem gilt als gesichert, dass kein Gemüse – egal, ob Karotten, Zucchini oder Broccoli – dick macht. Gemüse kann man demnach so viel essen, wie man möchte. Auch Kartoffeln sind zu Unrecht als Dickmacher verschrien.

Zu oft sind die falsche Zubereitung der Lebensmittel Grund für eine zu hohe Kaloriendichte der Mahlzeiten. Ein weiterer Faktor, der für eine gemüsehaltige Ernährung spricht, ist, dass sämtliches Gemüse viele wichtige Vitamine, Ballaststoffe und Mineralstoffe enthält. Somit trägt eine gemüsereiche Ernährung u.a. zur Stärkung des körpereigenen Abwehrsystems bei. Jedoch isst längst nicht jeder Mensch ausreichend viel Gemüse, Obst oder Stärke (Kartoffeln, Mais, Naturreis). Immer mehr Menschen ernähren sich von Fastfood und anderen ungesunden Lebensmitteln. Die Weltgesundheitsorganisation (WHO) bezeichnet die Adipositas (Fettleibigkeit) als größtes chronisches Gesundheitsproblem der westlichen Gesellschaft. Mit ihr gehen viele Folgeschäden und Erkrankungen einher, die Du sicher vermeiden möchtest.

Die Frage ist: wie kann man dieser Entwicklung entgegensteuern oder, einfacher gesagt: wie nimmt man ab?

Das Geheimnis zur Fettgewichtsreduktion besteht darin, überwiegend Nahrungsmittel aus den Bereichen 1 bis 3 zu essen. Je weniger Lebensmittel der Kategorien 4 bis 8 (und tierische Produkte) Du aufnimmst, desto schneller und effektiver gelingt die Fettreduktion. Wenn Du Dich an dieser Tabelle orientierst, gehört das mühselige Kalorienzählen der Vergangenheit an. Menschen, die ihre Ernährung mit einer hohen Kaloriendichte auf eine Ernährung mit niedriger Kaloriendichte umstellen, verlieren schnell und einfach an Gewicht. Demgegenüber nehmen Menschen zu, die von einer kalorienarmen Ernährung zu einer kaloriendichten Ernährung wechseln. Hierin liegt das Grundprinzip der Kaloriendichte. Ein weiteres wichtiges Prinzip bei der Fettreduktion durch die Beachtung der Kaloriendichte besteht darin, dass Du so viel essen darfst, bis Du satt bist. Das gilt natürlich nur für die Lebensmittel aus den Bereichen 1 bis 3. Iss, bis Du satt bist und hungere nicht. Du wirst erstaunt sein, wie viel Du plötzlich essen „darfst“, ohne ein schlechtes Gewissen haben zu müssen.

Zu Kategorie 1 : *Stärkearme Gemüse, Salate*

Gemüsesorten, die nicht stärkehaltig sind, haben neben Geschmack, Farbe und Textur auch Vorteile wie z. B. Vitamin A und Vitamin C. Sie besitzen einen hohen Wasseranteil. Diese Lebensmittel sind besonders wichtig für das Volumen, das der Magen braucht, um ein Sättigungsgefühl auszusenden.

Zu Kategorie 2: *Obst*

Obst steckt voller Vitamine, Mineralstoffe und Spurenelemente.

Beeren: Erdbeere, Brombeere, Heidelbeere, Johannisbeere,...

Kernobst: Apfel, Birne, Quitte, Mispel,...

Steinobst: Pfirsich, Kirsche, Aprikose, Pflaume,...

Zu Kategorie 3: *Unraffinierte komplexe Kohlenhydrate (= stärkehaltige Lebensmittel)*

Alle hochkomplexen Kohlenhydrate enthalten Stärke. Diese Nahrungsmittel sind besonders wichtig, um Sättigung zu bekommen.

Getreide: Gerste, Buchweizen, Mais, Hirse, Hafer, Reis, Roggen, Hirse, Weizen, Wildreis,...

Hülsenfrüchte: Bohnen, Linsen, Erbsen,...

Stärkehaltiges Gemüse: Karotten, Topinambur, Pastinaken, Kartoffeln, Schwarzwurzeln, Süßkartoffeln, Winterkürbisse,...

Zu Kategorien 4 und 7: *Avocados sowie Nüsse & Samen*

Hierbei handelt es sich um natürliche Lebensmittel, die so in der Natur vorkommen. Sie sind sowohl lecker als auch gesund. Allerdings bestehen diese Lebensmittel aus viel Fett, sodass sie viele Kalorien enthalten. Solltest Du schnell abnehmen wollen, solltest Du diese Lebensmittel in dieser Zeit ebenfalls meiden. „Gefährlich“ sind Avocados und Nüsse vor allem, da es sehr schwer ist, lediglich einen Löffel Avocado bzw. ein paar Nüsse zu essen. Bist Du dazu in der Lage, kleine Mengen einzuhalten, spricht allerdings nichts gegen den Verzehr dieser gesunden Leckereien!

Sie beinhalten viele wichtige Mineralstoffe und Aminosäuren. Diese sind wichtig für sämtliche Funktionen des menschlichen Körpers.

Schon unsere Vorfahren haben sich von Avocados und Nüssen bzw. Samen ernährt. Unsere Ahnen hatten jedoch keinen derartigen Zugriff auf die Lebensmittel wie wir es dank der heutigen Logistik haben: Ursprünglich stellten Nüsse und Avocados saisonale Lebensmittel dar. Deshalb nahmen unsere Vorfahren durch den Verzehr der Frucht und der Nüsse auch nicht zu – die heute täglich empfohlene Menge von 30 g konnte aufgrund der saisonalen Abhängigkeit gar nicht überschritten werden. 30 g entspricht in etwa einer Handvoll Nüsse. Diese Menge darfst Du täglich zu Dir nehmen, um Deinem Körper etwas Gutes zu tun. Sobald Du Dein Zielgewicht erreicht hast, darfst Du auch mehr von den natürlichen Leckereien aufnehmen. Doch Vorsicht! Steigt Dein Gewicht wieder an, kann der Grund in dieser vermehrten Aufnahme liegen.

Ein kleiner zusätzlicher Hinweis: Während Kohlenhydrate und Protein etwa 4 kcal pro Gramm haben, hat Fett knapp 8 kcal pro Gramm, d.h. Fett ist doppelt so kalorienhaltig wie Kohlenhydrate und Protein. Ebenso ist Alkohol ein großer Energieträger. Dieser hat 7 kcal pro Gramm.

Der natürliche Unterschied

Betrachten wir noch einmal die aufgeführte Kaloriendichte-Übersicht: Die Lebensmittel der Kategorien 1 bis 3 sind Nahrungsmittel, die so in der Natur vorkommen und schon immer vom Menschen verzehrt wurden. Die anderen Lebensmittel, mit Ausnahme der Kategorien 4 und 7, sind verarbeitete und raffinierte Nahrungsmittel. Diese kommen so nicht in der Natur vor.

Isst man Lebensmittel aus den Bereichen 1 bis 3, nimmt man vor allem Wasser, Vitamine, Ballaststoffe und Mineralstoffe zu sich. Außerdem verfügen diese Nahrungsmittel über Mikronährstoffe und Antioxidantien. Die restlichen Produkte, außer der Kategorien 4 und 7, sind Lebensmittel, die diese vitalen Stoffe nicht oder nur in sehr geringen Mengen enthalten. Ballaststoffe kommen generell nur in pflanzlichen Produkten vor! Somit verfügen die Lebensmittel aus den Bereichen 1 und 2 über viel Wasser und eine besonders große Menge an Ballaststoffen. Salate und Gemüse sind also die idealen Sattmacher – vor allem, wenn Du wenig Fett aufnehmen und Dein Gewicht reduzieren möchtest. Wenn Du Dir einmal alle möglichen Diätformen ansiehst, wird Dir schnell auffallen, dass Salat und Gemüse in jeder Diät zulässig sind – egal, ob roh, gebacken, gegart oder gedämpft. Und das hat, wie wir sehen, seinen Grund!

Demgegenüber enthalten die Nahrungsmittel 4 bis 8 kaum Wasser und keine Ballaststoffe. Dennoch nimmt der Mensch im Durchschnitt etwa 90 Prozent seiner Kalorien durch die Lebensmittel 4 bis 8 auf.

Wenn Du 100 Prozent Deiner Kalorien durch Nahrungsmittel der Kategorien 1 bis 3 aufnimmst, wirst Du beobachten, wie sich Dein Körper innerhalb kürzester Zeit verändert.

Bei der Ernährung unter Beachtung der Kaloriendichte geht es nicht um das Zählen von Kalorien und auch nicht darum, seine Portionen zu kontrollieren. Der Grund für die Effektivität dieser Diätmethode ist, dass Du alle Lebensmittel aus den Bereichen 1 bis 3 essen darfst und zwar immer, wenn Du Hunger hast und in den Mengen, die Dich satt machen. Demgegenüber sind andere Diäten darauf ausgelegt, nur kleine Mengen an Nahrung aufzunehmen (sog. Reduktionsdiäten). Diese Diäten erfordern eine enorme Willenskraft und durch die verringerte Nahrungsaufnahme werden dem Körper weniger Vitamine, Mineralstoffe etc. zugeführt. Aus diesem Grund stellen solche Diätmaßnahmen sowohl eine enorme psychische als auch eine starke physische Belastung dar. Der Körper wird nicht mit ausreichend vielen vitalen Stoffen versorgt – diese Formen der Diät sind von vornherein zum Scheitern verurteilt. Die Teilnehmer hungern sich krank und unglücklich und fallen in die bekannte Binge- und Jo-Jo-Falle. Eine schnelle Gewichtszunahme ist die Folge. Bei der Diät unter Beachtung der Kaloriendichte essen die Teilnehmer hingegen volumenmäßig mehr als zu dem Zeitpunkt, als sie noch übergewichtig waren – nicht das „Wie viel“, sondern das „Was“ ist entscheidend!

Ein weiterer Faktor, der gegen die Nahrungsmittel 4 bis 8 spricht, ist die **Neuroadaptation bzw. die Ausschüttung von Dopamin.**

Neuroadaptation bedeutet, wie schon weiter oben beschrieben, im Großen und Ganzen, dass sich der Körper an einen bestimmten Stoff gewöhnt. Diese Gewöhnung führt dazu, dass der Körper im Laufe der Zeit immer mehr von dem jeweiligen Stoff haben möchte, um den gewünschten Effekt zu erzielen. Ein Beispiel für eine solche Neuroadaptation ist die Ausschüttung von Dopamin. Dopamin ist ein erregender Neurotransmitter, der umgangssprachlich auch als Glückshormon bezeichnet wird. Es gilt: je mehr Kalorien ein Lebensmittel enthält, umso mehr Dopamin setzt das Gehirn frei. Viele Menschen essen bei Stress Schokolade. Diese enthält viele Kalorien und bewirkt somit eine starke Produktion des Glückshormons. Da viele Menschen in stressigen Situationen immer wieder zur Schokolade greifen, verlangt der Körper immer mehr von der Süßigkeit, um die „gewünschte“ Menge an Dopamin auszuschütten (Neuroadaptation) – ein Teufelskreis.

Ähnlich verhält es sich beispielsweise auch bei Alkoholkranken und anderen Drogenabhängigen[39]. Gibt man die verarbeiteten Lebensmittel auf, wird man schnell merken, dass die Lebensmittel aus den Bereichen 1 bis 3 nicht nur gesund sind, sondern immer besser schmecken.

Von XXL zu M

Wie Du auf gesunde Weise Fettgewicht verlierst

Das Prinzip der Kaloriendichte zur Fettreduktion ist einfach: Kalorienarme, volumenreiche Lebensmittel werden vermehrt gegessen, kalorienreiche Nahrungsmittel werden gemieden bzw. in der Abnehmphase gar nicht konsumiert.

Entgegen der allgemeinen Annahme, dass Menschen, die übergewichtig sind, emotionale oder mentale Probleme haben, liegt der Grund für das Übergewicht meist in einer ganz anderen Ursache: Diese Menschen essen schlicht zu viele Lebensmittel mit einer hohen Kaloriendichte und zu wenige Lebensmittel mit einer niedrigen Kaloriendichte.

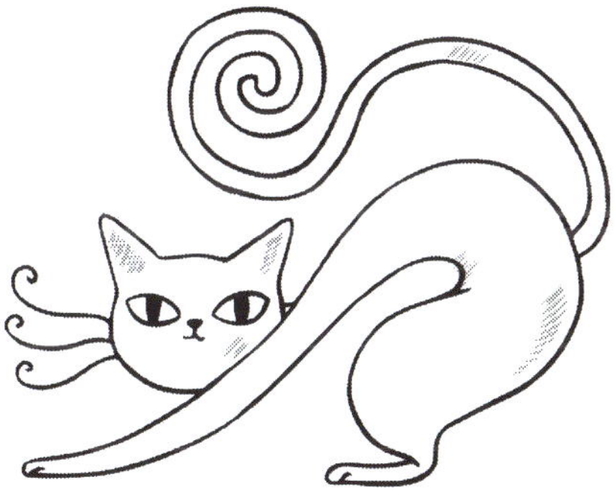

Du möchtest schnell und effektiv viel Gewicht verlieren? Dann solltest Du **hauptsächlich** Lebensmittel aus den Kategorien 1, 2 und 3 essen. Du solltest tierische Produkte meiden, auch fettarme. Iss täglich einen Löffel bzw. eine Hand voll Avocado/Nüsse oder einen EL Leinsamen (Kategorien 4 und 7). So deckst Du Deinen Bedarf an essentiellen Fettsäuren ab. Wichtig ist auch, dass Du isst, wenn Du hungrig bist – iss so viel und so lange, bis Du angenehm satt bist. Es gilt: Je weniger Du aus den anderen Kategorien zu Dir nimmst, umso effektiver wird Dein Fettverlust sein und umso schneller nimmst Du ab.

Doch Achtung: Die Nahrungsmittel der Kategorie 3 sind sehr wichtig für die Sättigung und für Deine Energie. Diese stärkereichen Nahrungsmittel gehören auf Deinen Teller (gerne bis zu 80%!). Versuche nicht, nur Gemüse und Obst zu essen, denn sonst wirst Du hungrig sein und Dir wird die Energie fehlen, die Du aus den wichtigen komplexen Kohlenhydraten dringend brauchst.

Solltest Du Deinen Gewichtsverlust im Verlauf der Zeit reduzieren oder stoppen wollen, kannst Du wieder vermehrt Nahrungsmittel aus den anderen Kategorien zu Dir nehmen.

Natürlich darfst Du das Essen würzen, beim Kochprozess sollte jedoch auf viel Salz verzichtet werden. Der Grund liegt darin, dass Salz, Zucker und Öl sogenannte Appetitstimulierer sind, d.h. sie regen den Hunger an und verleiten dazu, mehr zu essen. Solltest Du gut gewürztes Essen mögen, dann verwende Salz. Allerdings solltest Du versuchen, den Konsum zu reduzieren. Außerdem gibt es diverse andere leckere Gewürze, die den Geschmack von Lebensmitteln verbessern. Ansonsten gibt es auch leckere salzfreie Alternativen. Keine Sorge, auch hier wird sich Dein Geschmackssinn anpassen.

Auf Öl und andere Fette wie Margarine oder Butter solltest Du am besten komplett verzichten oder sie drastisch reduzieren. Wenn Du eines dieser Fette zu Deinem Essen hinzu gibst, steigt die Kaloriendichte sehr stark an – der Fettverlust wird erschwert. Du willst schließlich Fett verlieren und es nicht zu Dir nehmen. Im Gegensatz zur Reduktion von Salz fällt das Weglassen von Öl meist sehr leicht: Die Verwendung von Öl und anderen Fetten ist eine Frage der Gewohnheit und in den meisten Fällen bemerkt man gar nicht, dass das Fett weggelassen wurde. Außerdem schmeckt Öl ja auch gar nicht – wann hast Du das letzte Mal ein Glas Öl getrunken? Der Grund, warum viele Menschen Öl und andere Fette zum Essen hinzugeben, ist, dass diese eine hohe Kaloriendichte aufweisen. Mit dieser ist, wie bereits erläutert, eine hohe Ausschüttung an Dopamin verbunden. Aufgrund der sehr hohen Kaloriendichte nimmt man mit Öl bzw. mit Fett sehr schnell zu.

Der größte bisher bekannte Gewichtsverlust über die Kaloriendichte bei einer Person, die viel Gewicht zu verlieren hatte, betrug 12 kg in 21 Tagen. Dahingegen belief sich der bisher geringste Gewichtsverlust bei einer Person, die bereits dünn war, auf 1,5 kg in 21 Tagen.

Vor allem, wenn Du bereits sämtliche Diäten ausprobiert hast, in deren Rahmen man nur kleine Portionen essen darf, hört sich das alles wahrscheinlich zu gut an, um wahr zu sein. Bei der Methode der Kaloriendichte kann es durchaus vorkommen, dass Dich die Leute beim Essen fragen: „Willst Du das wirklich alles essen?“. Lass Dich hiervon nicht irritieren und probiere die Methode für 30 Tage aus – der Erfolg wird Dich überzeugen. Solange alle Lebensmittel, die Du zu Dir nimmst, den Kaloriengehalt von 120 kcal pro 100 g nicht übersteigen, kannst Du essen, wann Du willst und so oft Du willst. Das bedeutet, Du wirst satt und leidest nicht unter Heißhungerattacken. Auch deswegen sind Teilnehmer von dieser Diät begeistert. Ich bin mir im Klaren darüber, dass mit dieser Ernährungsweise keine Esssucht aufgrund von emotionalen Problemen innerhalb von kurzer Zeit geheilt werden kann. Doch selbst in solch einem Fall kann die Diät unter Beachtung der Kaloriendichte die Sucht dermaßen unter Kontrolle bringen, dass sie gehandhabt werden kann. Da das Gehirn, wenn man zu wenige Nahrungsmittel aus Kategorie 1 bis 3 zu sich nimmt, nicht das Signal erhält, satt an Nährstoffen zu sein, verlangt der Körper immer mehr Nahrungsmittel. Die falsche Ernährung im Rahmen dieser Esssucht führt zu einer Mangelversorgung des Körpers mit wichtigen Nährstoffen, Vitaminen, Mineralien etc. Steigst Du hingegen auf die Kaloriendichte-Ernährung um, erhält Dein Körper diese vitalen Stoffe – viele wichtige körperliche Prozesse werden verbessert und mögliche Folgeschäden werden geheilt. Außerdem wird der Körper entgiftet und die Gelüste verschwinden innerhalb von nur wenigen Wochen. Damit sich der Körper erholen kann und damit es nicht erneut zu Gelüsten kommt, solltest Du zunächst komplett auf Fleisch, Zucker, Öl und Milchprodukte verzichten. Schaffst Du es, diese Anweisungen 30 Tage lang einzuhalten, wird die Binge-Eating-Störung besser werden und Du wirst Dich merklich fitter fühlen.

Es kommt Dir extrem vor, Dich hauptsächlich von Gemüse, Obst, Salat und Stärke zu ernähren? Das ist verständlich, wenn man die Ernährungsgewohnheiten der heutigen Gesellschaft bedenkt. Allerdings haben die meisten Völker in der Geschichte der Menschheit auf diese Weise gelebt (siehe Abschnitt „Natürlich schlank"). Und diese Völker klagten nicht über allgemeine Fettleibigkeit und die damit einhergehenden Folgeschäden. Es ist inzwischen bewiesen, dass sich die gesündesten und schlankesten Völker der Menschheitsgeschichte auf diese Art ernährten. Und auch heute gibt es noch Länder, in denen die für die westlichen Industrienationen typischen Lebensmittel nicht auf den Tisch kommen. In diesen Ländern stellen Adipositas, Bluthochdruck usw. keine Gefahr dar. Diese Erkrankungen sind also auf den westlichen Lebensstil zurückzuführen. Sie werden auch unter dem Begriff Wohlstandkrankheiten zusammengefasst.

Es ist also keineswegs extrem, geschweige denn unnormal, sich auf eine solche Art und Weise zu ernähren. Ganz im Gegenteil: Diese Ernährungsweise steht im Einklang mit der Natur bzw. mit der natürlichen Ernährungsweise unserer Spezies. Die Menschen in den „gesunden" Ländern ernähren sich so, wie es die Natur vorgesehen hat und nicht etwa, um abzunehmen. Willst Du also schlank und gesund sein, nimm kalorienarme Nahrungsmittel zu Dir. Möchtest Du dick und krank sein, ernähre Dich von kalorienreichen Lebensmitteln, die Dir die moderne Lebensmittelindustrie auftischen möchte. Ja, es ist tatsächlich so einfach!

Spätestens, wenn trotz des vielen Essens die Pfunde purzeln und sich Dein Körper gesünder anfühlt, wirst auch Du nicht mehr darüber nachdenken, was als extrem gilt und was nicht. Und außerdem gibt es immer eine Steigerung. So gibt es beispielsweise Menschen, die sich ausschließlich von Kartoffeln ernähren. Wie schon weiter vorne im Buch kurz angesprochen zeigen wissenschaftliche Untersuchungen interessanterweise, dass Personen, die über Monate nur von Kartoffeln lebten, keinerlei Mangelzustände aufwiesen. Im Gegenteil! Die Studien ergaben, dass sich die Knolle bestens zur Senkung von Bluthochdruck und zur Stabilisierung des Blutzuckerspiegels eignet. Überzeuge Dich selbst und suche im Internet einmal nach diesen Studien – Du wirst verblüfft sein! Eine dieser Studien ist die *KON All Potato Study*. Im Rahmen dieser Studie ernährte sich ein Paar ein Jahr lang ausschließlich von Kartoffeln. Auch, wenn man über die kulinarische Vielfalt streiten kann und auch, wenn das Paar nach einer gewissen Zeit die Lust auf Kartoffeln verlor, negative Folgen in Form von Mangelerscheinungen traten auch nach einem ganzen Jahr nicht auf! Ein anderes Beispiel ist eine Studie, die von Chris Voigt (Head der *Chicago Potatoe Commission*) durchgeführt wurde. Dieser nahm zwei Monate lang keine andere Nahrung außer Kartoffeln zu sich. Und siehe da: Voigts Cholesterinwerte sanken, sein Bluthochdruck ging zurück und sein Diabetes verschwand! Somit ist klar: Die Kartoffel gehört zu den gesündesten Nahrungsmitteln überhaupt! Ihre Wirkung ist einmalig. Laut dem *Center for Science in the Public Interest* gibt es nur ein anderes Gemüse, das noch gesünder ist als die Kartoffel und zwar ihr naher Verwandter, die Süßkartoffel. Diese überbietet die Kartoffel noch einmal, was ihren Vitamin- und Nährstoffreichtum betrifft. Insgesamt ist die „Punktzahl" der Süßkartoffel sogar doppelt so hoch wie die der Kartoffel.

Das Volumen macht den entscheidenden Unterschied

Warum Volumen bei einer Diät wichtig ist

Im vorherigen Kapitel haben wir uns schon ausführlich mit den Rezeptoren für Volumen und Nährstoffgehalt unserer Nahrung beschäftigt. Im Folgenden soll ein Beispiel das Ganze noch einmal veranschaulichen.

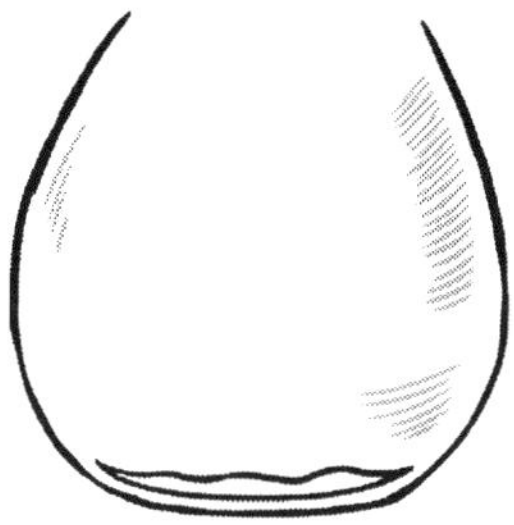

Nimmt eine Person 400 Kalorien an verarbeitetem Öl zu sich, bleibt der Magen so gut wie leer. Das Gehirn erhält keine Sättigungsinformationen, sodass man nicht satt wird, sondern hungrig bleibt. Der Grund: verarbeitetes Öl hat weder Volumen, noch Nährstoffe oder Ballaststoffe, d.h. die Magenwand wird nicht gedehnt und die Chemorezeptoren werden nicht aktiv.

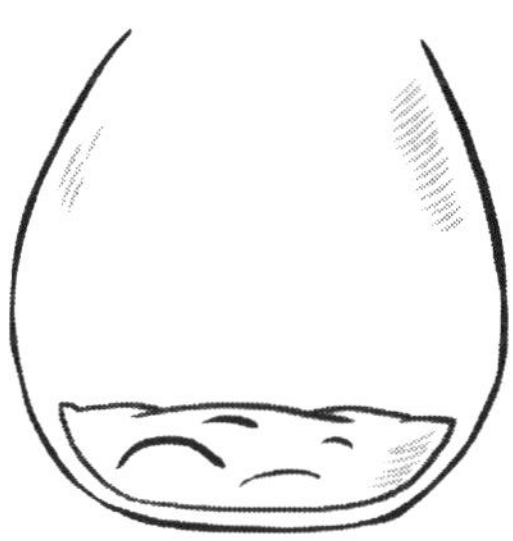

Nimmt man 400 Kalorien Käse zu sich, ist der Magen zwar voller als im ersten Beispiel, doch der Hypothalamus erhält ebenso kaum Sättigungsinformationen. Die Gründe sind auch hier ein geringes Volumen, wenige Nährstoffe und keine Ballaststoffe.

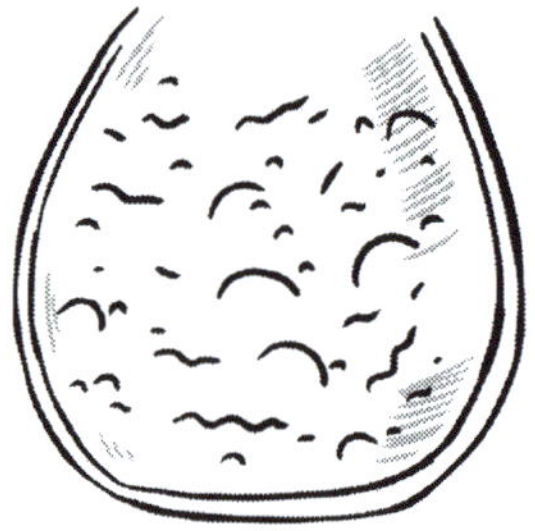

Anders verhält es sich bei Lebensmitteln aus den Tabellen-Bereichen 1 bis 3. Diese füllen den Magen, sodass sich die Magenwand ausdehnt. Diese Ausdehnung wird an den Hypothalamus übermittelt. Außerdem enthalten diese Lebensmittel viele Nährstoffe – die Chemorezeptoren werden aktiv und melden dem Gehirn eine weitere Sättigungsinformation. Als Folge schüttet der Hypothalamus appetitzügelnde Substanzen aus – wir fühlen uns satt und zufrieden!

Wie kommt es nun zu Übergewicht? Da der Magen bei der Aufnahme von Öl, Käse und anderen diversen Lebensmitteln nicht voll genug ist, um die Magenwand auszudehnen und somit ein Sättigungsgefühl zu bewirken, essen die Menschen immer weiter. Dabei greifen sie aber nicht etwa auf Lebensmittel aus den Bereichen 1 bis 3 zurück, sondern sie führen immer mehr Öl, Käse etc. zu. Das führt letztendlich zu einer positiven Energiebilanz, d.h. sie überschreiten ihren benötigten Energiebedarf. Auf langfristige Sicht führt diese positive Energiebilanz zu Übergewicht – der Körper lagert das aufgenommene Fett ein. Schließlich wird es nicht benötigt. Aufgrund von evolutionsbedingten „Erfahrungen" weiß der Körper mancher Menschen, die davon genetisch betroffen sind, dass „schlechtere Zeiten" mit einer verminderten Nahrungsaufnahme kommen könnten – zumindest war das bei ihren Vorfahren der Fall, da nicht immer genug Nahrung vorhanden war. In diesen Zeiten kann der Körper dann auf die Fettreserven zurückgreifen. Hierin liegt der Grund für die Anlegung von Fettspeichern. Je weniger Fett Du zu Dir nimmst, umso weniger Fett kann der Körper als Körperfett einspeichern.

Keine Angst vor Kartoffeln oder Reis. Unser Körper ist ziemlich ineffektiv darin, Fett aus Kohlenhydraten anzulegen, denn wie am Anfang des Buches erklärt, **machen komplexe Kohlenhydrate nicht fett**. Es ist nahezu unmöglich, Kohlenhydrate als Fettgewicht zu speichern. Das heißt, selbst, wenn Du einmal über die Stränge schlägst und mehr Kohlenhydrate zu Dir nimmst als es für ein angenehmes Sättigungsgefühl nötig ist, brauchst Du keine Angst zu haben, dass Du an

Fettgewicht zunimmst. Anstatt, dass die Kohlenhydrate in Form von Fett eingelagert werden, werden sie nämlich in den Muskeln oder Leber als Glykogen – ein Vielfachzucker, der der kurz- bis mittelfristigen Bereitstellung und Speicherung von Glucose dient – in der Leber gespeichert. Menschen, die an einer Esssucht (z.B. Binge Eating) leiden, dürfen unbesorgt zu Lebensmitteln aus den Kategorien 1 bis 3 greifen. Um mit den Lebensmitteln dieser Kategorien zuzunehmen, müsstest Du täglich schon riesige Mengen zu Dir nehmen.

> Unter experimentellen Laborbedingungen wird Überfütterung von Probanden mit großen Mengen an einfachen Zuckern zu wenig De-Novo-Lipogenese führen. Zum Beispiel wurden schlanke und übergewichtige Frauen mit 50 % mehr Gesamtkalorien, als sie normalerweise an einem Tag aßen, überfüttert, mitsamt eines Extras von 3,5 Unzen (135 Gramm) raffinierten Zuckers. Aus dieser Überfütterung produzierten die Frauen weniger als 4 Gramm (36 Kalorien) Fett pro Tag, was bedeutet, dass eine Person mit dieser Menge an zusätzlichen Kalorien und Zucker jeden Tag für fast 4 Monate überfüttert werden müsste, um ein zusätzliches Pfund Körperfett zu gewinnen. Offensichtlich ist selbst übermäßiges Essen erheblicher Mengen an raffinierten und verarbeiteten Kohlenhydraten eine relativ unbedeutende Quelle von Körperfett. Wo also kommt das Bauchfett her? Das Fett, das Du isst, ist das Fett, das Du trägst."[40]

Anstelle von Käse und anderen tierischen Produkten solltest Du lieber auf pflanzliche Lebensmittel zurückgreifen. Diese stecken, wie bereits im Buch thematisiert, voller Nähr- und Ballaststoffe und Volumen. So werden die Dehnungsrezeptoren im Magen schneller aktiv. Sobald Du schön satt bist, verschwinden Heißhungerattacken oder Gelüste auf ungesunde Nahrungsmittel. Wenn Du also aus den Bereichen 1 bis 3 isst, wirst Du schneller satt und Du tust Deinem Körper noch etwas Gutes!

Interessant ist zudem eine Entdeckung der Autorin von *Volumetrics*: Barbara J. Rolls stellte fest, dass Menschen im Tagesdurchschnitt **immer dieselbe Gewichtsmenge an Nahrungsmitteln** zu sich nehmen. Nimmt man dabei nicht Nahrungsmittel aus den Bereichen 4 bis 8, sondern Lebensmittel aus den Bereichen 1 bis 3 auf, kann man ganz einfach bis zu 500 kcal am Tag einsparen. Das entspricht einem wöchentlichen Fettverlust von 1 bis 2 Pfund.

Diese Reduktion ist bei Männern sowie bei Menschen, die „viel zu verlieren haben“ sogar noch größer. Allerdings sollte beachtet werden, dass ein zu schneller Fettverlust nicht immer nachhaltig ist.

Wenn Du abnehmen möchtest, solltest Du keine Kalorien in Form von Flüssigkeiten zu Dir nehmen, d.h. Du solltest auf Alkohol, Säfte und Smoothies verzichten. Der Grund ist, dass diese viele Kalorien, aber kein Volumen und auch keine Ballaststoffe, die der Körper so dringend benötigt, haben. Sie sind kalorienreich, bewirken jedoch kein Sättigungsgefühl. Das Kauen ist sehr wichtig für die Sättigung. Es gibt einige Enzyme, die bereits beim Kauen entstehen und die Verdauung und somit auch das Entsenden von Sättigungsinformationen fördern.

Anstatt auf Obstsäfte zurückzugreifen, die keine Ballaststoffe haben, dafür aber den Blutzuckerspiegel in die Höhe schießen lassen (Insulin fördert die Fetteinlagerung in die Zellen), iss lieber Nahrungsmittel in ganzer Form, also so, wie sie in der Natur vorkommen.

Der bevorzugte Durststiller sollte Wasser sein. Wasser hat keine Kalorien und verlässt den Magen schnell wieder. Es hat keine Sättigungskraft. Anders verhält es sich mit dem Wasser in (natürlichen) Lebensmitteln: Aufgrund der chemischen Reaktion mit den Nährstoffen usw. weist dieses Wasser einen guten Sättigungsgrad auf. Nimm also genügend Lebensmittel, die Wasser und Nährstoffe sowie Ballaststoffe enthalten, auf – vor allem Gemüse und Salate.

Thema Brot/Brötchen

Im Folgenden sollen einige nützliche Hinweise zum Verzehr von Brot bzw. Brötchen (Kategorie 5) gegeben werden. Viele Menschen essen für ihr Leben gerne Brot und möchten dieses nicht missen. Diesen Leuten sei direkt gesagt: ihr müsst auch nicht verzichten! Je nachdem, welches Brot gewählt wird, enthält es viele Ballast- und Nährstoffe. Es sollten Vollkornbrote bevorzugt werden. Anstatt verpackte und hochverarbeitete Brotwaren zu kaufen, kann man das Brot selbst herstellen. Zudem gibt es mittlerweile glutenfreie Brote, die sich für jedermann eignen.

Möchtest Du schnell Fett verlieren, kannst Du eine gewisse Zeit auf Brot und Brötchen verzichten. Wähle stattdessen aus den Lebensmitteln der Kategorie 3. Sobald Du Dein Zielgewicht erreicht hast, kannst Du problemlos auf gesunde Brote umsteigen.

Getrocknete Früchte

Bei diesen Leckereien fehlt das Wasser und somit auch das Volumen. Du kannst entweder sechs Äpfel oder drei Hände voll getrockneter Apfelscheiben essen. Was denkst Du – was macht Dich satter? Drei Hände voll getrockneter Apfelscheiben kannst Du problemlos auf einmal essen. Versuche das mit sechs Äpfeln. Dasselbe gilt für Aprikosen, Bananen etc.

Protein

Du kannst Deinen Proteinbedarf sehr einfach decken, ohne Fleisch, Milchprodukte oder Protein-Zusatzstoffe einnehmen zu müssen.

In Pflanzen sind hochwertige Proteine enthalten, die für den menschlichen Organismus sehr wertvoll sind. Daraus baut der Körper neue Zellen, repariert beschädigtes Gewebe und bildet Hormone. Kann man seinen Proteinbedarf mit einer rein pflanzlichen Ernährung decken? Ja! Wo nehmen denn Elefanten und Gorillas ihr Protein her? Aus Pflanzen. Denn darin steckt mehr als genug! Zudem ist das pflanzliche Protein für uns Menschen viel leichter verwertbar als das tierische, welches uns langfristig krank macht.

Lese mehr in Kapitel „Gesund mit Pflanzenkraft“ und „Hinweise für Veganer“.

Von M zu S

Du bist bereits normalgewichtig und möchtest abnehmen, um Dein Idealgewicht zu erreichen? Das ist möglich. Im Folgenden findest Du eine Von-M-zu-S-Anleitung. Die Methode eignet sich nicht nur für Normalgewichtige, sondern auch für Menschen, die stark übergewichtig sind und möglichst schnell viel Gewicht verlieren möchten. Sie ist durchaus auch für Menschen geeignet, die bereits schlank sind und innerhalb kürzester Zeit ein paar zusätzliche Pfunde verlieren möchten, z. B. für Models vor einem Fotoshooting. Die natürliche Ernährungsweise verbessert das Hautbild, steigert die Energie und die positive Aura.

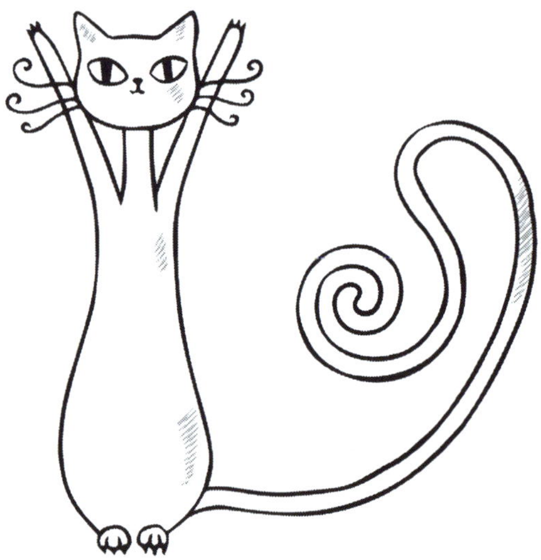

So schmelzen auch die letzten Pfunde

Um noch schneller und noch mehr an Fettgewicht zu verlieren, solltest Du **ausschließlich** die Lebensmittel der Kategorien 1, 2 und 3 aus der Übersicht essen. Iss keine tierischen Produkte. Zudem solltest Du Deine Ernährung staffeln, sprich zu jeder Deiner Malzeit mit kalorienarmen Lebensmitteln beginnen, auch Dein Frühstück. Fülle Deinen Magen zuerst mit Salat und/oder Gemüse, bevor Du stärkereiche Lebensmittel zu Dir nimmst. Gemüse sollte immer Bestandteil einer jeden Hauptmahlzeit sein. Zudem solltest Du den Stärkeanteil auf maximal 50 Prozent reduzieren. So nimmst Du weniger Kalorien, aber zeitgleich viele

Ballast- und Nährstoffe, zu Dir. Ebenso ist das Volumen der Nahrungsmittel sehr hoch, d.h. Dein Magen wird voll und Du wirst satt werden. Du solltest keine Lebensmittel aus Kategorie 4 bis 8 essen, bis Du Dein Zielgewicht erreicht hast. In den ersten 30 Tagen der Diät solltest Du möglichst keine Fettsäuren zu Dir nehmen. Keine Angst: Innerhalb dieser Zeit wird es definitiv zu keinen Mangelerscheinungen kommen! Später solltest Du täglich einen Esslöffel Leinsamen verzehren. Diese müssen gut gekaut oder zuvor zu einem Mehl zerkleinert werden. Du solltest keine geschroteten Leinsamen kaufen. Kaufe die Samen lieber ganz und zerkleinere sie selbst. Meide Fett, Salz und Zucker komplett.

Hast Du bereits viel Gewicht verloren und Dein Normalgewicht erreicht, wird der Fettverlust reduziert. Das liegt daran, dass der Grundumsatz Deines Körpers im Laufe der Zeit bei sinkendem Gewicht mit sinkender Kalorienzahl auskommt. Hast Du bereits Normalgewicht erreicht, solltest Du aber außerdem bedenken, dass sich ab jetzt jedes verlorene Pfund stärker bemerkbar macht, d.h. der Gewichtsverlust ist viel deutlicher sichtbar. Wenn z. B. eine Person von 100 kg auf 95 kg abgespeckt, ist das meist für Außenstehende nicht sichtbar. Nimmt eine Person von 60 kg auf 55 kg ab, sieht man das deutlich.

Zum Frühstück:

Für einen perfekten Start in den Tag solltest Du mindestens 500 g Gemüse zu Dir nehmen. Falls Du nicht gewöhnt bist, morgens zu frühstücken oder Dir 500 g zu viel auf einmal sind, kannst Du das Gemüse auf den Vormittag verteilt essen. Du kannst es roh, gedünstet oder gebacken essen. Deine Wahl! Wenn es roh ist, wirst Du mehr und länger kauen müssen. Hast Du es eilig, ist die gekochte Variante besser. Natürlich kannst Du auch mehr Gemüse essen und zwar so viel, bis Du angenehm satt bist. Ein Gemüse-Frühstück mag dem einen oder anderen extrem oder ungewöhnlich vorkommen. Jedoch ist der Verzehr von Gemüse zum Frühstück in vielen Ländern der Welt ein ganz normaler Bestandteil der Kultur. In Japan wird beispielsweise Reis oder Salat gegessen. In Mexiko gibt es zum Frühstück beispielsweise Bohnen und Gemüse.

Sollte Dir der Gedanke weiterhin ungewöhnlich vorkommen, bedenke, dass manche Gemüsesorten botanisch gesehen zu den Fruchtgemüsen gehören: u.a. Tomaten, Gurken, Zucchini, Paprika, Auberginen, Kürbisse. Und jeder von uns hat bestimmt schon oft Obst zum Frühstück verzehrt.

Beginne Deinen Tag mit Gemüse und schließe Dich den Menschen mit den bisher größten Diät-Erfolgen an. Diese haben alle eines gemeinsam, nämlich, dass sie Gemüse zum Frühstück essen. Beginnst Du Deinen Tag auf diese Weise, steht einem idealen und erfolgreichen Tag nichts mehr im Weg und zwar weder in physiologischer noch in psychologischer Hinsicht. Diese Umstellung des Frühstücks gilt als ein essenzieller Schritt auf dem Weg zum starken Fettverlust in kürzester Zeit.

Neben einem hohen Nähr- und Ballaststoffanteil liegt ein weiterer Vorteil von sämtlichen Gemüsearten darin, dass sie die Gelüste auf anderes Essen unterdrücken. Besteht Dein Frühstück aus Gemüse, kannst Du also besser auf andere Leckereien und Versuchungen verzichten. Vor allem dunkelgrünes Gemüse hat „magische" Fähigkeiten, welche die Gelüste auf ungesunde Dinge reduzieren. Je mehr dunkelgrünes Gemüse Du isst, umso besser kannst Du anderen Dingen widerstehen und umso schneller und mehr nimmst Du ab. Dabei spielt es keine Rolle, in welcher Form Du das Gemüse zu Dir nimmst – es schmeckt sowohl roh als auch gedünstet und im Schnellkochtopf zubereitet. Hier kannst Du also nach Deinem eigenen Geschmack entscheiden.

Solltest Du lange Zeit kein Gemüse gegessen haben, schmeckt es Dir anfangs vielleicht nicht. Dann solltest Du das Gemüse finden, das zu Dir passt. Außerdem wird Dir Gemüse umso besser schmecken, je mehr Du davon isst: Menschen entwickeln eine Vorliebe für Dinge, die sie regelmäßig tun bzw. für Lebensmittel, die sie öfter essen. Je mehr Gemüse Du isst, umso mehr wirst Du Dich in es verlieben, vor allem, wenn Du seine Wirkungen kennst.

Im zweiten Abschnitt des Frühstücks kannst Du Obst oder Haferbrei essen, jedoch nie, ohne zuvor Gemüse gegessen zu haben. Die folgenden Richtlinien sollen Dich dabei unterstützen, den Tag mit einem idealen Frühstück zu beginnen und die Nahrungsaufnahme wie folgt zu staffeln:

a. Beginne das Frühstück mit **mindestens 500 g Gemüse.** Iss soviel, bis Du satt bist.

b. Iss **Obst** im Anschluss an das Gemüse. Obst kann auch als Zwischenmahlzeit zwischen dem Frühstück und dem Mittagessen eingenommen werden. Die Menge von 1-2 Früchten sollte am Tag nicht überschritten werden, um den höchsten Gewichtsverlust zu erreichen.
Wenn Du ganz auf Obst verzichten musst/möchtest, kannst Du es unbesorgt weglassen.

c. Solltest Du noch hungrig sein und etwas Abwechslung benötigen: **Iss Hafer oder Süßkartoffeln.**

Auch generell müssen Hafer-Liebhaber nicht auf ihr Haferbrei/Porridge verzichten. Es gilt lediglich, zuvor immer Gemüse zu essen.

Zum Mittag- und Abendessen:

Im Verlauf des Tages sollten weitere 500 g Gemüse gegessen werden, d.h. täglich sollte **mindestens 1 kg Gemüse** verzehrt werden. Mehr ist kein Problem – es gibt Menschen, die täglich bis zu 3 kg Gemüse vertilgen! Außerdem solltest Du mindestens **350 g Salat pro Tag** zu Dir nehmen. Salat hat einen hohen Sättigungsfaktor – viele Teilnehmer berichten davon, dass sie deutlich stärker abgenommen haben, wenn sie viel Salat gegessen haben.

Auch für das Mittagessen und das Abendbrot haben wir Richtlinien für die Staffelung:

a. Beginne die Mahlzeit mit einer Gemüsesuppe* und iss einen großen Salat.

b. Iss stärkearmes Gemüse.

c. Im Anschluss isst Du **Stärke Deiner Wahl, davon mindestens 500 g** oder so viel, bis Du angenehm satt bist.

*Die Gemüsesuppe ist optional, da Du eventuell noch satt vom Frühstück bzw. von der Zwischenmahlzeit bist.

Hunger kann prinzipiell mit jedem Lebensmittel gestillt werden. Wenn Dein Hunger nur durch ein bestimmtes Nahrungsmittel gestillt werden kann, handelt es sich hierbei nicht um Hunger, sondern um Gelüste. „Wenn Du nicht hungrig auf Gemüse bist, hast Du keinen wirklichen Hunger.“ – Zitat Chef AJ. Wenn Du hungrig bist, iss Lebensmittel aus den Bereichen 1, 2 und 3.

Tipps, mit denen Du den Rückfall in alte Verhaltensmuster verhinderst

Im Folgenden findest Du die drei besten Möglichkeiten, um nicht in alte Muster zurückzufallen.

1. Führe Dir den guten Grund (Dein *Warum*) für das Abnehmen jeden Tag vor Augen.
2. Wenn Du Dich in einer schwierigen Situation befindest, denke einfach an die Leute, die Dich scheitern sehen wollen.
3. Denke an die 3-Minuten-Regel: Willst Du wirklich drei Minuten lang schlemmen und so Deine ganze Arbeit zunichte machen? Willst Du wirklich drei Minuten für ein schlechtes Gewissen eintauschen, das ganz sicher länger besteht als drei Minuten? Willst Du wieder drei Tage lang die qualvolle Lust auf Industriejunk durchleben, bis letztendlich die Neuroadaptation einsetzt und ein Teufelskreis entsteht, der Dich sagen lässt: „Jetzt ist sowieso alles egal?"

Letztendlich kannst Du mit diesem Programm nicht scheitern. Alles, was Du tun musst, ist die Mahlzeiten wie in diesem Buch vorgeschlagen zu Dir zu nehmen und erfolgreiche Tage zu sammeln. Dann wirst Du Dich wie ein neuer Mensch fühlen.

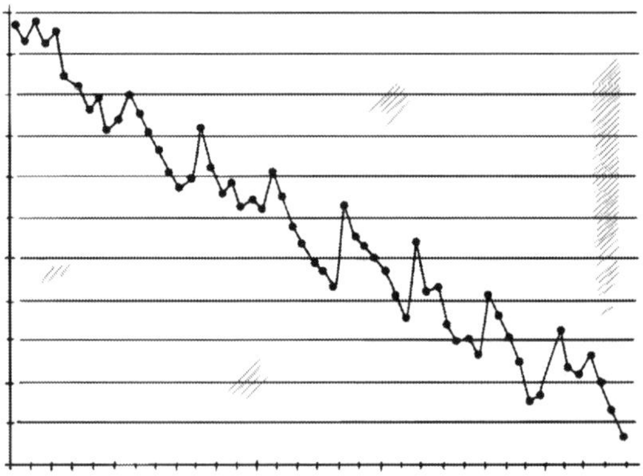

In der oben angeführten Grafik siehst Du den typischen Verlauf bei einem langfristigen Gewichtsverlust während dieser Diät. Dabei fällt auf, dass das Gewicht um bis zu 1 kg schwankte, obwohl die Testperson täglich die gleichen Nahrungsmittel aufnahm. Solche und ähnliche Gewichtsschwankungen sind völlig normal und können entstehen, wenn eine Frau ihre Periode bekommt. Dann sorgen bestimmte Hormone für Wassereinlagerungen, die sich auf der Waage bemerkbar machen. Kurzfristige Wassereinlagerungen können auch durch Sport bedingt sein – häufig bindet der Körper im Rahmen einer starken körperlichen

Beanspruchung vorübergehend mehr Wasser im Gewebe.

Verbanne Deine Waage – oder, falls Du einfach nicht anders kannst: wiege Dich an drei aufeinanderfolgenden Tagen und zwar zur selben Uhrzeit. Ermittle den Durchschnittswert. Nach einem Monat stellst Du Dich wieder an drei aufeinanderfolgenden Tagen auf die Waage und ermittelst den Durchschnittswert. Lasse Dich nicht von der Waage beeinflussen! Der Wasserhaushalt Deines Körpers variiert jeden Tag. Eine Person, die 2 kg Fettgewicht verloren und 1 kg an Muskelmasse aufgebaut hat, zeigt weniger Gewichtsverlust auf der Waage an, als eine Person, die kurzfristig 4 kg Wassergewicht abgenommen hat.

Während die Waage oft „lügt“, kannst Du einen Gewichtsverlust sehr gut anhand Deiner Kleidung „messen“. Du wirst recht schnell feststellen, dass Deine Kleidung lockerer sitzt und nicht nur Dein Gesicht, sondern auch Dein Körper schmaler und immer straffer wird. Am besten lässt sich dieser Erfolg mit einem Maßband festhalten. Notiere dazu Deine Messergebnisse am ersten Tag sowie alle 30 Tage.

Das Kätzchen putzt sich heraus – Mit welchen Resultaten kann ich rechnen?

Die vielen Vorteile einer Umstellung

Eine größtenteils pflanzliche, fettarme Ernährung wird Dir dabei helfen, überschüssiges Gewicht auf natürliche Weise zu verlieren. Das liegt u. a. daran, dass die pflanzlichen, natürlichen Lebensmittel Deinem Verdauungssystem auf die Sprünge helfen und Dein Körper aufgenommene Kalorien effizient verbrennen anstatt sie als Fett abspeichern wird. 70 bis 80 % des Erfolges einer Gewichtsab- oder -zunahme spielen sich tatsächlich in der Küche ab. Aber Du musst ebenso darauf achten, dass Du genug wohltuenden Schlaf bekommst und Dich regelmäßig bewegst. Wenn Du Dich an diese Angaben hältst, wirst Du kein Wassergewicht, sondern langfristig Fettmasse verlieren, ohne Jo-Jo-Effekt (bei Low-Carb Diäten verliert man Anfangs recht schnell kiloweise Wassergewicht, das man sofort wieder zunimmt, sobald man die Diät beendet. Näheres dazu erkläre ich Dir ausführlich im Kapitel über Low-Carb).

Wie viel genau Du abnimmst, hängt von Deiner Ausgangsposition ab, und auch davon, ob Du eine Frau oder ein Mann bist. Männer nehmen schneller ab. Hast Du sehr viel an Gewicht zu verlieren, dann werden einige Fettpfunde pro Woche purzeln. Hast Du bereits Dein Normalgewicht erreicht und möchtest auf Dein Idealgewicht abnehmen, dann sind 1-2 Pfund Fettgewichtsverlust pro Woche realistisch.

Neben dem Gewichtsverlust wirst Du viele tolle Veränderungen beobachten, die mit der Ernährungsumstellung einhergehen.

Was kann ich noch erwarten?

Bessere Haut:

Die gesunde Ernährung wird Deinen Hautzustand auf verschiedene Arten verbessern. Zunächst werden die freien Radikale, die Schaden verursachen, neutralisiert. Somit wird Dir die neue Diät, die viele Antioxidantien enthält, dabei helfen, Falten und Orangenhaut zu reduzieren. Zudem wird sich Dein Hautbild verbessern, da mit einer pflanzlichen Ernährung keine Giftstoffe mehr in den Körper gelangen und vorhandene abtransportiert werden. Wenn Du in Deinem Leben eine Menge Junkfood gegessen hast, dann ist Dein Körper wahrscheinlich voll von Giftstoffen. Diese Toxine verursachen Zellschäden, und tragen zu Falten und Zellulite bei. Aber zusätzlich zu Zellschäden verstopfen sie die Poren und verursachen Akne sowie fleckige und fettige Haut.

Deine gesunde Ernährung wird dazu beitragen, dass Dein Körper von Giftstoffen gereinigt wird, und das hilft dabei, Ausbrüche wie Akne zu verhindern und Dir eine glatte Haut zu zaubern. Schließlich hilft die gesunde Ernährung dabei, den Hormonspiegel zu stabilisieren. Hormone spielen eine *große* Rolle beim Aussehen der Haut. Bestimmt erinnerst Du Dich an Deine Zeit als Teenager und wie Du in der Pubertät mit Akne oder Pickeln zu kämpfen hattest. Das liegt daran, dass Dein Körper in der Pubertät beginnt, neue Hormone zu produzieren. Es geht ein wenig drunter und drüber, bis er sich schließlich den Veränderungen anpasst und sich der Zustand normalisiert. Wenn Du eine ungesunde Ernährung wie z. B. Junkfood in Dich hinein stopfst, führt das nicht nur zu einer schlechten Haut wie in der Pubertät, sondern auch zu Schlafstörungen. Eine gesunde Ernährung hilft Deinem Körper dabei, sich wieder zu normalisieren. Kombiniere die gesunde Ernährung mit viel Wasser zur Beschleunigung der Reparaturen und Verbesserungen an Deiner Haut.

Mehr Energie:

Wir haben zuvor über den Blutzuckerspiegel gesprochen und daher weißt Du, dass der Zuckerspiegel diktiert, wie viel Energie wir haben. Eine gesunde Ernährung wird den Zuckerspiegel stabilisieren, sodass Du während des Tages stetige Energie hast und kein Auf und Ab erlebst. Das bedeutet auch, dass Du Dich insgesamt energiegeladener fühlen wirst und für längere Zeitabschnitte Energie haben wirst und produktiv sein kannst, ohne Dich erschöpft zu fühlen. Komplexe Kohlenhydrate sorgen für eine gute Balance zwischen schneller und anhaltender Energie. Die Fruktose in Obst wird in Deinem Körper schnell zu Glukose („alle Zellen leben von Glukose") umgewandelt, während die Ballaststoffe und andere Nährstoffe mehr Zeit benötigen, um in Glukose umgewandelt zu werden. Das ist der Grund, warum Läufer und andere Sportler Bananen und andere Nahrungsmittel mit komplexen Kohlenhydraten vor einer Sporteinheit zu sich nehmen. Die Fruktose sorgt für einen sofortigen Energieschub, während die anderen Nährstoffe lang anhaltende Energie bieten. Man bekommt einen Energieschub, auf den kein Absturz folgt, wie er üblicherweise durch Lebensmittel mit raffiniertem Zucker entsteht.

Stärkeres Herz-Kreislauf-System:

Die gesunde Diät enthält auf natürliche Weise nur einen geringen LDL-Cholesterinwert (das schlechte Cholesterin). Schlechtes Cholesterin ist Auslöser für Arterienverstopfung, welche unsere Blutzirkulation verlangsamt und eine große Belastung für das Herz ist (es führt zu Herzerkrankungen, Herzinfarkten und anderen Problemen). LDL-Cholesterin findet sich hauptsächlich in Lebensmitteln mit gesättigten Fetten und Transfettsäuren (tierische Produkte und Junkfood sind hier die größten Übeltäter). Die ungesättigten Fettsäuren, die sich in pflanzlichen Lebensmitteln befinden, sind aus HDL-Cholesterin (das gute Cholesterin). HDL-Cholesterin verhindert die Verstopfung der Arterien durch schlechtes Cholesterin.
Indem Du Dich pflanzlich ernährst, verzichtest Du auf natürliche Weise auf gesättigte Fette und Transfette, die Dich das LDL-Cholesterin aufnehmen lassen. Dabei deckst Du den Körperbedarf an guten Fetten vollständig mit ungesättigten Fettsäuren. Daher keine Sorge, liebe Mischköstler! Dein Körper braucht unter keinen Umständen einen hohen Fettanteil in der Ernährung, und eine ausgewogene, rein pflanzliche Ernährung ist von Natur aus fettarm. Das Fett, das Du mit der

pflanzlichen Ernährung aufnimmst, bietet in erster Linie gesunde, ungesättigte Fette, die Deinen Körper mit dem HDL-Cholesterin beliefern, das er für einen reibungslosen Ablauf im Herz-Kreislauf-System benötigt.

Stärkeres Immunsystem:

Eine gesunde, rein pflanzliche Ernährungsweise beliefert Deine Zellen u. a. mit Vitamin C, Vitamin E, Vitamin A, Zink und Selen. All diese Nährstoffe sind wichtig, um Dein Immunsystem auf Hochtouren laufen zu lassen. Viele Fleischesser essen nicht genügend Obst und Gemüse, und genau in diesen Lebensmitteln kommen diese Nährstoffe in höchster Fülle vor. Vitamin C kann nur in Pflanzen gefunden werden (es kommt in kleinsten Mengen in tierischen Produkten vor, wenn diese Tiere Pflanzen konsumiert haben). Möchtest Du Dein Vitamin C und all die wichtigen Nährstoffe nicht gleich direkt aus der Quelle einnehmen statt über einen Zwischenwirt?
Dein Immunsystem wird durch die generelle Verbesserung Deiner Gesundheit angekurbelt werden. Wenn Dein ganzer Körper gesund ist, wird es für Infektionen schwer sein, Fuß zu fassen. Viren und Bakterien haben es einfacher, wenn Zellen bereits geschwächt sind. Es ist prinzipiell vergleichbar mit einem Löwen, der sich ein junges oder verletztes Opfer aussucht und es schlichtweg einfacher einfangen kann. Wenn Dein Körper gesund und stark ist, wird es nicht genügend schwache Zellen geben, die von Viren und Bakterien leicht attackiert werden können. Dadurch wird sich eine Infektion viel langsamer, wenn überhaupt, verbreiten können.
Den stärksten Boost für ihr Immunsystem haben Menschen erfahren, als sie die Regel "zum Frühstück nur Obst" in ihr Leben eingebaut haben. Da die leichte Kost hauptsächlich in der Reinigungszeit des Körpers (4 Uhr morgens bis 12 Uhr mittags) auf nüchternen Magen verspeist werden soll, diese zudem reinigend wirkt, schlägt man gleich zwei Fliegen mit einer Klappe. Der Körper kann Giftstoffe schneller bekämpfen, abtransportieren und loswerden. Das gilt natürlich auch für Fruchtgemüse, wie z. B. Tomaten, Paprika, Zucchini.

Niedrigeres Risiko für Krebs:

Diese These wurde bereits in vielen Büchern, wie z. B. *The China Study* von T. Colin Campbell, behandelt. Tierische Proteine erhöhen, wenn sie im Übermaß eingenommen werden, das Risiko einer Krebserkrankung erheblich. Zudem fördert die Aufnahme von tierischen Produkten ein saures Körpermilieu, in welchem sich schlechte Zellen sehr wohl fühlen. Es gibt viele Berichte darüber, dass pflanzliche Nahrungsmittel über kraftvolle Antioxidantien verfügen, die das Risiko einer Krebserkrankung deutlich verringern.

Antioxidantien sind Verbindungen, die freie Radikale im Körper neutralisieren. Freie Radikale sind Chemikalien, die natürlich im Körper gebildet werden, aber auch aus der Nahrung und aus der Luft zum Atmen entstehen. In kleinen Mengen helfen sie der normalen Zellfunktion. Aber in großen Mengen verursachen sie Schäden an den Zellen. Dieser Schaden ist es, der eine Zelle anfällig macht, zu einer Krebszelle zu mutieren. Durch eine Ernährung, die reich an Antioxidantien ist, kannst Du dazu beitragen, dass die Menge der freien Radikale zu einem niedrigen, sicheren Wert sinkt, sodass Deine Zellen viel weniger Schaden erlangen.

Stärkere Knochen:

Da der Körper sein Kalzium aus den eigenen Knochen und Zähnen nicht mehr verwenden muss, um eine Übersäuerung durch hohe tierische Proteinaufnahme auszugleichen, bleibt das Kalzium genau da, wo es gebraucht wird – in Knochen und Zähnen.

„Eine obst- und gemüsereiche Kost verbessert die Knochenmineraldichte und senkt das Frakturrisiko. Besonders Vegetarier profitieren durch ihren höheren Verzehr von Obst und Gemüse von der damit verbundenen reichlichen Aufnahme von Kalium, Magnesium sowie Vitamin C und K. Diese Nährstoffe reduzieren die Kalziumausscheidung bzw. tragen zum Erhalt der Knochenmasse bei."[41]

Vor allem das Kalzium, welches in Pflanzen vorhanden ist, kann in seiner Form von unserem Körper viel einfacher gespalten und aufgenommen werden. Dabei ist allerdings eine ausreichende Zufuhr von Vitamin D unerlässlich. Vitamin D fördert die Kalziumaufnahme im Darm und dadurch eine Knochenmineralisation. Dies hat den Effekt, dass das Osteoporoserisiko verringert wird. Vielleicht hast Du schon einmal gehört, dass Veganer insbesondere auf eine Vitamin-D-Zufuhr achten sollten. Fakt ist, dass auch Fleischesser einen Mangel daran haben können. 20% der Vitamin-D-Aufnahme kommen aus der Nahrung, die restlichen 80% kommen über die Sonne. Daher wird das Vitamin D auch Sonnenvitamin genannt. Wenn Sonnenlicht auf uns einstrahlt, wird in unserer Haut Vitamin D gebildet. An sonnenreichen Tagen genügt ein Aufenthalt von ca. 20 Minuten in der Sonne, um ausreichend davon zu bilden. In langen, dunklen Wintermonaten sollte die Versorgung über Nahrungsergänzungsmittel oder über angereicherte Lebensmittel verbessert werden.

Längere Lebensdauer:

Es wird für niemanden überraschend klingen, dass man länger lebt, wenn man gesünder isst. Eine gesunde, pflanzliche Ernährung wird Deinen ganzen Körper stärken und tatsächlich den Alterungsprozess verlangsamen. Wie bereits vorher erwähnt schützt ein hohes Maß an Antioxidantien und Selen unsere Zellen vor Schäden. Zellschäden und -verschlechterung sind primäre Faktoren, die zu Falten, schlaffer Haut, Demenz, Alzheimer, Krebs und anderen Problemen oder Erkrankungen führen, die mit einem höheren Alter verbunden sind. Wenn Du hörst, dass jemand an Altersschwäche gestorben ist, bedeutet das in der Regel, dass sich der Zustand der Zellen so sehr verschlechtert hat, dass sie nicht mehr richtig funktionieren konnten.
Indem Du Dich richtig ernährst, hilfst Du Deinen Zellen, stark und gesund zu bleiben, sodass sie sich weiterhin gesund erneuern können. Auf diese Weise hilfst Du aktiv mit, den Alterungsprozess positiv zu beeinflussen und ein längeres, befriedigenderes Leben zu leben. Wenn Du nun die gesunde Ernährung mit anderen gesunden Gewohnheiten kombinierst, ist das wie ein Jackpot-Gewinn. Regelmäßiger Sport, genügend Schlaf und wenig Stress werden Dir dabei helfen, auch im hohen Alter ein freies und vor allem schmerzbefreites Leben ohne einschränkende Erkrankungen, die mit einem hohen Alter in Verbindung gebracht werden, zu leben.

Besserer Schlaf:

Eine gesunde, pflanzliche Ernährung hält den Körper in einwandfreiem Zustand. Sie stabilisiert den Blutzuckerspiegel und stabilisiert die Hormonproduktion. Die Blutzuckerwerte sind jene, die Dich energiegeladen oder schlapp fühlen lassen. Wenn der Glukosespiegel hoch ist, fühlst Du Dich voller Energie und wach. Wenn er niedrig ist, fühlst Du Dich müde und träge. Mit einer ungesunden Ernährung voller Industrieprodukte, die mit raffiniertem Zucker angereichert sind, hüpft Dein Blutzuckerspiegel auf und ab. Deshalb führt der Verzehr eines Schokoriegels zu einem schnellen und dramatische Anstieg des

Energieniveaus (weil er einen sehr schnellen Anstieg von Glukose in Deinem Blut veranlasst). Aber kurz danach, wenn die Glukose aufgebraucht ist, sackt der Blutzuckerspiegel ab. Das äußert sich oft in einem trägen und sogar gereizten Zustand. Mit einer fettarmen, pflanzlichen Ernährung bleibt Dein Blutzuckerspiegel auf einem stabilen Niveau. Das äußert sich in einem konstanten Strom von Energie anstatt in einer Reihe von Aufs und Abs. Ein konstanter Energiestrom wird Dir helfen, den ganzen Tag produktiv und aktiv zu bleiben. Aber nicht nur das. Du wirst Dich ernsthaft müde fühlen, wenn die Zeit zum Schlafen gekommen ist. Deine Hormone sind wichtig für Deinen Schlaf. Hormone sind wie kleine Boten. Sie reisen durch Deinen Körper und teilen dem System und den Organen mit, was zu tun ist. Dazu gehört auch, Deinem Körper mitzuteilen, wann er schlafen und wann er aufwachen soll.
Die Kombination einer pflanzlichen Ernährung mit einem konsequenten Schlafrhythmus (in welchem Du zur gleichen Zeit zu Bett gehst und zur gleichen Zeit aufwachst) wird dazu beitragen, Deine Hormone zu stabilisieren und sich an Deinen Zeitplan zu halten. Du wirst ein besseres Gefühl entwickeln, wann es an der Zeit ist, Deinem Körper zu sagen, schlafen zu gehen und wann es Zeit ist, das Signal zu senden, aufzuwachen. Das bedeutet, es wird für Dich einfacher werden, einzuschlafen, einfacher, den REM-Zyklus zu erreichen (hohe Schlafqualität), und einfacher aufzuwachen, um wach und fit zu sein, anstatt Dich groggy und müde zu fühlen.

Glück und Fröhlichkeit:

Schlussendlich führt die richtige Ernährung und mit ihr die Erfüllung all dieser Punkte zu innerem Glücksgefühl. Dadurch, dass der Körper nicht mehr mit giftigen, sauren Stoffen zu kämpfen hat, und dass aufgrund der für ihn richtigen Ernährung natürliche Bedürfnisse gedeckt sind, erleben wir Zufriedenheit. Das Gehirn ist gut versorgt, die Zellen bekommen die Nährstoffe, die sie brauchen und daraus resultiert ein Wohlgefühl.

Überzeuge Dich in einem 30-Tage-Selbstversuch und verliere etliche Pfunde an Körperfett

Kannst Du Dir vorstellen, einen Selbstversuch zu wagen? Wenn Du all diese Tipps befolgst, verlierst Du schnell, gesund und langfristig an Gewicht. Dabei kannst Du komplett auf das mühselige Kalorienzählen verzichten und musst keine Angst vor dem berüchtigten Jo-Jo-Effekt haben. Ich kann Dir nur raten, probiere den Plan 30 Tage lang aus und überzeuge Dich von den unglaublichen Effekten. Bereits in diesen ersten 30 Tagen werden so viele wunderbare Dinge geschehen, dass Du nie wieder umkehren möchtest. Freue Dich auf die neidischen Blicke Deiner Freunde, wenn sie sehen, wie Du große Gerichte verzehrst und doch Tag für Tag immer mehr abnimmst.

In der Printausgabe dieses Buchs befindet sich ein 30-Tage-Diät-Tagebuch zum Ausfüllen, welches Dir bei Deinem Abnehm-Erfolg helfen wird. Ein Diät-Tagebuch gibt es aber auch in vielen Buchgeschäften zu kaufen.

Rezeptvorschläge:

Wenn Du jetzt Lust bekommen hast, diese Ernährungsform einmal auszuprobieren, dann kannst Du Dir viele leckere Rezepte kostenlos online herunterladen. Mehr Informationen hierzu findest Du am Ende dieses Buches.

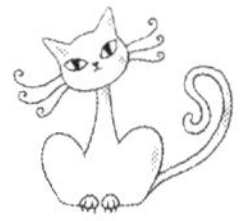

5. Gesund mit Pflanzenkraft

In diesem Kapitel darfst Du einen Blick über den Tellerrand hinaus wagen

Es lohnt sich, mehr Pflanzen zu essen. Nicht nur für die Figur, sondern auch für die Gesundheit. Dieses Kapitel hilft Dir zu verstehen, warum die empfohlene Ernährung nach dem Kaloriendichte-Prinzip nicht nur zu einem Traumkörper führt, sondern auch sehr gesund für den Körper ist. Für den einen oder anderen, der diese Ernährung lediglich für eine angestrebte begrenzte Zeitspanne ausprobieren möchte, mag dieses Kapitel auch als Inspiration und Motivation dienen, falls mal ein Tag kommt, wenn der innere Schweinehund sich nach Junkfood verzehrt.

Bevor es um die vielen positiven Aspekte gehen soll, die die pflanzliche Ernährung auf Deine eigene Gesundheit hat, noch ein kurzes Wort zu einem anderen Thema: die pflanzliche Ernährung hat nicht nur extrem wertvolle Auswirkungen auf die eigene Gesundheit, sondern auch auf unseren Planeten (Stichwort: Klimawandel) und die Tierwelt. Diese Themen würden allerdings den Rahmen dieses Buches sprengen und sollen deswegen nicht Bestandteil davon sein, aber wenn Du Dich damit intensiver beschäftigen möchtest, findest Du sehr viele wertvolle Informationen darüber im Internet, z. B. unter www.vebu.de.

Jetzt aber zurück zu Dir und Deinem Körper.

Fleisch- und Milchprodukte

Wichtige medizinische Erkenntnisse oder warum Du Dir Deinen Konsum von Fleisch- und Milchprodukten noch einmal genauer anschauen solltest

Unsere Gesellschaft wird von Jahr zu Jahr kränker und dicker. Das ist eine tragische Tatsache, in Anbetracht dessen, was wir erreicht haben: Durch einen höheren Hygienestandard und unsere bessere medizinische Versorgung gelten viele Krankheiten der vorindustriellen Zeit, etwa Typhus, Pest oder Milzbrand, heutzutage in den Industriestaaten als ausgestorben. Wir können mit unseren heutigen Mitteln Geburtskomplikationen vermeiden, Zähne ersetzen und Unfallopfer gut versorgen. Trotzdem entwickelt sich der allgemeine Gesundheitszustand nicht zum Positiven. Die sogenannten Zivilisationskrankheiten – Krankheiten die in vorindustrieller Zeit weitgehend unbekannt waren und es bei Naturvölkern heutzutage noch sind – haben sich längst zu den häufigsten Todesursachen in Europa und Nordamerika entwickelt. Auch in den Entwicklungsländern halten Adipositas, Diabetes und Herzkrankheiten unaufhaltsam Einzug – insbesondere innerhalb der vergangenen zwei Dekaden sind die Raten hier epidemieartig angestiegen. Das Schlimmste am Voranschreiten der Zivilisationskrankheiten ist allerdings die Tatsache, dass sie **alle weitgehend vermeidbar** sind. Herzkrankheiten, Diabetes und viele Krebsarten hängen in ihrer Entstehung stark vom individuellen Lebensstil ab. Eine gesunde Ernährung, regelmäßige Bewegung, Tageslicht sowie ausreichend Ruhe und Entspannung bilden dabei die stärksten vorbeugenden Faktoren überhaupt. Leider wird diese Botschaft weder durch die gesundheitspolitischen Institutionen noch durch die einzelnen Ärzte verbreitet. Im Gegenteil: Blutdrucksenker, Cholesterinsenker und Medikamente gegen Diabetes werden in Deutschland so selbstverständlich verordnet, als gäbe es keine Alternative und als sei ein solches Krankheitsbild schicksalsgleich zu ertragen. Mit den uns verschriebenen Medikamenten werden wir selten gesund, dafür aber ermöglichen sie uns in unserem kranken Zustand in niedriger Lebensqualität länger zu leben. Die neuesten wissenschaftlichen Erkenntnisse beeinflussen leider nur langsam die Leitlinien, die von staatlicher Stelle ausgegeben werden, sodass der einzelne Bürger auf Eigeninitiative angewiesen ist, um sich zu informieren. In diesem Dilemma zeigt sich das Internet gleichzeitig als große Chance und große Gefahr. Hier kann einerseits jeder seine unbewiesenen Theorien verbreiten und, je nachdem, wie laut und charismatisch er dies tut, zahlreiche Anhänger finden. Andererseits bietet das Netz glücklicherweise auch ungehinderten Zugang zu frei verfügbaren Publikationen der aktuellsten wissenschaftlichen Studien. Auch über die verschiedenen Herzkrankheiten und ihre Ursachen laut aktuellem Stand der Forschung kann man sich im Internet ausführlich informieren.

Herzkrankheiten – Vorreiter auf der „Todesliste"

Uns Deutschen bricht es das Herz. Das sagt zumindest die Statistik der häufigsten Todesursachen der letzten Jahre. Das, was wir im Volksmund als „Arterienverkalkung" bezeichnen, also die Bildung von Ablagerungen in den inneren Gefäßwänden, ist für die Todesursachen Nummer 1, 2, 4 und 7 verantwortlich (siehe Übersicht im Abschnitt „Fett macht fett" im Kapitel „Übergewicht richtig anpacken"). Zusammengefasst bilden sich bei der Arteriosklerose Ablagerungen aus Fetten, roten Blutzellen, Bindegewebe und Cholesterinkristallen, die nach und nach den Durchmesser der Arterie verringern, die Gefäßwände versteifen und den Blutfluss behindern. Dieses Symptombild, die koronare Herzkrankheit, führt somit dazu, dass das Herz nicht mehr mit genügend Sauerstoff versorgt werden kann – es folgt die Herzinsuffizienz und im schlimmsten Fall der Herzinfarkt.

Lass uns hier noch einmal genauer hin schauen. In den Gefäßen passiert bei einer Arteriosklerose im Laufe der Zeit Folgendes: Aus Fetten, Bindegewebszellen und Cholesterin bilden sich sogenannte Plaques (Aussprache: Plaks) innerhalb der Gefäßwände. Anders als es manch eine Illustration suggeriert, bilden sich Plaques nicht frei in den Gefäßen, durch die im Blut herumschwimmenden Stoffe. Du kannst Dir einen Plaque vorstellen wie einen Abszess (eitriges Geschwür) zwischen äußerer und innerer Gefäßwand, der immer noch durch die innere Gefäßmembran abgedeckt und dadurch vom eigentlichen Blutfluss abgetrennt ist. Innerhalb eines Plaques reichern sich Fett und vor allem Cholesterin an. Das Cholesterin bildet dabei kleine Kristalle, sodass die Ablagerung unter dem Mikroskop so wirken kann, als bestünde sie aus Kandiszucker. Leider haben die Cholesterinkristalle sehr scharfe Ecken und spitze Fortsätze. Sie ritzen die Gefäßwand von innen her an, sodass es schließlich zur Ruptur (Zerreißen) kommen kann und das abgelagerte Material in den Blutstrom austritt. Dabei schafft der Körper natürlich sofort viele Blutplättchen zur Gerinnung herbei, um die Verletzung abzudecken und die ausgetretenen Stoffe des Plaques einzuschließen. Genau diese Verklumpung von Blutplättchen, die eigentlich der Heilung dienen soll, verstopft jedoch die Arterie und verhindert, dass der Herzmuskel genügend Sauerstoff erhält – auf diese Weise kommt es zum Herzinfarkt.

Bei diesen, hier hoch aufgelöst dargestellten, Abläufen spielen demnach die Cholesterinkristalle eine initiierende Rolle.[42]

Natürlich war bereits in früheren Jahren der grobe Zusammenhang von Cholesterin und Fett in der Nahrung mit der Bildung von Ablagerungen in den Gefäßen bekannt. Die meisten Deutschen verbinden richtigerweise den Verzehr von Eiern, Fleisch, Käse und Butter mit dem Risiko eines hohen Cholesterinspiegels und der Begünstigung von Arteriosklerose. Täglich Eier und Speck zum Frühstück, das bedeutet in den Köpfen vieler Menschen ein gesteigertes Herzinfarktrisiko, genauso wie man eine Schachtel Zigaretten täglich wohl automatisch mit einem wahrscheinlichen Lungenkrebstod assoziieren würde.

Wie sieht es allerdings mit all den Menschen aus, die Eier und Speck verzehren und feierlich verkünden, einen normalen Cholesterinwert zu haben? Leider ist *normal* in diesem Fall nicht gut genug. Eine Studie, die über 65.000 Patienten untersuchte, ergab Folgendes: Über 75 Prozent der Personen, die einen Herzinfarkt erlitten, wiesen einen Cholesterinspiegel auf, der innerhalb der empfohlenen Grenzwerte lag, d.h. unter 200 mg/dl.[43] Was könnte die Erklärung für diesen Missstand sein? Der Schluss liegt nahe, dass die durch Ärzte und Krankenkassen ausgegebenen „Normalwerte" schlichtweg noch deutlich zu hoch angesetzt sind. Fast die Hälfte der Herzinfarktpatienten in der Untersuchung hatte gar einen Cholesterinwert, der als „optimal" bewertet wurde. Angesichts dieser Phänomene rief der Chefredakteur des renommierten *American Journal of Cardiology* daher bereits vor über 15 Jahren dazu auf, anstatt Risiken nur zu senken, endlich systematisch den arteriosklerotischen Erkrankungen vorzubeugen.[44] Dazu sei jedoch das Erreichen eines Cholesterinwertes von 150 mg/dl nötig – weit weniger als der deutsche Durchschnitt von 236 mg/dl.

Die heute angestrebten Normwerten in Deutschland sind eindeutig zu hoch. Niedrigere Empfehlungen könnten einer Lebensversicherung gleichkommen: In Kulturen, in denen der durchschnittliche

Cholesterinspiegel zwischen 90 und 150 mg/dl liegt, sind Herz-Kreislauf-Erkrankungen nahezu unbekannt.[45] Auch wenn man Herzinfarktstatistiken auswertet, wird deutlich, dass nur sehr wenige Menschen mit einem Cholesterinspiegel unter 150 mg/dl einen Herzinfarkt erleiden und praktisch keiner davon daran stirbt. Der Grund, warum man diese Tatsache nicht in eine öffentliche Empfehlung umsetzt, ist scheinbar der, dass es „die Öffentlichkeit frustrieren könnte". Da es den Menschen kaum gelingen kann, unter Beibehaltung ihrer fettigen und fleischhaltigen Essgewohnheiten die niedrigeren Cholesterinwerte zu erreichen, verzichten die öffentlichen Stellen lieber darauf, sie zu empfehlen. Zudem scheint der wirtschaftliche Einfluss der tierischen Lebensmittelindustrie zu groß, als dass die Gesundheitspolitik öffentlich zu deren totalem Verzicht aufrufen würde. Was bleibt, sind Konsumenten mit viel zu hohen Cholesterinwerten, die potentiell gefährdet sind, an einer Herz-Kreislauf-Erkrankung zu sterben.

Wenn es nur um das Senken des Cholesterinspiegels geht, warum erledigt man das nicht einfach mit Medikamenten, fragt sich wohl manch Pragmatiker. Das würde heißen, den Teufel mit dem Beelzebub auszutreiben. Viele Cholesterinsenker weisen mögliche Nebenwirkungen auf, die alles andere als hinnehmbar sind. Bestimmte Wirkstoffe sind bereits vom Markt genommen worden, da sie zu einer Schädigung und Zerstörung der Skelettmuskulatur führen können. Auch Schwangeren wird empfohlen, unter keinen Umständen die gängigen Cholesterinsenker, sogenannte Statine, einzunehmen, da ihre embryotoxische Wirkung bereits am Menschen beobachtet wurde. Weitere schwere Nebenwirkungen können Aggressivität, Gedächtnisverlust und Verwirrung sein. Zudem erhöhen Statine das Risiko für eine Diabetes-Erkrankung. Es ist ja fast höhnisch, dass die Pharmaindustrie Menschen empfiehlt, durch Cholesterinsenker Herzkrankheiten vorzubeugen und dabei Gefahr zu laufen, Diabetes zu bekommen. Und all das ohne zu berücksichtigen, dass es sehr wohl eine einfache präventive Maßnahme für beide Krankheiten gibt: eine fettarme, pflanzliche Ernährung. Daran verdient natürlich keiner der Pharmakonzerne, weshalb sie dieses Faktum allzu gern verschweigen.

Cholesterin ist bei Weitem nicht der einzige Faktor, der eine mögliche Herzkrankheit fördert. Bluthochdruck (Hypertonie) sorgt ebenfalls dafür, dass die Gefäßwände verschleißen und bildet einen weiteren Risikofaktor für Herzinfarkte und Schlaganfälle. Vergleichsstudien zeigen in diesem Fall ganz deutlich, dass die Wahrscheinlichkeit, einen hohen Blutdruck zu entwickeln, steigt, je mehr tierische Anteile in der jeweiligen Ernährung enthalten sind. Durchschnittliche Fleischesser kommen dabei am schlechtesten weg; Menschen, die sich auf Fisch beschränken, sind bereits weniger von Hypertonie betroffen. Lacto-Vegetarier leiden noch seltener unter Bluthochdruck und reine Veganer in den seltensten Fällen.[46]

Fleisch und Fettiges lassen nicht nur den Blutdruck in die Höhe schießen, sie begünstigen auch chronische Entzündungsprozesse in den Gefäßwänden, die zur Entstehung von Arteriosklerose führen. Eine Studie, die bereits vor über 15 Jahren veröffentlicht wurde, belegte die unmittelbaren Auswirkungen von fettigem Essen: Eine einzige fettreiche Mahlzeit, die insgesamt 900 Kalorien und dabei 50 g Fett enthielt, hat den Effekt, dass die Gefäße über Stunden versteifen, und verhindert damit, dass sie sich in normaler Weise entspannen.[47] Dabei wird der Blutfluss derart verlangsamt, dass der Esser merklich ermüdet und unter Konzentrationsschwierigkeiten leidet – das scherzhaft bezeichnete „Schnitzelkoma" tritt ein. Die Untersuchungen zeigten auch, wie das gesamte Gefäßsystem unter einer Art Entzündungsreaktion leidet, die erst nach Stunden wieder abklingt. Leider steht dann meist die nächste fettreiche Mahlzeit auf dem täglichen Speiseplan – und der Prozess beginnt von neuem. Bei pflanzenbasierten, fettarmen Mahlzeiten setzt der beobachtete Effekt dagegen nicht ein – diese Speisen steigern den Blutfluss auf lange Sicht im gesamten Körper.

Bei der Suche nach den Ursachen für die Entzündungsreaktion stießen Forscher auf die in tierischen Lebensmitteln enthaltenen Endotoxine. Das sind chemische Verbindungen, die in den äußeren Zellmembranen bestimmter Bakterien vorkommen. Es wird bereits viel darüber diskutiert, inwiefern tierische Produkte wie Milch und Fleisch bakteriell belastet sind, doch neben dem Risiko durch gefährliche Bakterien wie Salmonellen oder Listerien geht zudem eine Gefahr durch die von Bakterien produzierten Toxine aus. Dies ist eine weitaus größere Gefahr, da diese Stoffe selbst dann noch vorhanden sind, wenn Speisen lange Zeit gekocht werden und sie sich nicht durch die Magensäure zersetzen. So gelangen sie – in als unbedenklich eingestuften Mahlzeiten – ungehindert in unseren Organismus. Ihr Vehikel ist dabei das aufgenommene Fett, welches die giftigen Stoffe wie ein Taxi in unserem gesamten System verteilt. Dort lösen die Toxine als Gegenreaktion unseres Körpers Entzündungen aus – ein Prozess, der die Entstehung sowohl von Herzkrankheiten als auch von Diabetes und Krebs begünstigt.[48]

Krebserkrankungen und wie man sich schützen kann

Krebserkrankungen, im speziellen Lungenkrebs, Brustkrebs und Darmkrebs, belegen immerhin drei Plätze bei den zehn häufigsten Todesursachen (Nummer 3, 8 und 9, siehe Übersicht im Abschnitt „Fett macht fett“ im Kapitel „Übergewicht richtig anpacken“). Haben Krebserkrankungen etwas mit dem Lebensstil zu tun oder sind sie ein furchtbares Schicksal, dem man nicht ausweichen kann? Im Falle von Lungenkrebs ist sich die Öffentlichkeit da sehr sicher: Je mehr jemand raucht, desto wahrscheinlicher wird er erkranken. Die Statistiken drücken diese Tatsache so aus: Wer raucht, steigert seine Wahrscheinlichkeit, an Lungenkrebs zu leiden, um bis zu 90 Prozent. Krebszellen entstehen durch eine Veränderung der Zell-DNS und kommen wohl bei jedem von uns das eine oder andere Mal im Organismus vor. Die Frage bei der Entstehung einer Tumorerkrankung ist: Sterben die veränderten Zellen einfach wieder ab oder vermehren sie sich, wachsen sie und verbreiten sie sich im gesamten Körper? Bei dieser Frage hat der Lebensstil und im Besonderen die Ernährung messbare Auswirkungen.

Colin Campbell (*China Study*) erforschte den Zusammenhang zwischen Krebsentwicklung und Nahrung bereits im Jahre 1983.[49]

Damals erfuhr der Biochemiker von einem indischen Versuch, der eine Verbindung zwischen Krebswachstum und tierischem Eiweiß in der Nahrung herstellte. Die Resultate überraschten Campbell, der selbst Sohn eines Milchbauern war, so sehr, dass er sie selbst überprüfen wollte. Der Wissenschaftler war schließlich mit Milchprodukten aufgezogen worden und Milch wurde in der damaligen Zeit als eines der gesündesten Nahrungsmittel dargestellt. Die Behauptung, tierisches Eiweiß, insbesondere das Casein aus Milch, würde Krebszellen zum Wachsen anregen, grenzte Anfang der 80er Jahre in den USA beinahe an Ketzerei.

Innerhalb des Versuchsaufbaus verabreichten Campbell und seine Kollegen Ratten die krebserzeugende Substanz Aflatoxin (ein Stoff, der in schimmelndem Getreide sowie Nüssen natürlich vorkommt) und untersuchten dann, wie sich die Ernährung der Tiere auf das Tumorwachstum auswirkte. Gegenstand der Untersuchung war vor allem der Proteingehalt des Futters. Betrug dieser etwa 20 Prozent, wurde das Wachstum der Krebszellen stark angeregt – als besonders krebsverstärkend erwies sich in den Untersuchungen Casein, ein Protein aus Milch. Erst wenn die Forscher den Eiweißanteil der Nahrung bis auf 5 Prozent herabsenkten, kam das Krebswachstum zum Stillstand. Und wurde wieder beschleunigt, wenn wieder mehr Eiweiß verabreicht wurde. Die Wissenschaftler konnten den Krebs bei Ratten durch die Gabe oder den Entzug tierischen Proteins quasi an- und abschalten. Interessanterweise wirkte sich pflanzliches Protein, in diesem Falle aus Soja, auch bei einer 20-prozentigen Gabe nicht förderlich auf das Wachstum der Krebszellen aus.

Kritiker wenden sofort ein, dass man einen Versuch mit Ratten kaum direkt auf den Menschen übertragen kann. Nun ja: Was menschliche Ernährungsgewohnheiten anbelangt, zeigt eine große Übersichtsstudie, dass alle Krebserkrankungen zusammengenommen seltener bei Vegetariern vorkommen als bei Fleischessern.[50] Insbesondere das Risiko an einem Lymphom (Tumore des Lymphgewebes) zu erkranken, steigt laut Studienergebnis um das Dreifache pro 50 g täglich verzehrtem Fleisch. In diesem Fall ging es um Geflügelfleisch und nicht um das stets unter Krebsverdacht stehende Rindfleisch. Wie Rindfleisch Darmkrebs begünstigt, bewiesen Wissenschaftler mit einem Drei-Gruppen-Experiment.[51] Dabei musste eine Gruppe der Versuchsteilnehmer täglich ein großes Steak verspeisen. Die zweite Gruppe bekam dasselbe Steak, allerdings ergänzt durch eine extra Portion Ballaststoffe täglich, und eine dritte Gruppe aß rein vegan. Anschließend maßen die Wissenschaftler die Konzentration sogenannter Nitrosoverbindungen in den Därmen der Probanden; diese Stoffgruppe wirkt verändernd auf die menschliche DNS und kann auf diese Weise Darmkrebs auslösen. Erwartungsgemäß war der Spiegel von Nitrosoverbindungen im Darm der Veganer niedrig, während er sich bei den Steakessern stark erhöht zeigte. Die Steak-plus-Ballaststoff-Gruppe wies deutlich niedrigere Spiegel von Nitrosoverbindungen auf, wobei sie das Niedrigniveau der Veganer nicht erreichen konnten.

Diese Ergebnisse zeigen gleich zwei Tatsachen auf: Zum einen das krebserregende Potential von Rindfleisch, zum andern die schützende Wirkung von Ballaststoffen. Du kannst diesen Ergebnissen nach Deine Gesundheit stärken, indem Du auf den Konsum von Fleisch verzichtest und mehr Faserstoffe in Deinen Speiseplan einbaust. Dabei gilt eine **einfache Grundregel: Je mehr vollwertige, pflanzliche Nahrungsmittel Dein Essen enthält, desto mehr gesunde Ballaststoffe nimmst Du automatisch auf.**

Die Ballaststoffe allein scheinen aber nicht der wichtigste Faktor bei der Krebsprävention zu sein. Eindrucksvoll zeigte sich das, als Wissenschaftler der markanten Diskrepanz in den Darmkrebsraten von Afrikanern und Afroamerikanern auf den Grund gingen: Afrikaner haben laut Statistik eine etwa fünfzigmal niedrigere Wahrscheinlichkeit, an Darmkrebs zu erkranken als die in den USA lebenden Afroamerikaner.[52] Da sie sich in ihrer genetischen Anlage stark ähneln, fragt man sich sofort: *Was ist so unterschiedlich in den Lebensweisen der beiden Bevölkerungsgruppen?* Laut Studienergebnissen ist es nicht die körperliche Aktivität – beide Personengruppen bewegen sich etwa gleich viel. Interessanterweise sind es auch nicht (mehr) die Ballaststoffe. Obgleich die afrikanische Ernährungsweise früher reicher an Faserstoffen war, basiert sie heutzutage hauptsächlich auf raffinierten Kohlenhydraten. Der Ballaststoffgehalt entspricht jetzt in etwa dem der durchschnittlichen nordamerikanischen Ernährung und liegt damit bei nur der Hälfte der empfohlenen Tagesmenge. Trotzdem liegt die Darmkrebsrate in Afrika so viel niedriger als die der US-Amerikaner afrikanischer Herkunft. Der ausschlaggebende Unterschied zwischen beiden Lebensstilen ist der **wesentlich geringere Konsum von tierischen Lebensmitteln** in Afrika. Die Mengen an Fleisch, Milchprodukten und Eiern, die der typische US-Amerikaner verzehrt, sind bei der afrikanischen Bevölkerung keinesfalls an der Tagesordnung. Die niedrige Darmkrebsrate bei ihnen geht demnach nicht auf die schützende Wirkung von Ballaststoffen zurück, wie man früher oft glaubte, sondern liegt am Verzicht auf tierische Produkte.[53]

Kein Gramm Ballaststoffe mehr, aber dafür kaum Fleisch, Milch und Eier bedeuten für die afrikanische Bevölkerung also eine fünfzigfach kleinere Darmkrebsrate.

Kann das wahr sein? Was ist das Gefährliche an Fleisch und Eiern im Bezug auf die Darmgesundheit? Ist es hier auch das Fett, das als Vehikel für bakterielle Toxine dient und somit Entzündungsprozesse im Körper verursacht, wie es bei den Herz-Kreislauf-Erkrankungen der Fall ist?[54]

Zumindest beim Darmkrebs scheint das tierische Eiweiß eine größere Rolle zu spielen. Etwas davon scheint nämlich bei jeder Mahlzeit den enzymatischen Verdauungsprozess zu überstehen und landet dann quasi unverdaut in unserem Dickdarm.[55] Dort vergären die Proteine und bilden dabei Stoffe, die sich negativ auf unsere Darmgesundheit auswirken können, bis hin zur Entstehung von Darmkrebs.[56] Der Unterschied zwischen tierischem und pflanzlichem Eiweiß liegt hier darin, dass tierisches einen weit höheren Gehalt an der schwefelhaltigen Aminosäure Methionin aufweist. Durch die schwefelhaltigen Aminosäuren wird im Übrigen auch der säurebildende Effekt von tierischen Produkten im Körper verursacht. Im Darm kann der Schwefel zu Hydrogensulfid werden, welches dort Zellveränderungen verursachen kann.

Zudem erhöht eine Ernährung, die reich an tierischem Protein ist, die Konzentration eines bestimmten Wachstumsfaktors im Blut, dem sogenannten IGF-1.[57] Tumorzellen weisen meist viele Rezeptoren für IGF-1 auf und werden durch den Stoff stark zum Wachsen angeregt. Wenn also erst einmal Krebszellen vorhanden sind, schafft eine tiereiweißreiche Kost im menschlichen Blut das beste Klima zu ihrer schnellen Vermehrung.

„Fleisch so gefährlich wie Zigaretten!“ titelten einige Journalisten jüngst, als die Ergebnisse einer Studie von 2014 veröffentlichen wurden, und übertrieben dabei keinesfalls. Probanden im Alter zwischen 50 und 65 Jahren, die viel tierisches Eiweiß konsumierten, wiesen demnach eine um 75 Prozent höhere Sterblichkeitsrate auf und darüber hinaus die vierfache Wahrscheinlichkeit, in den folgenden 18 Lebensjahren eine Krebserkrankung zu entwickeln.[58]

Allein diese Tatsachen reichen eigentlich aus, um dem Fleischkonsum endgültig den Rücken zu kehren. Doch wie sieht es mit Fleisch als Eisenquelle aus? Kann man auf das wichtige Spurenelement aus tierischen Quellen einfach so verzichten? Wissenschaftliche Untersuchungen zeigen, dass man es nicht nur kann, sondern auch sollte. Eisen liegt nämlich in Fleisch hauptsächlich als sogenanntes Häm-Eisen vor. Das ist Eisen, welches in einer bestimmten chemischen Struktur daherkommt, die sich grundlegend von Eisen in pflanzlichen Lebensmitteln unterscheidet. Häm-Eisen steht jedoch im Verdacht, Darmkrebs auszulösen[59] und ganz generell Krebserkrankungen zu fördern.[60] Das frühere Argument, Du solltest Fleisch essen, um Deinen Eisenbedarf zu decken, könnte demnach sogar Schaden verursachen. Das Eisen, welches in Pflanzen wie Getreide, Hülsenfrüchten, Trockenobst und grünem Blattgemüse vorkommt, liegt natürlicherweise nicht als Häm-Eisen vor und scheint somit die weit bessere Wahl darzustellen.

Was sind die stärksten „Positivmerkmale“, die Fleisch laut Produzenten und Marketing vorweisen kann? Es liefert angeblich für den Körper wichtige Proteine und Eisen. Wenn sich allerdings durch wissenschaftliche Forschung herausstellt, dass eben diese als besonders wichtig angepriesenen Inhaltsstoffe in Wirklichkeit hoch risikoreich sind, muss das Lebensmittel Fleisch völlig neu bewertet werden. Das geschieht allein deswegen nicht, weil an Produkten aus Fleisch große und einflussreiche wirtschaftliche Interessen hängen. Trotzdem fangen die neuen Erkenntnisse langsam an, sich an den entscheidenden Stellen durchzusetzen.

Auch die Weltgesundheitsorganisation hat längst die krebserzeugende Wirkung von Fleisch in ihre Bewertungen übernommen. Während Rindfleisch laut WHO noch vorsichtig als „potenziell krebserregend" eingestuft wird, fällt die Bewertung von verarbeitetem Fleisch und Wurstwaren wesentlich negativer aus. Hier heißt es: Wer pro Tag 50 g verarbeitete Fleischwaren wie Wurst, Aufschnitt und Nuggets verzehrt, steigert damit sein Krebsrisiko um 18 Prozent. Je mehr man konsumiert, desto größer wird die Gefahr: bei weiteren 50 g Fleischwaren kommen weitere 18 Prozent an Darmkrebswahrscheinlichkeit für den Konsumenten hinzu usw.[61]

Das Resümee für Fleisch als wertvolles Lebensmittel ist demnach absolut ernüchternd. Viele Menschen weichen, wenn sie auf Fleischprodukte verzichten möchten, gern auf Käse als Ersatz aus. Ist es eine gute Entscheidung, das Hähnchenbrustfilet auf dem gemischten Salat durch eine Portion Hirtenkäse auszutauschen? In den Versuchen durch Dr. Campbell schnitt immerhin das Milchprotein Casein am schlechtesten bei den Krebswachstumsraten ab. Trotzdem handelte sich in diesem Fall um einen Tierversuch, den man nicht eins-zu-eins auf den menschlichen Organismus übertragen kann. Bezogen auf den Menschen stehen allerdings noch andere Substanzen neben dem Milcheiweiß in Verdacht, fatale Auswirkungen auf den Organismus zu haben: die Hormone. Milch enthält natürlicherweise weibliche Sexualhormone – immerhin handelt es sich hier um Muttermilch für Kälber. Alles, was im mütterlichen Körper zirkuliert, geht auch über in die Muttermilch – so ist es bei Mensch und Tier gleichermaßen. Die Milch einer Kuh ist dafür geschaffen, dass ein Kalb sie in den ersten Monaten seines Lebens konsumiert. Dass erwachsene Individuen einer fremden Spezies Milch ihr gesamtes Leben lang zu sich nehmen, wie viele Menschen es tun, ist etwas völlig anderes. Zudem ist die Milch aus heutiger Massenproduktion wesentlich höher in ihrer Konzentration an Hormonen, da die Kühe zur Steigerung der Laktation und zur größeren Effizienz ständig schwanger gehalten werden. Was das für ein grausames Ausbeuten des tierischen Organismus ist, möchte man sich an dieser Stelle gar nicht ausmalen. Jede Frau, die bereits eine Schwangerschaft hinter sich hat, weiß um das einzigartige Hormonhoch, das der weibliche

Körper in dieser Zeit erlebt – ein Zustand, der sich natürlich auch im Inhaltsstoffprofil der Milch zeigt. Längst wissen wir, dass weibliche Hormone in der Nahrung bei Menschen zu vielen Fehlentwicklungen führen können: Stark verfrüht einsetzende Pubertät, männliches Brustwachstum und männliche Unfruchtbarkeit sind nur einige davon. Zudem assoziieren Wissenschaftler den erhöhten Hormongehalt der Milch mit vielen menschlichen Krankheiten wie Brustkrebs, Eierstockkrebs und Prostatakrebs.[62] Studien zeigen, dass Frauen ihre Wahrscheinlichkeit an Brustkrebs zu erkranken halbieren können, indem sie normalgewichtig bleiben, auf Alkohol verzichten und alle Milchprodukte meiden.[63]

Auf Demenz, Alzheimer und Parkinson verzichten

Wir wollen schlank und fit sein, uns körperlich bester Gesundheit erfreuen und dabei möglichst lange leben. In den letzten Jahren hat sich zu diesen Wünschen für unser Dasein im Alter noch ein weiterer Aspekt hinzugesellt. Wir wollen geistig wach bleiben. Nie verliert das Leben so rasch seinen Inhalt und eine Person ihre Persönlichkeit wie bei einer schnell voranschreitenden Demenzerkrankung. Wer sich nicht mehr erinnern kann, seine Angehörigen nicht mehr erkennt und sein Umfeld nicht mehr einschätzen kann, hat sein Leben bereits lange vor dem Tod verloren.

Leider müssen wir in Deutschland steigende Raten von Demenzerkrankungen beobachten – Prognosen gehen von weit mehr als 3 Millionen Erkrankten im Jahre 2050 aus[64] – und im gleichen Maß steigt die Furcht vor der Krankheit. Im Jahre 2009 zeigten Statistiken der Barmer GEK, dass 47 Prozent der Frauen und 29 Prozent der Männer, die in einem Alter von über 60 Jahren verstarben, an Demenzerkrankungen litten.[65] Es wundert nicht, dass aktuell jeder zweite Deutsche ein solches Schicksal fürchtet. Leider mangelt es an konkreten Empfehlungen, wie jeder einer Demenzerkrankung vorbeugen kann. An dieser Stelle empfehlen Ärzte und öffentliche Institutionen häufig, das Rauchen einzuschränken, sich mehr zu bewegen und innerhalb des eigenen sozialen Umfeldes aktiv zu bleiben. Solche Ratschläge sind sicherlich gut, lassen aber noch Spielraum nach oben gegenüber den stark anwachsenden Krankheitsraten und der Unsicherheit über die Ursachen von Alzheimer.

Dass allerdings ein konkreter Zusammenhang zwischen der

Ernährungsweise und der Wahrscheinlichkeit einer Demenzerkrankung besteht, konnte bereits vor über 20 Jahren nachgewiesen werden: Menschen, die Fleisch, Fisch und Geflügel essen, weisen demnach ein mehr als doppelt so hohes Risiko auf, an Demenz zu erkranken, wie Vegetarier.[66] Dabei zeigen die Studienergebnisse eine simple Gleichung: Je länger ein Mensch sich in der Vergangenheit pflanzlich ernährt hat, desto niedriger sinkt die Wahrscheinlichkeit für ihn, an Alzheimer zu erkranken.

Beim Zusammenhang von Fleischkonsum und Alzheimer scheinen die sogenannten Glykotoxine eine entscheidende Rolle zu spielen, wie eine brandaktuelle Studie aus dem Jahr 2015 nachweist.[67] Diese Stoffe entstehen bei Garprozessen von tierischem Eiweiß und Zucker; also beim Braten und Grillen. Zudem nutzt die Nahrungsmittelindustrie die Stoffe als Farbstoffe, Geschmacksverstärker oder zum Aufbessern der Erscheinung ihrer Produkte. Früher ging man davon aus, dass Glykotoxine (auch: Advanced Glycation Endproduct – AGEs) unbedenklich seien, heutzutage revidieren Forschungen diese Auffassung. Der häufige Verzehr von glykotoxinhaltigen Lebensmitteln kann zu einer hohen Konzentration im Organismus führen, während mit zunehmendem Alter die Stoffe immer weniger effektiv neutralisiert werden können. Sie lösen auf diese Weise Entzündungsprozesse aus, verursachen oxidativen Stress und beschleunigen ganz generell den Alterungsprozess.[68]

Auch Parkinson als eine andere neurodegenerative Erkrankung scheint mit der Ernährungsweise zusammenzuhängen. Dabei stehen bestimmte Toxine, sogenannte Tetrahydroisochinoline im Fokus der Forschung. Diese Stoffe, die in Milchprodukten und Käse nachgewiesen werden können, stehen im Verdacht, sich zeitlebens im Gehirn zu akkumulieren und schließlich Parkinson auslösen zu können.[69]

Diabetes – die Epidemie des 21. Jahrhunderts

Diabetes verbreitet sich wie ein Lauffeuer innerhalb der gesamten Weltbevölkerung und übertrifft dabei leider alle Erwartungen. Das *International Diabetes Institute* prognostizierte im Jahre 1994 für das Jahr 2010 eine Anzahl von weltweit 239 Millionen Fällen von Diabetes. Im Jahre 2010 angekommen betrug der tatsächliche Anteil von Diabetikern an der Weltbevölkerung 6,4 Prozent: 285 Millionen Menschen. Bereits 2013 war die Rate auf 8,3 Prozent (382 Millionen) angestiegen und so wird auch die aktuelle Prognose für das Jahr 2035, die von rund 600 Millionen Diabetikern ausgeht, stetig weiter nach oben korrigiert. Wenn nichts passiert.

Dann wird es 600 Millionen Menschen auf der Welt geben, die ein Leben voller Einschränkungen und mit stetig sinkender Lebensqualität führen müssen. Wird ein diagnostizierter Diabetes ausschließlich durch Insulingaben und Medikamente symptomatisch behandelt, verschlechtert sich der Gesundheitszustand des Patienten mit der Zeit unaufhaltsam. Die Krankheit führt zu schweren Durchblutungsstörungen, die sich überall im Körper schädlich auswirken: Nervenschädigungen und Durchblutungsstörungen in den Füßen führen zu Kribbeln, Gefühlsstörungen und Wundheilungsstörungen bis hin zur Amputation. Die Netzhaut des Auges degeneriert bis hin zur völligen Erblindung. Im Rahmen von Diabetes kann es zu Nierenversagen kommen, das zum Tode führt.

Die Behandlungskosten und Therapien der Begleiterkrankungen von Diabetes machen bereits heute einen Löwenanteil an den Ausgaben der deutschen Krankenversicherungen aus. Im Jahre 2009 belief sich der Gesamtbetrag bereits auf 48 Milliarden Euro. 90 Prozent der Fälle in Deutschland sind dabei Typ-II-Diabetiker, die ihre Krankheit im Laufe des Lebens entwickeln. Dabei kommt diese Form der Krankheit, die früher als „Altersdiabetes“ bezeichnet wurde, heute zunehmend auch bei Kindern vor.

Unzählige Betroffene und exorbitante Kosten – dabei sind die meisten Krankheitsfälle selbst verschuldet und völlig unnötig. Diabetes Typ II ist das Musterbeispiel einer „Zivilisationskrankheit“, die allein durch einen ungesunden Lebensstil und die falsche Ernährung verursacht wird und die mit der richtigen Kost vollständig rückgängig gemacht werden kann – besser noch, erst gar nicht entsteht.

Wie eng Diabetes mit unserer Ernährungsweise verknüpft ist, zeigten bereits Experimente in den 20er Jahren des letzten Jahrhunderts.[70] Gesunde, junge Probanden wurden hier auf eine fettreiche Diät gesetzt, um dabei die Auswirkungen auf ihre Blutzuckerwerte zu erforschen. Fettreiche Diät bedeutete in diesem Fall: fast ausschließlich Eigelb, Mayonnaise, Öl und Butter. So extrem diese Ernährungsform war, so schnell zeigten sich auch die Effekte auf den Insulinstoffwechsel der Teilnehmer. Binnen weniger Tage lagen ihre gemessenen Nüchternblutzuckerwerte im diabetischen Bereich. Interessanterweise galt dies nicht für eine Vergleichsgruppe, die sich ausschließlich von

Kohlenhydraten ernährte und einen hohen Zuckeranteil konsumierte. Obgleich ausschließlich Weißbrot, Zucker, Kartoffeln und Pasta auf ihrem Speiseplan standen, blieben ihre Blutzuckerwerte im normalen Bereich. Eine dritte Gruppe, die sich vornehmlich von Proteinen in Form von Hähnchen, Eiweiß und Milchprodukten ernährte, wies eine fast ebenso negative Entwicklung der Blutwerte auf wie die Fett-Gruppe. Damit stand schon vor beinahe 90 Jahren fest, dass die zur Entstehung von Diabetes beitragenden Nährstoffe nicht Zucker, sondern Eiweiß und Fett sind.

Fett, insbesondere das Fett innerhalb der Muskelzellen, ist dabei ein wesentlicher Faktor. Das sogenannte intramyozelluläre Fett sorgt durch gewisse Prozesse dafür, dass das Insulin im Blut ineffizienter wird. Das ist im Grunde genommen eine vorbeugende Maßnahme des Körpers gegen entstehendes Übergewicht. Evolutionär gesehen schadet mehr Gewicht ab einem gewissen Punkt mehr als es nützt, da unsere Gelenke unweigerlich belastet werden und wir auch nicht mehr in der Lage sind, alle nötigen körperlichen Anstrengungen zu bewältigen. Aber wer transportiert Fett von der Nahrung in unsere Zellen? Es ist das Insulin. Neben seiner bekannten Funktion, den Zucker aus unserem Blut in die Zellen zu bringen, ist es auch für den Transport von Fett in seine Speicher zuständig. Ist in der Zelle ein gewisses Kontingent vorhanden, meldet sie es nach draußen und gibt ein Stopp-Signal an das Insulin. Es soll seine Arbeit merklich verlangsamen, damit die Zellen nicht mit Fett überfüllt werden. Dummerweise kommt mit diesem Befehl auch unser Zuckerstoffwechsel völlig aus dem Gleichgewicht. Wenn das Insulin ineffizient wird, schwimmen Fett und Zucker in unserem Blut und richten dort Schaden an. Die Zellen werden nicht mehr mit Energie versorgt, und der Körper schüttet in Reaktion darauf mehr Insulin aus – welches immer noch ineffizient ist. Auf diese Weise muss Übergewicht fast unweigerlich zu Diabetes Typ II führen – ironischerweise, weil unser Körper versucht, sich selbst vor einer Überfütterung zu retten. Selbst wenn der Effekt noch nicht nach außen hin sichtbar ist, zeigt er sich bereits innerhalb der Zellen. Bei den Nachkommen von Menschen mit Diabetes Typ II fanden Forscher bereits in jungem Alter und mit noch schlanker Figur einen erhöhten Anteil (bis zu 80 Prozent mehr) von intramyocellulärem Fett.[71]

Im Vergleich zu Fleischessern weisen Vegetarier bereits eine deutlich verringerte Wahrscheinlichkeit auf, Diabetes Typ II zu bekommen – Veganer unterbieten diese jedoch noch:[72] Bei ihnen ist der Anteil dieses Fettes durchschnittlich um 30 Prozent geringer. Dieser Vorteil zeigt sich direkt in ihrem niedrigeren Risiko, an Diabetes zu erkranken. All diese Angaben beziehen sich auf dieselbe Gewichtsklasse und nicht etwa darauf, wenn man den übergewichtigen Fleischesser mit einem superschlanken Veganer vergleicht.

Bisher ist noch nicht zweifelsfrei geklärt, warum die Wahrscheinlichkeit, Diabetes zu entwickeln, proportional zum Tierprodukt-Konsum steigt.[73] Entsteht die Krankheit durch das Übergewicht, das man wesentlich leichter ansammelt, wenn man Fleisch verzehrt als wenn man sich rein pflanzlich ernährt? Sind wie bei anderen Erkrankungen die bakteriellen Toxine verantwortlich, die über das Vehikel des tierischen Fettes in unseren Organismus gelangen und dort Entzündungsprozesse auslösen?

Auch die Glykotoxine, die hier im Zusammenhang mit Demenzerkrankungen bereits erwähnt wurden, könnten einen entscheidenden Beitrag zur Diabetesentwicklung leisten. In Versuchen, in denen Diabetiker verstärkt Lebensmittel mit reichlich Glykotoxinen essen mussten (Fleisch, Wurst und Eier), beobachtete man einen Anstieg der Entzündungsmarker im Blut. Diese wiederum sind ein hoher Risikofaktor für die Entwicklung diabetischer Angiopathien, also Gefäßschädigungen in Netzhaut und Nieren, die schlussendlich zum Versagen der Organe beziehungsweise zur Erblindung führen. Die Werte verbesserten sich merklich, als die Probanden die glykotoxinreichen Lebensmittel von ihrem Speiseplan strichen.[74]

Abschließend sind noch ein paar Sätze zu Diabetes Typ I angebracht. Hier werden aufgrund einer Autoimmunreaktion die Insulin produzierenden Zellen der Bauchspeicheldrüse zerstört, sodass der Organismus das Hormon nicht mehr herstellen kann. Die Betroffenen sind ihr Leben lang auf die Gabe von Insulin angewiesen. Bei dieser Krankheit kann man nicht sagen, dass der Betroffene mit ihr die Quittung für eine jahrelange Fehlernährung bekommt. Doch selbst in diesem Fall kann die Ernährung ein auslösender Faktor sein. Zunächst einmal besteht die Vermutung, dass eben jene fatale Autoimmunreaktion des Körpers im Kindesalter durch die Gabe von Kuhmilch ausgelöst werden kann.[75] Die Theorie ist, dass der kindliche Organismus Antikörper gegen Bestandteile der Milch bildet, die dann versehentlich auch Zellen der Bauchspeicheldrüse zerstören. Infolgedessen produziert das Organ kein Insulin mehr oder nur noch unzureichende Mengen davon. Natürlich kann keine Ernährung der Welt ein zerstörtes Organ wieder zur Hormonproduktion anregen. Die gute Nachricht ist: Trotzdem profitieren auch Patienten mit Typ-I-Diabetes stark von den positiven Effekten einer veganen Ernährungsweise. Da der Gehalt an intramyozellulärem Fett sinkt, werden die Körperzellen wieder sensibler für Insulin. So wirkt auch das eingenommene Insulin des Typ-I-Diabetikers wesentlich effizienter – er muss weniger spritzen, um gesund zu bleiben.

Stärke Deine Leber und Nieren – die Hochleistungs-Filter Deines Körpers!

Leber und Niere spielen eine zentrale Rolle in der Entgiftung unseres Organismus. Sie bauen ab, filtern und entscheiden, was in unserem Körper verbleibt und was wir ausscheiden. So fließen täglich bis zu 1800 Liter unseres Blutes, aus dem die Organe unermüdlich alle Abfallstoffe herausfiltern, durch unsere Nieren.

Niereninsuffizienz, auch chronisches Nierenversagen, bezeichnet die langsam voranschreitende, abnehmende Fähigkeit der Nieren, ihre Filterfunktion im Körper wahrzunehmen. Am Ende steht der völlige Funktionsverlust des Organs. Therapiert wird die Krankheit, die eine starke Einschränkung der Lebensqualität mit sich bringt, ab einem gewissen Punkt mit Dialyse bis hin zur Organtransplantation. Nierenkranke haben zudem eine zehnmal höhere Wahrscheinlichkeit, an einer Herz-Kreislauf-Erkrankung zu leiden.

Dabei sind Nierenkrankheiten leicht mit einer veganen Ernährung vermeidbar und sogar therapierbar. Da die Nieren sehr stark durchblutete Organe sind, wirkt sich alles das positiv auf ihre Funktion aus, was generell gut für das gesamte Gefäßsystem ist. So schädlich eine fettreiche und auf Tierprodukten basierende Ernährungsweise für die Gefäße unseres Herzens und unseres Hirns ist, so fatal wirkt sie sich auch auf das feine Gefäßgeflecht in unseren Nieren aus, die täglich unseren gesamten Blutstrom zigfach reinigen und filtern. Tatsächlich identifizierte eine Studie die drei größten Risikofaktoren für eine abnehmende Nierenfunktion als: tierisches Eiweiß, tierisches Fett und Cholesterin.[76] Auch dann, wenn die schlechte Kost bereits dramatische Auswirkungen auf die Nieren hatte, kann eine pflanzenbasierte Ernährung helfen: Untersuchungen an Patienten mit chronischem Nierenversagen zeigten eine deutliche Nierenfunktionsverbesserung nach nur einer Woche veganer Ernährung.[77]

Auch Leberkrankheiten stehen im Zusammenhang mit der Ernährungsweise – und zwar abgesehen von den durch

Alkoholmissbrauch verursachten Leberschäden. Die Cholesterinkristalle, die das entscheidende Aufbrechen arterieller Plaques vor einem Herzinfarkt verursachen, sind auch für das Entstehen einer Fettleber verantwortlich.[78] Dieses Krankheitsbild, bei dem Fettdepots innerhalb der Leber Entzündungen auslösen können, führt im schlimmsten Fall zu Leberversagen, Leberkrebs und zum Tod. Und wie bei der Arteriosklerose scheinen auch hier die Cholesterinkristalle das Fortschreiten von einer Fettleber zur Hepatitis voranzutreiben.

Depressionen überwinden

Burn-Out und Depressionen haben in den vergangenen Jahren vielfach die Schlagzeilen bestimmt. Jede zweite Krankschreibung, so eine der Aussagen, geht heutzutage auf eine psychische Erkrankung zurück. Diese Tatsache zeichnet nicht nur ein erschreckendes Bild unserer Volksgesundheit, sondern stellt auch einen immensen Kostenfaktor in unserem Gesundheitswesen dar. Zudem gehen zahlreiche Todesfälle durch Suizid auf das Konto von depressiven Erkrankungen. Die großen Pharmafirmen erkennen ihrerseits ein gigantisches Marktpotential in der Entwicklung von Antidepressiva, wobei die Effekte solcher Medikamente umstritten sind. Viele erhöhen zunächst stark den Antrieb einer Person, ohne die Laune dabei zu heben. Nachdem einige Patienten in tragischer Weise Selbstmord begingen, kurz nachdem ihnen ein Antidepressivum verordnet wurde, mussten die Hersteller die Suizidgefahr innerhalb der ersten Wochen der Medikamententherapie in die Nebenwirkungsliste der meist verordneten Antidepressiva aufnehmen. Der Hintergrund ist, dass die Mittel wohl durch ihre antriebssteigernde Wirkung manchen Depressiven erst den Mut dafür geben, ihre traurige Entscheidung, sich das Leben zu nehmen, in die Tat umzusetzen.

Häufig wird darüber diskutiert, ob in unserer Gesellschaft die psychischen Erkrankungen langsam Überhand nehmen, wie es die steigenden Zahlen der Diagnosen und Medikamentenverordnungen vermuten lassen. Kritiker weisen darauf hin, dass ein Anstieg von diagnostizierten Depressionen und Verordnungen von Antidepressiva durchaus im Interesse der einflussreichen Pharmakonzerne liegt. Diese Firmen schrecken nicht davor zurück, durch Vergünstigungen Einfluss auf die Ärzteschaft zu nehmen, um den Absatz ihrer Produkte zu steigern. Insgesamt werden viel zu schnell die betreffenden Medikamente verordnet, ohne auf andere Faktoren in der Lebensführung einzugehen oder einwirken zu wollen, die auf die Stimmung des einzelnen einwirken.

Wir sind keine depressive Gesellschaft geworden, sondern wir sind eine Gesellschaft, in der eine ungesunde Lebensweise die Regel ist und in der die Menschen verlernt haben, mit natürlichen Mitteln für ihren Ausgleich und ihre Zufriedenheit zu sorgen. Für jedes Wehwehchen soll es die passende Pille geben.

Zu wenig steht hierzulande im Fokus, wie sich Entspannung, soziale Kontakte, Sonnenlicht, Glauben und gesunde Nahrungsmittel auf das seelische Befinden auswirken. Wissenschaftlich erwiesen steht eine ausgeglichene Stimmung eng mit einer vegetarischen Ernährungsweise in Verbindung.[79] Mehr noch: Wenn man normalen Mischköstlern für einige Zeit das Fleisch, den Fisch und die Eier aus ihrem Speiseplan streicht, sind bei den Probanden bereits nach 14 Tagen messbare Stimmungsverbesserungen nachweisbar.[80]

Die neueste Generation der Antidepressiva, sogenannte Selektive Serotoninwiederaufnahmehemmer (SSRI), versuchen, die Stimmung zu heben, indem sie den Spiegel des „Glückshormons" Serotonin erhöhen. Menschliche Botenstoffe wie Serotonin und Dopamin finden sich jedoch auch in Nahrungspflanzen. In einem amerikanischen Fachjournal für Neuropsychiatrie gab es jüngst sogar den Aufruf, Depressionen mit hochkonzentrierten pflanzlichen Quellen für Serotonin wie Kochbananen, Ananas, Kiwi, Bananen und Tomaten zu behandeln.[81] Bei der Therapie von seelischen Verstimmungen ist in der Vergangenheit zumindest ein Nahrungsbestandteil in den medialen Fokus geraten: die Aminosäure Tryptophan. Geschäftstüchtige Anbieter bieten den Stoff bereits als isoliertes Präparat zur Nahrungsergänzung an; ansonsten kommt Tryptophan verstärkt in tierischen Lebensmitteln vor. Sind Steak und Käse also die natürlichen Antidepressiva? Dieser Zusammenhang ist viel zu einfach gedacht, denn manchmal hindert gerade die Zufuhr eines Stoffes von außen den Körper daran, in sein Gleichgewicht zu finden. So zeigt es sich bei den tryptophanreichen tierischen Lebensmitteln – der gewünschte Glücksboost bleibt aus: Untersuchungen an Frauen, die an prämenstruellen Symptomen litten, die sich in Angstzuständen, Anspannung, Traurigkeit und Erschöpfung äußerten, stellten der Fleischmahlzeit ein schlechtes Zeugnis aus.[82] Die Symptomatik der Frauen verschlechterte sich nach einer proteinreichen Mahlzeit mit Fleisch und Eiern merklich, während eine kohlenhydratreiche, proteinarme Mahlzeit das Leiden stark abmilderte und die Stimmung der Probandinnen hob. Dieses Phänomen könnte auch die verstärkte Lust auf Zucker (Kohlenhydrate) erklären, die viele Frauen vor ihrer Periode verspüren. Ihr Körper treibt sie dazu an, ihre Serotoninwerte im Gehirn durch die richtigen Nährstoffe zu steigern, um die körperliche und seelische Belastung des Hormontiefs in der Periode besser durchzustehen. Viel effektiver, nachhaltiger und gesünder als Gummibärchen und Schokolade wirken in diesen Fällen allerdings frisches Obst und stärkereiche Pflanzen.

Nicht nur bei prämenstruellen Beschwerden, sondern auch bei anderen Arten der psychischen Belastung können Pflanzen beeindruckende Verbesserungen erzielen. In einer Studie, die sich erneut mit dem Effekt von Tryptophan auf die Stimmung beschäftigte, dabei allerdings Menschen mit sozialen Phobien (Ängsten) untersuchte, zeigte sich Folgendes: Als effektivstes Mittel, die auftretenden Ängste zu mildern, erwiesen sich hier Kürbiskerne; speziell die des Butternut-Kürbis.[83] Diese Untersuchung beweist zusätzlich, dass die Aminosäure Tryptophan sehr wohl eine wichtige Rolle bei der Stimmungsverbesserung spielen kann – allerdings nur, wenn wir sie aus pflanzlichen Quellen beziehen.

Knochen und Gelenke – das Gerüst unseres Körpers

Die rheumatoide Arthritis ist eine chronische Krankheit und äußert sich in einer stetig fortschreitenden Zerstörung der Gelenke. Die Symptome treten schubweise auf und bedeuten zunächst eine erhebliche Einschränkung der Lebensqualität: Auf lange Sicht müssen 80 Prozent der Betroffenen mit Behinderungen leben. Zudem verkürzt die Krankheit die durchschnittliche Lebenserwartung eines Patienten um bis zu 18 Jahre. Medikamente gegen Arthritis weisen oft schwere Nebenwirkungen auf wie z. B.: Blutverlust, Knochenabbau, Auswirkungen auf das Immunsystem sowie toxische Effekte auf Leber und Augen.

Besteht ein Zusammenhang zwischen unserer Ernährung und der Wahrscheinlichkeit, an Arthritis zu erkranken? Die Indizien sprechen dafür. Populationen, die mehr Fleisch konsumieren, weisen höhere Erkrankungsraten auf.[84] Bei bereits bestehenden Krankheitsfällen scheint Fleischverzehr im Zusammenhang mit auftretenden Schüben zu stehen.[85] Dabei wurden arthritische Schübe bei Patienten beobachtet, die unmittelbar nach dem Konsum von tierischen Lebensmitteln eintraten. Diese verschwanden jedoch vollständig, wenn die betreffenden Personen Fleisch, Eier und Milch von ihrem Speiseplan strichen. Die Forscher vermuteten in diesen Fällen, dass Antikörper, die im Organismus gegen Substanzen in tierischen Lebensmitteln gebildet werden, gleichzeitig Autoimmunreaktionen innerhalb der Gelenke verursachen.

Tatsächlich maß man bei den betreffenden Patienten erhöhte Werte an Antikörpern gegen Fleisch, Eier und Milch – genauer gesagt, gegen deren einzigartige Proteinstrukturen.

Tierische Produkte scheinen sich laut Untersuchungen also negativ auf unsere Gelenke auszuwirken. Was passiert aber mit unserer Knochensubstanz, der Stärke und Dichte ihrer Struktur, wenn wir Fleisch, Eier und vor allem Milchprodukte weglassen? Gab es da nicht die Empfehlung, ein bestimmtes Kontingent an Milchprodukten täglich zu essen, um wichtiges Kalzium für den Knochenaufbau und gegen das Auftreten von Osteoporose aufzunehmen? Diese Aussage kannst Du getrost als Marketing-Slogan der Milchindustrie verbuchen. Wissenschaftliche Untersuchungen zeigen, dass Milchkonsum in den Teenagerjahren oder im mittleren Alter nicht vor einer späteren Hüftfraktur schützen kann, sondern sogar mit einer etwas erhöhten Knochenbruchwahrscheinlichkeit bei männlichen Probanden zusammen hängt.[86] Tatsächlich sind die Raten der Hüftfrakturen gerade in den Ländern am höchsten, die gleichzeitig auch die meisten Milchprodukte konsumieren.[87]

Als Forscher diesem Paradoxon (Widerspruch) auf die Spur kommen wollten, erkannten sie die in der Milch enthaltene Galaktose als Verantwortlichen. Milchzucker, die sogenannte Laktose, ist ein komplexes Molekül, das aus zwei kleineren zusammengesetzt ist. Menschen, die Milch verdauen können, spalten mit einem Enzym die Laktose in ihrem Körper in Glukose und Galaktose auf. Glukose ist uns allen wohl bekannt und ein einfacher Zucker, der beispielsweise auch in Obst vorkommt – Galaktose scheint dagegen problematischer zu sein. Neben ihren negativen Effekten auf die Knochendichte wird sie von Wissenschaftlern gern genutzt, um das vorschnelle Altern von Versuchstieren auszulösen und deren Lebensspanne zu verkürzen. Sie verursacht oxidativen Stress im Körper der Tiere, dazu Entzündungsprozesse und Gehirndegeneration. Dabei wird den Mäusen oder Ratten eine Galaktosemenge verabreicht, die bezogen auf den Menschen lediglich ein bis zwei Gläsern Milch entspricht.

Da der menschliche Stoffwechsel sich vom Mäusekörper grundlegend unterscheidet, führte man eine Studie mit 100.000 Teilnehmern durch, die über 20 Jahre lang andauerte.[88] Dabei stellten die Autoren fest, dass milchtrinkende Frauen eine erhöhte Sterblichkeit aufwiesen, mehr Herzkrankheiten bekamen und häufiger an Krebserkrankungen litten. Sie wiesen zudem signifikant häufigere Knochenbrüche und

Hüftfrakturen auf. Das sind also alles Konsequenzen des Milchkonsums, die mit ein bisschen Kalzium nicht im Entferntesten aufzuwiegen sind.

Lästige Infekte sind kein Zufall...

An dieser Stelle möchte ich noch auf ein typisch weibliches Leiden eingehen, das oft als Bagatelle abgetan wird. Blasenentzündungen sind lästig und häufig sehr schmerzhaft. Viele Frauen leiden unter häufig wiederkehrenden Harninfekten und befinden sich in einem Teufelskreis aus ständiger Antibiotikaeinnahme und den damit verbundenen Nebenwirkungen (Zerstörung der Darmflora, Pilzinfektionen) und neuerlichen Blasenentzündungen. Wissenschaftlern ist nun durch DNS-Tests der Nachweis gelungen, dass E.-coli-Bakterien aus Fleisch durch den Verzehr in den Körper gelangen und sich in der Blasenwand festsetzen, wo sie Entzündungen verursachen.[89] Eine besonders reichhaltige Quelle für die genannten E.-coli-Bakterien scheint Geflügelfleisch zu sein.

Frauen, die alle paar Wochen unter einer Blasenentzündung leiden, obgleich sie bereits sämtliche Hygieneregeln penibel befolgen und ständig auf ausreichend wärmende Wäsche am Unterleib achten, sollten eine Ernährungsumstellung in Betracht ziehen. Selbst wenn Du Dich nur kurze Zeit rein pflanzlich ernähren möchtest, etwa zur Probe 2 bis 4 Wochen lang, bekommst Du die Chance, große Veränderungen im körperlichen Empfinden zu erleben, die Dich für den Rest Deines Lebens überzeugen könnten.

Nahrung als Medizin

Im vorhergehenden Kapitel sind die häufigsten Todesursachen und die gängigen Zivilisationskrankheiten intensiv zur Sprache gekommen – vor allem deshalb, weil ich Dir zeigen wollte, wie eng sie mit einer fettreichen Ernährung auf Basis von Tierprodukten zusammenhängen. Im Folgenden soll es stärker um das gehen, was Du richtig machen kannst. Welche Lebensweise sollte man wählen, um maximale Gesundheit und ein langes Leben für sich zu erreichen? Die Antwort ist nach den bisherigen Ausführungen keine Überraschung: Eine fettarme, pflanzliche Ernährung! Schau Dir hier gerne die Fakten im Detail an:

Der Todesursache Nummer 1 ein Schnippchen schlagen!

Wie die Ernährungsweise mit der Gesundheit zusammenhängt, zeigt sich eindrucksvoll in den Ergebnissen der sogenannten Nurses Health Study. Diese Untersuchung, die als die weltweit bedeutendste Gesundheits-Längsschnittstudie gilt, begann 1976 und dauert damit bereits über 40 Jahre lang an. Sie umfasst Daten von über 120.000 Frauen, die bei Beginn des Projekts im Alter zwischen 35 und 55 Jahren waren. Aufgrund dessen, dass im Laufe der Zeit viele der Teilnehmerinnen verstarben, konnte die Studie wichtige Aussagen über die Risikofaktoren für einen frühen Tod liefern. Die Todesursache Nummer eins war auch im Ergebnis der Nurses Health Study die koronare Herzerkrankung.

Damit wird es niemanden überraschen, dass das Cholesterin in der täglichen Nahrung ein signifikanter Risikofaktor für die verfrühte Sterblichkeit darstellt. So wie Zigarettenkonsum erwiesenermaßen ebenfalls die Lebensspanne verkürzt, indem er das Risiko für die zweitgrößte Todesursache erhöht: Lungenkrebs. Leider ist sich die breite Bevölkerung der schädlichen Auswirkungen des Rauchens weit mehr bewusst als der Risiken einer fettreichen, auf Tierprodukten basierenden Ernährung. In Nachfolgestudien der großen Nurses Health Study konnten endlich unterschiedliche Todesrisiken miteinander verglichen und zueinander in Relation gesetzt werden. Das schockierende Ergebnis zeigte, dass über eine Dauer von 15 Jahren die Cholesterinmenge eines Frühstückseis die Lebenserwartung durchschnittlich im gleichen Ausmaß verkürzt wie fünf Zigaretten täglich.[90] Diese Tatsache solltest Du einmal mit Deinem eigenen Bewusstsein abgleichen. Höchstwahrscheinlich würdest Du Dich als Nichtraucherin nicht darauf einlassen, von jetzt an 15 Jahre lang täglich fünf Zigaretten zu rauchen, weil Du Dir das gesundheitliche Risiko durchaus ausmalen kannst. Schließlich hat die Gesetzgebung endlich wichtige Konsequenzen aus den bis heute durchgeführten Untersuchungen gezogen, die alle in dieselbe Richtung weisen: Rauchen verursacht Lungenkrebs und führt zu einem früheren Tod. Diese und ähnliche Warnhinweise müssen seit geraumer Zeit auf Zigarettenpackungen in prominenter Größe angebracht werden. Darüber hinaus ist das Bewerben von Zigaretten in den meisten Medien verboten oder zumindest stark reglementiert.

Aber wie sieht es mit cholesterinreicher Nahrung aus? Hier werden die klaren Forschungsergebnisse keinesfalls an die breite Bevölkerung weitergegeben – im Gegenteil. Hersteller von fettreichen Lebensmitteln tierischer Herkunft – Pausensalamis, Käsesnacks, Sahnejoghurts und Co. – bewerben ihre cholesterinreichen Kreationen unglaublich aggressiv, vor allem auch ausgerichtet auf ein kindliches Publikum. So ziehen sie sich gleich die nächste Generation von Konsumenten heran, für die diese Ernährung völlig normal ist. Du selbst bist vielleicht beim Lesen des Vergleiches von cholesterinreichen Lebensmitteln mit Zigaretten zusammengezuckt und hast, egal wie viel Du bisher über gesunde Ernährung gehört hast, überrascht gedacht: *„Wie bitte? Ein Ei = fünf Zigaretten?? Das hätte ich nie erwartet!“* Diese und ähnliche Reaktionen demonstrieren eindrucksvoll die Macht der Lebensmittelindustrie und wie nachhaltig sie unser Empfinden und Denken prägt.

Ein anderer Vergleich, der ebenfalls aus der risikovergleichenden Studie stammt, mag Dich ebenso beeindrucken. Hier zeigte sich nämlich der regelmäßige Verzehr von Ballaststoffen als das am meisten „lebensverlängernde“ Verhalten, dass die Studienteilnehmer an den Tag legen konnten. Fürs praktische Leben bedeutet dies: Eine Tasse Haferflocken täglich wirken sich im Durchschnitt genauso schützend vor den häufigsten Todesursachen aus wie vier Stunden Jogging pro Woche.

Dass eines so gut ist wie das andere, verbietet natürlich nicht, beides zu tun. Kombiniere eine ballaststoffreiche Ernährung mit regelmäßiger Bewegung und spüre, wie Deine Gesundheit bereits nach kürzester Zeit davon profitiert. Denn neben der Gewissheit, dass wir auf lange Sicht der Entstehung von Herzkrankheiten, Krebs und Diabetes möglichst gut vorbeugen, möchten wir uns natürlich heute und morgen besser fühlen als gestern.

Sich messbar besser fühlen – sofort!

„Die Sonne muss heute scheinen!" lautet ein populärer Spruch, der ausdrückt, wie wenig Menschen auf eine merkliche Verbesserung ihrer Situation warten wollen. Im Falle einer pflanzlichen, fettarmen Ernährung musst Du kaum Geduld beweisen. Eine von Dr. John McDougall durchgeführte Studie an 1615 Teilnehmern zeigte, wie verblüffend die gesundheitlichen Erfolge nach nur sieben (!) Tagen der Ernährungsumstellung aussahen.[91] Dabei hatten die Patienten durchschnittlich 1,5 kg Gewicht verloren, obwohl sie *ad libitum* aßen. Das bedeutet, so viel zu essen, bis man absolut satt ist und auch wirklich nichts mehr möchte. Kalorien oder Portionsgrößen spielten hier keine Rolle – einzig und allein die vegane und fettarme Kost stand im Mittelpunkt. Die Patienten reduzierten dabei ihren Cholesterinwert um 22 mg/dL und senkten ihren Blutdruck um 18/11 mmHg im Mittel. Zudem waren nach einer Woche 90 Prozent der Teilnehmer in der Lage, ihre Blutdrucksenker und Diabetesmedikamente abzusetzen. Medikamente, die sie vorher oft über Jahre eingenommen hatten und sich damit vielfältigen Risiken für Nebenwirkungen ausgesetzt hatten.

Eine Woche ist ein Zeitraum, den Du sorglos investieren kannst, um neuen Erfahrungen eine Chance zu geben – mit einer dauerhaften Ernährungsumstellung veränderst Du Dein ganzes Leben.

Der Blutdruck – steuerbar!

Hoher Blutdruck ist kein Schicksal, das man mit fortschreitendem Alter hinnehmen muss. Zwar wird es in unserer Gesellschaft manches Mal so dargestellt und auch Ärzte sehen bei älteren Patienten manchmal „großzügig" über einen etwas erhöhten Blutdruck hinweg. Dass der Blutdruck mit dem Alter zwangsweise steigen muss, ist aber ein Irrtum. Bereits in den 20er Jahren des letzten Jahrhunderts untersuchten Wissenschaftler den Blutdruck von Bevölkerungsgruppen in Afrika, die sich beinahe ausschließlich von vollwertigen pflanzlichen Nahrungsmitteln ernährten, etwa im ländlichen Kenia.[92] Dabei machten die Forscher eine erstaunliche Entdeckung: Bis zum Alter von etwa 40 Jahren wiesen die Menschen dort ungefähr den selben Blutdruck auf, der auch in unseren Breiten als normal gilt: 120 zu 80 mmHg. Doch mit zunehmendem Alter von 60 Jahren, in dem Nordamerikaner und Europäer einen durchschnittlichen Blutdruck von 140 zu 90 mmHg erreichen, verbesserte sich der Blutdruck der Kenianer zunehmend und sank auf Werte von unter 110 zu 70 mmHg. Neben den Blutdruckmessungen wurde bei den während der Studienzeit in das Kenianische Krankenhaus eingelieferten 1800 Patienten der Anteil an Herzkranken erfasst. Es gab keine.

Was bedeutet das für unsere Bewertung des „idealen Blutdruckes"? Immerhin gilt in Deutschland die öffentliche Empfehlung, die für Hochdruckpatienten den Zielwert von 140 zu 90 angibt! Dabei hat es natürlich wesentliche gesundheitliche Vorteile, den Blutdruck auf 120 zu 80 abzusenken. Selbst Menschen, die diesen Wert aufweisen, profitieren noch von einer weiteren Senkung des Blutdruckes. Der Wert, ab dem eine weitere Senkung keine weiteren Vorteile für den menschlichen Organismus mehr zu haben scheint, liegt bei: 110 zu 70![93]

Aber wie erreicht man diesen Wert? Ganz einfach: Mit einer veganen Ernährung! In Vergleichsstudien werden Blutdruckwerte von durchschnittlich 110 von 65 ausschließlich bei Veganern gemessen; je mehr tierische Anteile ihre Diät enthält, desto mehr steigt ihr Durchschnittsblutdruck an.[94]

Bestimmte Pflanzen zeigten sich in der Bluthochdrucktherapie zusätzlich als besonders effektiv: Hibikustee, zu jeder Mahlzeit genossen, senkt den Blutdruck merklich[95] und Hibiskusextrakt wirkt dabei ebenso gut wie blutdrucksenkende Medikamente.[96] Einige Esslöffel geschrotete Leinsamen täglich bewiesen einen zwei- bis dreifach stärkeren blutdrucksenkenden Effekt als die übliche Empfehlung, täglich Sport zu treiben.[97]

Krebs besiegen – mit Pflanzenpower

Krebserkrankungen entwickeln sich in unserer Gesellschaft zum Schreckgespenst und zum Tabuthema. Kaum ein Mensch möchte sich mit der Gefahr auseinandersetzen, wenn er nicht dazu gezwungen ist. Dabei kann eine gesunde Lebensweise entscheidend dazu beitragen, dass einem ein solches Schicksal erspart bleibt.

Im vorhergehenden Abschnitt habe ich ausführlich erläutert, welche Indizien in der heutigen Forschung dafür sprechen, dass tierische Lebensmittel im Zusammenhang mit Krebserkrankungen stehen.

Welche Wirkung die Ernährungsweise allerdings genau auf bereits bestehende Krebszellen hat und welche Chancen dies eröffnet, zeigen eine Reihe von Versuchen der *Pritikin Research Foundation*.[98] Dabei wurden Probanden auf bestimmte Diäten gesetzt, um ihnen nach einiger Zeit Blut abzunehmen. Dieses wurde in Petrischalen geträufelt, in denen zuvor Krebszellen angezüchtet worden waren, in diesem Fall Prostatakrebszellen. Ziel war es, heraus zu finden, wessen Blut in der Lage war, das Wachstum der Tumorzellen am effektivsten zu hemmen. Dabei unterband das Blut von Mischköstlern die Entwicklung der Krebszellen um immerhin 9 Prozent. Das Blut von Veganern bot dem Krebs jedoch eine noch wesentlich weniger freundliche Umgebung: es stoppte sein Wachstum um ganze 70 Prozent.[99]

Ein weiterer Versuch zeigte, dass auch Brustkrebszellen signifikant in ihrem Wachstum aufgehalten werden konnten; und zwar durch Blutproben von Frauen, die sich nur 14 Tage lang vegan ernährten.[100] Zusätzliche Studien belegten, dass eine rein pflanzliche Ernährung bei der Krebsbekämpfung wesentlich effektiver ist als täglicher Sport, auch wenn dieser intensiv betrieben wird. Der genaue Wirkmechanismus einer veganen Ernährung zeigt sich wie folgt: In jeder Entwicklung einer Krebserkrankung spielt das menschliche Wachstumshormon IGF-1 eine entscheidende Rolle. Dieses Hormon ist in jungen Jahren mit für unser Wachstum verantwortlich. In Bodybuilderkreisen wird es häufig als Dopingmittel missbraucht, da es das Muskelwachstum stark anregt. Als Nebenwirkung kann der Stoff dabei ein übermäßiges Wachsen der Extremitäten verursachen. Doch nicht nur Gutes wird von IGF-1 zum Wachsen angeregt. Auch Krebszellen beziehen ihre Wachstumsstimulation aus dem körpereigenen Stoff und vermehren sich proportional zum IGF-1-Spiegel: Je mehr davon im Blutkreislauf zirkuliert, desto stärker werden die Krebszellen zum Wachsen stimuliert. Eine vegane Ernährungsweise senkt nicht nur den Spiegel von IGF-1 in unserem Blut, indem sie seine körpereigene Produktion verringert, sondern stimuliert auf der anderen Seite auch die Bildung von sogenannten Bindungsproteinen, die das IGF-1 neutralisieren.[101]

Wie sich diese medizinisch-technische Informationen in einem menschlichen Schicksal auswirken können, erfährt der Leser aus der Lebensgeschichte der Triathletin Ruth Heidrich.[102] Bei ihr entdeckten die Ärzte im Alter von 47 Jahren einen Knoten in der Brust, der sich nach der OP als bösartiger Tumor entpuppte. Heidrich war auf eine solche Diagnose keineswegs vorbereitet. Die aktive Sportlerin lief täglich, hatte bereits drei Marathons absolviert und ernährte sich ihres Wissens nach sehr gesund. Auf ihrem Speiseplan standen bis dahin reichlich fettarmes Geflügel, Fisch und magere Milchprodukte. Von den Ärzten erhielt sie dennoch die schlechte Nachricht, dass sich der Krebs bis hin in ihren rechten Lungenflügel und die Knochen ausgebreitet hatte. Da Heidrich keine gute Prognose gestellt bekam, wagte sie einen unkonventionellen Schritt und stellte von einem Tag auf den anderen ihre Ernährung auf reine Pflanzenkost um. Heute ist Ruth Heidrich Mitte 70, hat in der Zwischenzeit sechsmal den berühmten Ironman Triathlon überstanden und insgesamt 67 Marathon-Läufe absolviert. Vom Krebs fehlt jede Spur.

Flexible Gelenke und starke Knochen!

Rheumatoide Arthritis kann effektiv mit einer veganen Diät therapiert werden.[103] In einer 13 Monate dauernden Vergleichsstudie zeigte sich, dass die Betroffenen mit einer veganen Ernährungsweise ihre morgendliche Gelenksteife wesentlich verbessern konnten. Auch die Anzahl der Stunden, die sie täglich unter ihren Gelenkschmerzen litten, wurde halbiert. Schmerzen und Bewegungseinschränkungen der Probanden minderten sich im Vergleich zur Kontrollgruppe, das subjektive Wohlbefinden stieg merklich, außerdem nahm die Greifkraft der Teilnehmer messbar zu. Die Schmerzempfindlichkeit der Gelenke generell und die des Gelenkes im Einzelnen nahm dagegen durch die vegane Lebensweise merklich ab. Zudem verringerten sich die Entzündungsmarker und die Anzahl der weißen Blutkörperchen im Blutbild.

Auch Arthrose, eine häufige Erscheinung bei älteren Menschen, die nach und nach jedoch auch immer mehr Jüngere betrifft, kann durch eine richtige Ernährungsweise entscheidend gebessert werden. Wie kann das funktionieren? Arthrose gilt allgemein als Abnutzung der Knorpelschicht in den Gelenken. Heutzutage ist sich die Fachwelt allerdings einig, dass es sich hierbei nicht etwa um einen rein mechanischen Prozess handelt, sondern Entzündungsvorgänge eine entscheidende Rolle spielen.[104]

Damit ist aber auch gesagt, dass eine Ernährung mit antientzündlicher Wirkung, eine rein pflanzliche Kost, der beste Weg ist, Arthrose vorzubeugen und abzumildern.[105] Eine Lebensweise, die eine chronische Übersäuerung und latente Entzündungsprozesse fördert, wie es die übliche „westliche“ Ernährungsweise mit ihrem hohen Anteil an tierischen Produkten tut, wirkt sich dagegen negativ aus.

Diabetes Typ II vorbeugen und heilen!

Diabetes bedeutet, insbesondere wenn sich die Krankheit bereits über Jahre erstreckt, eine starke Einschränkung in der Lebensqualität der Betroffenen. Nicht nur Insulinmessungen und -spritzen bestimmen den täglichen Ablauf, auch die mit dem Diabetes einhergehenden Nebenerkrankungen nehmen einen negativen Einfluss darauf. Eine der schweren Begleiterkrankungen von Diabetes ist die diabetische Retinopathie, die schleichende Schädigung der Netzhaut. Dabei degenerieren die feinen Blutgefäße der Netzhaut zunehmend und erst unbemerkt, bis die fortschreitende Zerstörung zum allmählichen Verlust der Sehkraft und dann zur völligen Erblindung führt. Heutzutage besteht in der Medizin der Konsens, dass man mit den üblichen medikamentösen Diabetestherapien die Krankheit allenfalls verlangsamen kann.[106] Dabei scheint man entscheidende Erkenntnisse einfach vergessen zu haben: Vor über 50 Jahren zeigte Dr. Walter Kempner, dass sich sogar die diabetische Netzhautschädigung mit einer strikten pflanzenbasierten Diät rückgängig machen lässt.[107] Bei den Patienten zeigte sich im Verlauf der Therapie wieder eine stärkere Durchblutung der Netzhaut zusammen mit einer Verminderung aller weiterer diabetischer Symptome. Patienten, die vorher nicht einmal die Überschriften in der Tageszeitung entziffern konnten, waren nachher fähig, die Artikel problemlos zu lesen.

Kramt man diese 50 Jahre alte Studie aus den Archiven, wundert man sich darüber, welche Methoden der Therapie heutzutage für den diabetischen Sehkraftverlust angewendet werden[108]: Steroidinjektionen direkt in den Augapfel bis hin zum teilweisen Veröden der Netzhaut, um die übrigbleibenden Areale stärker mit Blut zu versorgen. Solche Methoden wirken gegenüber der einfachen Ernährungsumstellung wie ein Rückschritt.

Kempners Ansatz damals war ein ganz logischer: Wenn man die Begleiterkrankungen von Diabetes heilen möchte, muss man zunächst den Diabetes selbst kurieren. Seine Versuche gingen auf noch frühere Untersuchungen in den 30er Jahren zurück.[109] Dabei setzte man Diabetes-II-Patienten 5 Jahre lang auf eine fettarme vegane Diät und beobachtete die Resultate zur Vergleichsgruppe. Die Neu-Veganer konnten dabei im Durchschnitt ihre Insulindosen um die Hälfte reduzieren; ein Viertel der Probanden konnten sogar ganz auf das Insulin verzichten. Nun könnte man einwenden, die Verbesserungen hätten vielleicht gar nichts mit der Ernährungsweise zu tun, sondern lägen allein am Gewichtsverlust. Diabetikern wird ja grundsätzlich empfohlen, ihr Übergewicht abzubauen, um ihren Gesamtzustand zu verbessern. Jahrzehnte später wurde bewiesen, dass es nicht auf die Kalorienreduktion ankommt, sondern an den Pflanzen liegt: Probanden wurden auf eine rein pflanzliche Ernährungsweise gesetzt und mussten versuchen, so viel und hochkonzentriert zu essen, dass sie ihr ursprüngliches Körpergewicht hielten. Ein Ansinnen, das vielen Teilnehmern äußerst schwer fiel. Tat sich trotzdem etwas am Diabetes? In der Tat! Die Insulinmengen, die sich die Teilnehmer täglich spritzten, waren nach Ablauf des Versuchs um 60 Prozent geringer. Die Hälfte der Probanden konnten gar völlig auf die Insulingabe verzichten, obgleich sie ihr Körpergewicht nicht um ein Gramm verringert hatten. Der gesamte Prozess dauerte nicht fünf Jahre, wie die vorhergehende Studie, sondern verblüffende 16 Tage![110]

Gesunde Lunge

Deutschlands häufigste Todesursache Nummer 5, die chronisch obstruktive Lungenkrankheit (COPD), gerät in den letzten Jahren verstärkt in die Schlagzeilen. Bei ihrer Entstehung spielt selbstverständlich das Rauchen und Passivrauchen eine entscheidende Rolle. Kein Fall für eine gesunde Ernährung also? Doch! Untersuchungen zeigen, das auch COPD durch eine gesunde, pflanzliche Ernährung vorgebeugt werden kann. Dabei stellte man fest, dass ein zusätzlicher Konsum von 100 g Obst täglich das Risiko an COPD zu sterben um 24 Prozent verringerte.[111] Patienten, die bereits an COPD litten, konnten durch einen höheren Anteil von Nahrungsmitteln, die reich an Antioxidantien waren, ihre Lungenfunktion gar wieder verbessern.[112] Selbst die Tabakindustrie wurde auf den Effekt der pflanzlichen Antioxidantien aufmerksam und verwertete ihn auf ihre Weise. In einer Studie wurde bewiesen, dass das Versetzen von Zigaretten mit Acai-Beeren-Extrakt tatsächlich eine krebsvorbeugende Wirkung auf rauchende *Mäuse* hat.[113] An dieser Stelle sollte sich wohl jeder ernsthaft überlegen, ob er die Acai-Beeren nicht doch lieber pur, ohne Zigaretten, zu sich nimmt.

Pflanzenkraft

Jedes Jahr rollt eine erneute Grippewelle über Deutschland hinweg. Allein in der Saison 2012/2013 zählte die Statistik 20.000 durch Influenza-Viren verursachte Todesfälle. Gegen Viren hält die Medizin keine Antibiotika bereit – hier kommt es auf unser starkes Immunsystem an. Dass dieses durch den Konsum von reichlich Obst und Gemüse angeregt werden kann, ist längst im allgemeinen Bewusstsein verankert. Auch wissenschaftliche Studien haben längst einzelne Pflanzen auf ihre immunstimmulierende Wirkung hin untersucht. Grünkohl, der in manchen Regionen Deutschlands zur Winterzeit gern gegessen wird, ist ganz vorne mit dabei. Laut Studienergebnis gelingt es seinen Inhaltsstoffen, die Antikörperproduktion unserer weißen Blutkörperchen zu vervierfachen – und dabei darf das Wintergemüse ruhig kräftig durchgekocht werden. Im gegarten Zustand scheinen die immunstimmulierenden Wirkungen sogar noch etwas stärker zu sein als bei rohem Kohl.[114]

Wie Früchte und Gemüse das Immunsystem vor allem in der Risikogruppe der älteren Patienten verbessern, bewiesen Untersuchungen an 65 bis 95 Jahre alten Impfpatienten. Nach der jährlichen Grippeimpfung wurde die Reaktion des Immunsystems gemessen – festgemacht an der Produktion von Antikörpern. Die Anzahl der nach der Impfung gebildeten Antikörper übertraf bei Patienten, die täglich fünf Portionen Obst und Gemüse aßen, weit diejenige der „normal" essenden Patienten.[115]

Powerfood – Manche Pflanzen sind scheinbar besonders stark gegen Krankheiten

In früheren Jahrhunderten nutzten die traditionellen Heilkünste Pflanzen ganz selbstverständlich als wirksame Medizin. Im Zusammenhang mit der traditionellen Chinesischen Medizin oder der indischen Heilkunst des Ayurveda entdeckt auch die westliche Welt wieder ihren Bezug zu pflanzlichen Heilmitteln, der durch die Konzentration auf die moderne Schulmedizin fast verloren gegangen ist.

Heutzutage können wissenschaftliche Untersuchungsmethoden genutzt werden, um den Effekt von pflanzlichen Inhaltsstoffen auf den Organismus zu belegen. So beginnen auch Menschen, die sich ausschließlich auf Zahlen und Fakten verlassen, wieder dem Wissen zu vertrauen, über das die Menschheit eigentlich bereits seit Jahrtausenden verfügt.

Die Welt der Makronährstoffe, Kohlenhydrate, Fette und Eiweiße ist bereits zum Großteil wissenschaftlich aufgeschlüsselt. Der Kosmos sekundärer Pflanzenstoffe wartet hingegen noch auf seine Eroberung: Hier wirken Substanzen in kleinsten Mengen auf den menschlichen Organismus und stehen darüber hinaus auch untereinander in komplexem Zusammenhang. Daher solltest Du einzelne Pflanzenstoffen niemals als herausgelöstes Präparat konsumieren, sondern immer mit dem vollwertigen Lebensmittel zusammen. Früchte, Gemüse und stärkereiche Pflanzen folgen allesamt dem Grundsatz: Das Ganze ist mehr als die Summe seiner Teile.

Rote und blaue Powerfrüchte

Anthocyan, Flavonoid und Resveratrol heißen Farbstoffe, die Beeren, Kirschen und Trauben ihre rote oder blaue Farbe verleihen. Als Fleck auf der Tischdecke sind sie höchst ärgerlich, weil sie eine unglaublich stark färbende Wirkung haben und man sie kaum aus der Faser lösen kann. Im menschlichen Körper beweisen sie ebensolche Kraft in ihrer stark antioxidativen Wirkung, die sich gegen Entzündungen, Zellschädigung und Oxidationsprozesse durchsetzt. Eindrucksvoll bewies dies eine Studie, in der Aroniabeeren messbar die Strapazen einer Chemotherapie für die Patienten mindern konnten.[116] Der Farbstoff aus roten Trauben wiederum zeigt sich in Studien effektiv gegen Glaukome[117] sowie gegen bestehende Herz-Kreislauf-Erkrankungen.[118] Patienten mit arteriellen Ablagerungen, die drei Jahre lang Granatapfelsaft konsumierten, konnten einen besseren Blutdurchfluss, einen niedrigeren Blutdruck und einen niedrigeren LDL-Cholesterinspiegel für sich erreichen.[119] Zusätzlich wiesen Forscher nach, dass die Wirkstoffe des Granatapfels möglicherweise gut in einer Brustkrebstherapie eingesetzt werden können.[120]

Das Angenehme an den roten Farbstoffen ist, dass sie beim Kochen nicht zerstört werden. Selbstgemachter Holundersaft, Himbeer-Chiamarmelade oder Kirschgrütze enthalten die antioxidativen Stoffe nach dem Erhitzen genauso wie eine Hand voll frischer Beeren und wirken ebenso gut. Du musst Dich auch auf kein „Superfood" festlegen, um die beste gesundheitliche Wirkung zu erhalten. Ergänze Deinen Speiseplan einfach häufig mit kräftig blauen und roten Tupfern – seien es nun schwarze und rote Johannisbeeren, Brombeeren, Auberginen, Kirschen, Blaubeeren oder Rotkohl.

Stärkehaltige Pflanzen

Angesichts der vielen Beeren, Samen, Früchte und grünen Pulver siehst Du Dich vor Deinem inneren Auge vielleicht schon täglich schwitzend riesige Einkaufskörbe voll Superfood nach Hause schleppen – nur um auch satt zu werden. Wie viele Gojibeeren oder Broccoliröschen muss man zu diesem Zweck wohl verspeisen?

Keine Angst! So wie die Vitamine, Mineralien und antioxidativen Pflanzenstoffe zwar signifikant positive Effekte auf unsere Gesundheit haben, jedoch keine Energie liefern, so muss man grünes Gemüse, Früchte, Beeren und Samen nur als wirksame Beigabe zu unseren Mahlzeiten verstehen. Für den Hauptanteil benötigst Du Energie in Form von pflanzlichem Super-Treibstoff mit hohem Stärkeanteil.

Das gesündeste Gemüse der Welt – zumindest laut dem *Center for Science in the Public Interest* – ist die Süßkartoffel (Batate) aufgrund ihres ausgewogenen Nähr- und Vitalstoffreichtums. Mit der doppelten Punktzahl im Abstand zum zweitgesündesten Gemüse – der Kartoffel.

Die Substanz Caiapo in der Schale der Batate soll einen signifikanten Effekt auf den Nüchternblutzucker von Diabetikern Typ II haben, sowie gegen Bluthochdruck und hohe Cholesterinwerte helfen. Der Reichtum an Mineralien in der Süßkartoffel beugt Krämpfen vor, stärkt die Muskeln und lindert Stresssymptome. Die enthaltenen Vitamine C, B2, B6 und E sowie die Antioxidantien versprechen einen entzündungshemmenden und regenerativen Effekt auf die Körperzellen.[121]

Kohl und Co. – Kraftspender für unser Immunsystem

Eine weitere interessante Stoffgruppe innerhalb unserer Nahrungspflanzen sind die sogenannten Senföl-Glycoside und die Senföle. Sie befinden sich in Gemüsearten, die roh einen scharfen, senfartigen und leicht bitteren Geschmack haben wie z. B. alle Kohlarten, Lauch, Meerrettich, Kapuzinerkresse, Moringablätter, Rukola, Kresse und Brokkoli. Über die immunstärkende Wirkung von Grünkohl ist an dieser Stelle bereits gesprochen worden – doch Senföle können noch mehr: Sie wirken stark antibakteriell und antimykotisch, das bedeutet gegen Bakterien und Pilze. Insbesondere Meerrettich und Kapuzinerkresse besitzen diese Eigenschaft in hohem Maße, sodass Wissenschaftler davon ausgehen, mit einer Kombination aus beiden Pflanzen die 13 klinisch relevantesten Erregerstämme wirksam bekämpfen zu können. Das Sulphoraphan, welches zum Beispiel in Brokkoli vorkommt, wirkt darüber hinaus gegen besonders hartnäckige Erreger wie den Magenkrankheiten auslösenden Helicobacter pylori, selbst wenn die Stämme bereits resistent gegen gängige Antibiotika sind.[122]

Des Weiteren ist Sulphoraphan für die medizinische Forschung von besonderem Interesse, weil es eine stark hemmende Wirkung auf das Wachstum von Krebszellen hat.[123] Aktuell laufen Untersuchungen mit Prostatakrebspatienten, um die therapeutischen Eigenschaften unter realen Bedingungen zu belegen. Erste Ergebnisse zeigen, dass der wöchentliche Verzehr von Blumenkohl oder Brokkoli das Tumorwachstum bei den Betroffenen um 50 Prozent hemmt.[124]

Die Kraft der Gewürze

Obwohl Gewürze wie Zimt, Ingwer und Kurkuma den Speisen nur in geringen Dosen beigemischt werden, tragen sie durch ihre Scharfstoffe und ätherischen Öle in messbarer Weise zu unserer Gesundheit bei. In vielen Fällen können sie bestehende Krankheiten ebenso wirksam therapieren wie häufig verordnete Medikamente. So scheint Alzheimer gut auf die Behandlung mit Safran anzusprechen. In einem Versuch, in dem das Gewürz mit einem Placebo verglichen wurde,[125] was die Verbesserung der kognitiven Funktionen von Alzheimer-Patienten anging, siegte Safran eindeutig. Während die Placebo-Gruppe einen langsamen und stetigen Verlust ihrer kognitiven Fähigkeiten hinnehmen musste, so wie es für die Krankheit typisch ist, verbesserte Safran diese merklich. Die Wirkung des Gewürzes zeigte sich dabei gar als ebenso stark wie die des führenden Medikaments gegen Alzheimer.

Leicht mit Safran zu verwechseln, aber nicht weniger gut für die Gesundheit, ist Kurkuma. Das gelbe, aus einer Wurzel gewonnene, Pulver wird im Ayurveda bereits seit Jahrtausenden gegen entzündliche Erkrankungen, Verdauungsbeschwerden und Atemwegsinfekte eingesetzt. Die aktuelle Forschung bestätigt in vielen Studien die positiven Effekte des Gewürzes. So konnte in Tierversuchen gezeigt werden, dass Kurkuma das Wachstum von Brustkrebs- und Lungenkrebszellen hemmt[126]; in Studien an Menschen wirkte das Gewürz therapeutisch auf Darmpolypen, die unbehandelt mit fast hundertprozentiger Wahrscheinlichkeit zu Krebs entarten wären.[127] Zudem lässt sich mit Kurkuma die Stoffwechselerkrankung Mukoviszidose behandeln[128] und es hilft gegen einen durch Östrogenmangel verursachten Knochenabbau.[129]

Wenn es Dich interessiert und Du Dich auf die Suche begibst, findest Du zu fast jedem in der Küche verwendeten Gewürz einige Studien, die sich mit seiner spezifischen Wirkung auf den menschlichen Organismus beschäftigen. Demnach kann Knoblauch die Blutfette und den Cholesterinspiegel senken[130], Zimt den Blutzucker und das LDL-Cholesterin bei Diabetikern regulieren[131] und Ingwer als Schmerzmittel so effektiv sein wie Aspirin.[132] Chili beugt laut Untersuchungen Magengeschwüren vor[133] und kann im Rahmen einer fettarmen Ernährung für den Abbau von Körperfett sorgen.[134]

All diese im Labor und innerhalb klinischer Versuche nachgewiesenen Effekte bestätigen nur eines: Bereits seit langer Zeit würzen Menschen ihre Speisen nicht nur aus geschmacklichen Gründen. Pflanzen bieten unserem Körper nicht nur Nährstoffe, die ihn gesund, schlank und kräftig werden lassen, sondern auch sekundäre Substanzen, die unseren Organismus aktiv vor Krankheiten schützen und sogar heilen können.

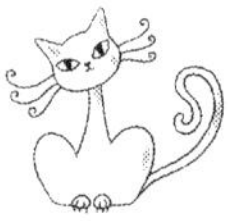

6. Bewegung

Ein schlanker Körper ist in Bewegung!

Natürlich ist Sport nicht zwingend notwendig, um an Körpergewicht zu verlieren; das schafft allein eine fettarme, pflanzliche Ernährung! Abnehmen spielt sich zu 80 % in der Küche ab. Trotzdem solltest Du aus verschiedenen Gründen nicht auf ein Bewegungsprogramm verzichten: Es beschleunigt das Abnehmen, es hilft, das erreichte Gewicht zu halten, stärkt die Muskulatur, die Deinen Körper aufrecht hält, formt und strafft Deine Figur, wirkt positiv auf Deine Psyche und Deine Verdauung und vieles mehr.

Ich nenne es allerdings ganz bewusst „Bewegungsprogramm“ und nicht „Trainingsprogramm“, damit nicht der Eindruck entsteht, dass Du Höchstleistungen anstreben solltest. Vielmehr solltest Du moderat und dafür kontinuierlich aktiv sein.

Das kannst Du bereits durch:

- Einen flotten Spaziergang (eine Walkingeinheit) von 30 Minuten täglich oder dreimal in der Woche eine Stunde.
- Eine halbe Stunde intensives Radfahren pro Tag oder eine Tour von einer Stunde dreimal pro Woche.

Dabei solltest Du Dich weder so überanstrengen, dass Du japsend und mit rotem Kopf nach Luft ringst, noch so wenig Anstrengung aufwenden, dass Du anfängst zu frieren. Ein Tempo, bei dem Du leicht in Schwitzen kommst, bei dem Du Dich aber jederzeit wohl fühlst, ist optimal. Falls Du sehr ehrgeizig bist und meinst, statt dieser langsamen Sportarten lieber joggen zu wollen oder Dich beim Aerobic oder Zumba auszupowern, weil es Dir Freude macht, nur zu! Alle Untrainierten sollten mit ihren Kräften haushalten. Es bringt nichts, wöchentlich ein einziges Mal 60 Minuten lang körperliche Höchstleistung abzurufen, um danach tagelang unter Muskelkater zu leiden und sich nicht mehr zu bewegen. Tue lieber öfter in kleineren Einheiten etwas für Deinen Körper und halte es regelmäßig ein. Falls Du eine Pulsuhr besitzt, kann sie Dir eine gute Unterstützung sein, Deine optimale Bewegungsintensität zu finden. Als Faustregel gilt: Wenn Du Deine Fettverbrennung ankurbeln, Dich jedoch nicht überlasten möchtest, solltest Du Dich bei 60 bis 70 Prozent Deiner maximalen Herzfrequenz bewegen. Für Frauen gilt daher die Formel: 226 minus Lebensalter mal 0,6 bzw. 0,7. Männer rechnen: 220 minus Lebensalter mal 0,6 bzw. 0,7. Für eine 36 Jahr alte Frau bedeutet dies, dass Sie bei einem Puls von zwischen 114 (226-36=190; 190x0,6=114) und 133 (226-36=190; 190x0,7=133) trainieren sollte. Wenn Du Dich an diesen Werten orientierst, vermeidest Du eine Überforderung und kannst garantieren, dass Du Dein Bewegungsprogramm tatsächlich durchhältst. Wenn Du Dich sehr wohl und sicher fühlst, kannst Du Deine Aktivität auch bis hin zu 80 Prozent Deiner maximalen Herzfrequenz steigern; das trainiert zusätzlich Dein Herz-Kreislauf-System. Beachte trotzdem: Bewege Dich nur so intensiv, dass Du morgen (bei einem 30-Minuten-täglich-Plan) oder übermorgen (bei 3 x 60 Minuten in der Woche) wieder loslegen kannst.

Falls Du Fan von Fitnessstudios bist oder selbst ein Trainingsrad oder einen Crosstrainer zu Hause stehen hast, kannst Du dies nutzen. Wenn Du Dich allerdings ausschließlich in geschlossenen Räumen bewegst, enthältst Du Dir die positive Wirkung vor, die Sauerstoff und Tageslicht auf Deinen Stoffwechsel und Deinen Gemütszustand haben, nutze daher auch die Möglichkeit, Dich draußen an der frischen Luft zu bewegen.

Zusätzlich hilft Dir Bewegung, Deinen Hunger zu regulieren und Deinen Stoffwechsel anzukurbeln. Wer sein Herz-Kreislauf-System richtig in Schwung bringt, verbrennt auch in den darauffolgenden 24 Stunden selbst in Ruhe mehr Energie, als jemand, der sein Leben als Couchpotato fristet. Zudem baut regelmäßige Bewegung zusätzliche Muskelmasse auf, die optisch viel für eine durchtrainierte und straffe Figur tut und darüber hinaus mehr Energie verbrennt als träge Fettmasse. Im besten Fall führt das in eine positive Spirale: Je durchtrainierter Du bist, umso mehr Freude hast Du am Sport, desto mehr kannst Du essen und dabei trotzdem weiter abnehmen oder Dein Gewicht halten.

Sei jeden Tag aktiv. Wenn Du gerne und viel Sport machst, nur zu. Du musst nicht extrem trainieren, um Fettgewicht zu verlieren.
Achte lediglich darauf, dass Du mindestens 10 Minuten körperliche Bewegung pro Tag einbaust. Regnet es draußen in Strömen? Mache Deine Lieblingsmusik an und tanze in Deinem Zimmer.

Warum Bewegung glücklich macht

Bewegung kann, ebenso wie der Genuss von kohlenhydratreichen Speisen, unseren Serotoninspiegel ansteigen lassen. Durch Studien an Menschen und Tieren konnte nachgewiesen werden, dass durch körperliche Betätigung die Verfügbarkeit der Aminosäure Trytophan im Gehirn gesteigert wird. Aus dieser Aminosäure bildet der Körper Serotonin und sorgt damit für eine gute Stimmung und psychisches Wohlbefinden. Der Serotoninspiegel kann sogar gesteigert werden, indem man regelmäßig Sport treibt.[135]

Das ist insbesondere wichtig, wenn man sich in einer Lebensphase befindet, in der man händeringend nach Glück sucht, weil es das Leben vielleicht zur Zeit – oder schon viel zu lange – nicht so gut mit einem meint. Oft zeigen sich Symptome wie depressive Stimmung, Angst, Aggressionen oder gesteigerter Appetit durch einem Mangel an Serotonin. Wenn ein Serotoninmangel vorherrscht, können auch Schlaf-Wach-Rhythmus, Körpertemperatur oder das Sexualverhalten leicht aus dem Gleichgewicht geraten und sogar Migräne auslösen.[136]

Gegen viele unglückliche Umstände kann man nicht wirklich etwas ausrichten, aber zumindest hat man Kontrolle über die Faktoren, die wir angesprochen haben. Wenn wir diese Faktoren wieder bewusst in das rechte Lot bringen, können andere Faktoren, auf welche wir keinen direkten Einfluss haben, nach und nach ins Gleichgewicht zurück gelangen. Ganz nach der Devise, **kümmere Dich um die Dinge, die Du beeinflussen kannst, und der Rest ergibt sich von alleine.**

Manchmal ist der erste Schritt der schwerste. Abgesehen von der Ernährung, die einen ähnlichen Effekt hat, ist es immer wieder erstaunlich zu beobachten, wie glücklich man nach sportlicher Aktivität ist. Warst Du schon einmal aufgrund von einer Verletzung oder

Krankheit nicht imstande, Dich ausreichend zu bewegen? Es fehlt einfach etwas. Man kann sich zwar an Bewegungslosigkeit gewöhnen, aber dadurch tut man seinem Körper nichts Gutes. Alle Gelenke wollen bewegt werden.

„Eine gute Ernährung bringt Gesundheit in allen Bereichen Ihres Lebens. Alle Teile sind miteinander verbunden." - T.C. Campbell [137]

Wenn wir uns gesund ernähren, dann macht auch körperliche Bewegung mehr Freude. Schließlich haben die Zellen aufgrund der Nährstoffe genug Energie dafür. Jeder, der schon einmal eine Fastenkur gemacht hat, weiß, dass im fortschreitenden Verlauf jeder Schritt mühsam wird. Wir müssen nicht einmal so weit ausholen. Ich selbst konnte während meines Fahrradtrainings, welches jedes Frühjahr mehrere Wochen andauert, meine Leistungen anhand meiner Ernährung gut bestimmen. Selbst ein paar Gläser weniger Wasser machten einen beträchtlichen Unterschied aus dabei, ob meine Leistung gut oder schlecht war. Das gleiche galt für die Aufnahme der richtigen komplexen Kohlenhydrate (und nicht industrieller Proteinpulver). Wie soll ein leerer Tank schließlich Leistung bringen? Nicht anders ist es mit der Ernährung.

Bewegung entgiftet

Bewegung ist überdies besonders wichtig, weil der Körper Schadstoffe, z. B. überschüssige Säuren, unter anderem über die Lunge und als Schweiß über die Haut ausscheidet. Wenn wir uns bewegen, kann Kohlendioxid entweichen, welches als Endprodukt unseres Stoffwechsels anfällt.[138] Darum ist Sport sehr gesund. Er hilft unserem Körper bei der Entgiftung. Bewegen wir uns unregelmäßig oder sehr wenig, dann schwitzen wir weniger und die Chance dafür bleibt ungenutzt.

Energie-Experiment

In einem Experiment, welches Campbell durchführte, stellte er fest, dass Ratten, die mit einer proteinarmen Kost gefüttert wurden, nicht nur frei von Leberkrebs waren und niedrige Cholesterinspiegel aufwiesen, sie hatten auffallend mehr Energie als Ratten, die eine proteinreiche Kost erhielten. **Sie waren freiwillig zweimal so aktiv!** Dieses Ergebnis des erhöhten Energieniveaus wurde durch zahlreiche Einzelberichte im Laufe der Jahre weiter gestützt.

Wenn Menschen sich gut ernähren, haben sie mehr Energie. Das Zusammenwirken von Ernährung und körperlicher Aktivität ist nicht nur sehr wichtig, sondern auch untrennbar miteinander verbunden. Wenn wir uns auf gesunde Ernährung und regelmäßige Bewegung konzentrieren, ziehen wir daraus viel mehr Nutzen, als wenn wir unseren Fokus getrennt auf die Bereiche legen.

Körperliche Betätigung hat einen enorm positiven Effekt auf unser mentales und emotionales Wohlbefinden. Durch sportliche Aktivitäten werden unterschiedliche chemische Stoffe in unserem Körper beeinflusst, die sich auf wunderbare Weise auf unsere Stimmung und unsere Konzentration auswirken. Je besser unsere Stimmung ist, umso besser geht es uns und umso mehr Zuversicht und Motivation haben wir, uns bestmöglich zu ernähren, was wiederum zu einem emotionalen und geistigen Wohlbefinden führt.[139] Das Ergebnis ist dann das Gegenteil eines Teufelskreises. In einem Teufelskreis wiederholt sich alles immer wieder und verstärkt sich immer weiter negativ in einer Abwärtsspirale. Aus dem Teufelskreis der schlechten Ernährung und Bewegungsarmut wollen wir so bald wie möglich ausbrechen.

Bei einem sich positiv wiederholenden Verlauf gibt es Entwicklung im vorteilhaften Sinn (Engelskreis). Die Situation entwickelt sich immer weiter und besser in einer Aufwärtsspirale. Es geht nur darum, die Maschinerie zum Laufen zu bringen und am Laufen zu halten.

Weiter vorne haben wir schon mehrmals angesprochen, dass Low-Carb, das momentan extrem beliebt ist, nicht die richtige Lösung zur Gewichtsreduktion ist. Im nächsten Kapitel erfährst Du, warum es keine langfristige und gesunde Abnahme ermöglicht, sodass diese Diät für Dich nie wieder in Frage kommt.

7. Vorsicht bei Low-Carb

Endlich wieder volle Teller nach Zeiten von Hunger und Krieg! – Diese Erleichterung verspürte der Großteil der Deutschen in der Nachkriegszeit. Gleichzeitig nutzte die aufblühende Lebensmittelindustrie der 50er und 60er Jahre den Hunger der Nation schamlos aus: Mit Plakatkampagnen, durch Anzeigen in Zeitschriften und in Werbespots hämmerte man den Bundesbürgern ein, dass Fleisch, Milch, Eier, Speck und Butter Grundnahrungsmittel zur Erlangung der besten Gesundheit seien. Dem allgemeinen Tenor zufolge war es die Pflicht der guten Hausfrau, täglich Tierprodukte und deren Erzeugnisse auf den Tisch zu bringen, wenn sie Mann und Kinder stark und gesund halten wollte. Diese Werbelüge traf bei Millionen von mangelernährten Menschen einen echten Nerv, sodass die Wohlstandsbäuche stetig wuchsen und die Bürger der Bundesrepublik tonnenweise Hüftspeck ansetzten.

Während die Menschen ihre „gesunde" Leibesfülle in den Jahren des Wirtschaftswunders gedankenlos bis hin zu beinahe stolz mit sich herumtrugen, änderte sich das Körperbild stark mit der Fitnesswelle der 70er und 80er Jahre. Der Mehrheit der Deutschen wurde klar, dass der Speckgürtel um die eigene Mitte nicht nur einem ästhetischen Äußeren abträglich ist, sondern vor allem der Gesundheit schadet. Der Speck sollte schleunigst wieder weg. Doch wie?

Die Antwort darauf hielt die Low-Carb-Welle bereit. Zur Freude vieler Millionen von Anhängern, die mit Übergewicht zu kämpfen hatten, aber um keinen Preis von fettigen und fleischigen Essgewohnheiten ablassen wollten. Die Vorstellung, Braten, Speck, Eier und Fett nach Herzenslust verschlingen zu dürfen und dabei gleichzeitig gertenschlank zu werden, entsprach der heimlichen Fantasie vieler Amerikaner und Europäer, die über Jahrzehnte von der Fleisch- und Milchindustrie in Punkto Essen „erzogen" worden waren.

Die Low-Carb-Diät-Industrie bediente sich bereits aufgestellter Theorien und wusste sie effektiv zu vermarkten. Die propagierte Ernährungsregel war denkbar einfach: Kohlenhydrate solle man weitestgehend meiden. Beherzigt man dies, landet man automatisch bei einem Speiseplan voller Fleisch, Wurst, Eier und Butter. Käse und Milchprodukte dürfen Low-Carb-Anhänger nur in Maßen zu sich nehmen, da sie Kohlenhydrate in Form von Milchzucker enthalten – die fetten Alternativen von Sahne bis Vollfettquark und Käse der höchsten Fettstufe werden bevorzugt, weil sie weniger Kohlenhydrate enthalten. Getreide, Kartoffeln, Brot und Obst (die gesündesten Lebensmittel unseres Planeten!) sind verboten; ebenso wie viele Arten von Gemüse.

Die Low-Carb-Theorie besagt, dass der Körper, wenn man ihm die Kohlenhydrate entzieht, seinen Stoffwechsel verändert. Das stimmt tatsächlich. Eine Low-Carb-Diät enthält dem Körper seine wichtigste Energiequelle, die Kohlenhydrate, vor. Wenn der Organismus keinen Zucker, also keine Glukose, im Blut mehr zur Verfügung hat, um daraus Energie zu gewinnen, sucht er eine Alternative. Jetzt baut er Fettsäuren zu sogenannten Ketonkörpern um, damit diese die Glukose ersetzen können. Für den Körper ist dies ein ziemlich belastender Zustand. Die Ketone befinden sich im Blut, sie werden verstärkt im Urin ausgeschieden und abgeatmet. Jemand, der gerade eine Low-Carb-Diät macht, hat einen nach Aceton oder Lösungsmittel riechenden Atem. Dies ist im Übrigen auch das Symptom, an dem geschultes medizinisches Personal eine lebensgefährliche Ketoazidose bei Diabetikern erkennt.

Eine hohe Konzentration an Ketonkörpern führt darüber hinaus zu Kopfschmerzen, Müdigkeit und Muskelschmerzen. Doch diese Unannehmlichkeiten scheinen Low-Carb-Fans seit jeher unbeeindruckt zu lassen. Der bestechende „Vorteil" ist nämlich, dass Menschen all die Dinge in Massen zu sich nehmen dürfen, die in den meisten kalorienreduzierten Kuren verboten sind: fetten Speck mit Spiegeleiern in Öl und Butter gebraten, Steak mit Mayonnaise, Mascarpone, Schweinebraten... Dieser „Speiseplan" einer Diät faszinierte schon beim Auftauchen des Low-Carb-Plans die fleischeslustige Bevölkerung und ließ sie freudig zugreifen.

Auf diesem Boden entwickelte sich die Low-Carb-Diät zu einem spektakulären Erfolg; Bücher darüber verkaufen sich bis zum heutigen Tag oft über 10 Millionen Mal. Gleichzeitig erwies Low-Carb der Tierlebensmittel produzierenden Industrie einen unschätzbaren Marketing-Dienst, während die Gesundheit des Einzelnen dabei völlig aus dem Fokus geriet. Im Prinzip gleicht die Geschichte der Low-Carb-Diäten in etwa der des Rauchens und bestätigt einen Grundsatz: Erzähle den Menschen etwas Gutes über ihre schlechten Angewohnheiten und Du brauchst Dich über mangelnden Umsatz oder die Zahl Deiner Kunden nicht zu sorgen.

Aber Low-Carb wirkt doch! Oder nicht?

Fatal ist, dass im Falle der Low-Carb-Diät der natürliche Wasserverlust des Körpers den Diätwilligen in den ersten Tagen einen großen Abnehmerfolg vorgaukelt und sie auf diese Weise bei der Stange bleiben. Schränkst Du nämlich Deine Zufuhr an Kohlenhydraten stark ein, greift der Körper rasch auf seine eigenen Zuckerreserven zurück – schließlich wird der essentielle Stoff zur Versorgung aller Deiner Zellen unbedingt benötigt. Diese Reserven, Kohlenhydrate in Form von Glykogen, wackeln weder in Deinem Po, noch sorgen sie dafür, dass Dein Hosenbund spannt; sie lagern unsichtbar in Deiner Leber und Deinen Muskelzellen. Bei Bedarf sorgen sie dann für kurze Energie-Überbrückungen und werden bald danach, nämlich mit der nächsten kohlenhydratreichen Mahlzeit, wieder aufgefüllt.

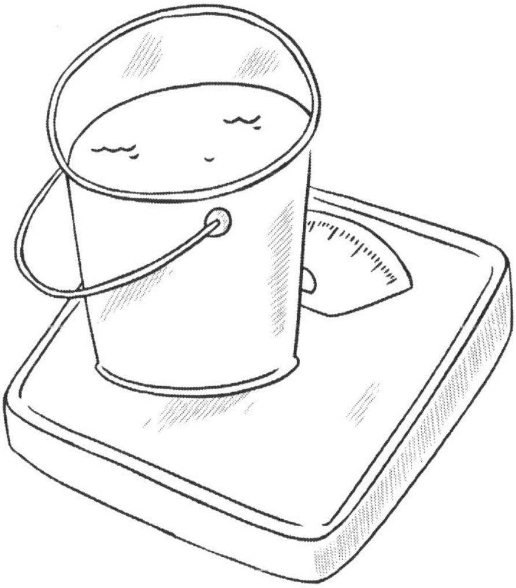

Leerst Du diese Speicher durch eine Low-Carb-Diät rigoros, verlierst Du in kürzester Zeit 6 Kilo und mehr Gewicht auf der Waage – und zwar Flüssigkeit und kein Gramm Fett! Woher dieser krasse Gewichtsverlust? Jedes Gramm des gespeicherten Zuckers in Deiner Leber und Deinen Muskeln **bindet zusätzlich ein Vielfaches an Wasser** an sich, das sofort ausgeschieden wird, wenn Du Deinen Körper dazu nötigst, all seine Kohlenhydratreserven zu verbrauchen. In der Konsequenz stehst Du mit einer etwas weniger straffen Haut und womöglich sogar leichten Wadenkrämpfen durch den Mineralverlust auf der Waage und freust Dich über eine niedrigere Zahl – Erfolg!? Im Gegenteil. In Wirklichkeit ist bisher kein Gramm Fett aus Deinem Körper verschwunden.

So schnell wie der trügerische Effekt einsetzt, so abrupt wird er wieder aufgehoben, wenn Du die nächste Kohlenhydratmahlzeit zu Dir nimmst. Bei der nächsten Portion Kartoffeln oder Pasta bunkert Dein Körper sofort wieder Zucker für schlechte Zeiten in seinem Gewebe – immerhin hast Du ihm ja bewiesen, dass Du ihm schlechte Zeiten bescherst – und Dein Organismus lagert wieder etwas Wasser ein. Die Zahl auf Deiner Waage klettert daraufhin in die Höhe und frustriert Dich maßlos. Und führt Dich darüber hinaus noch zu der irrigen Annahme, dass Pasta, Brot und Kartoffeln Dich zunehmen lassen. Wohlgemerkt, in diesem ganzen Spiel hatte kein Fett Deinen Körper verlassen, noch ist welches hinzugekommen. Du hast Dich einfach einer gesundheitsschädlichen Entwässerungskur namens Low-Carb-Diät unterzogen. Wenn Du Deinen dehydrierten Zustand ewig beibehalten wolltest, müsstest Du theoretisch dauerhaft, soll heißen: ein Leben lang, auf Kohlenhydrate verzichten. So wie es die fanatischen Low-Carbler tatsächlich predigen. Doch wie würde sich das auf Deine Gesundheit auswirken?

Low-Carb belastet die Gesundheit

Wie wir schon im Kapitel „Gesund mit Pflanzenkraft“ gesehen haben, bedeutet eine Ernährung von Fleisch, Wurst, Käse, Butter und Eiern eine Kost, die extrem reich an gesättigten tierischen Fetten und Proteinen ist und Dir massenweise Cholesterin zuführt. Ein erhöhter Cholesterinspiegel wiederum gilt als einer der großen Risikofaktoren für degenerative Gefäßkrankheiten.[140] Es überrascht demnach nicht, dass eine umfangreiche Studie mit 40.000 Teilnehmerinnen den direkten Zusammenhang zwischen einer Low-Carb-Ernährung und dem gesteigerten Risiko für Schlaganfälle und Herzinfarkte belegt.[141] Zudem birgt eine fast ausschließlich auf Tierprodukten basierende Kost das

Risiko einer starken **Übersäuerung** (Azidose) des Blutes, die ein lebensbedrohliches Ausmaß annehmen kann.[142] Akne und Verstopfung, die mit der Low-Carb-Diät erwiesenermaßen einhergehen, scheinen im Vergleich zu den im Vorangehenden erwähnten Risiken schon beinahe annehmbare Nebenwirkungen zu sein; die Gefahr einer Niereninsuffizienz und von Leberschäden[143] sollte dagegen jeden vernünftigen Menschen von den Low-Carb-Dogmen Abstand nehmen lassen.

Das immer wieder zitierte Argument, Low-Carb würde den Blutzuckerspiegel senken, weil nur Lebensmittel mit wenig Kohlenhydraten zu sich genommen würden, wurde bereits im Jahre 1927 ad absurdum geführt. Damals setzte der Wissenschaftler Dr. J. Shirley Sweeney Gruppen seiner Studenten für kurze Zeit auf eine Diät, die nur auf tierischem Protein basierte (Hühnchen, Eiweiß, Rind), und beobachtete die gesundheitlichen Auswirkungen. Bereits nach wenigen Tagen wiesen alle Probanden einen prädiabetischen bis diabetischen Blutzuckerspiegel auf.[144] Im Gegensatz zu den Behauptungen von Low-Carb-Befürwortern gehen Wissenschaftler heutzutage vielmehr davon aus, dass Diabetes (Typ 2) durch ein Übermaß an tierischen Fetten und Proteinen in der „westlichen" Ernährungsweise erzeugt wird[145] und durch einen totalen Verzicht auf Fleisch und Milch und durch die Konzentration auf fettarme, pflanzliche Nahrung **wieder vollständig reversibel** ist.[146]

Zusammengefasst bedeutet Low-Carb also ein großes Maß an gesundheitlichen Risiken für ein paar Liter ausgeschwemmtes Wasser. Ein Deal, den Du wohl nicht freiwillig eingehen würdest!

„Meine beste Freundin hat aber 15 Kilo mit Low-Carb verloren – und ihre Cholesterinwerte sind auch gesunken!" solche Stimmen hört man nicht selten in hitzigen Diskussionen um die richtige Ernährungsweise. Tatsächlich verlieren Menschen, die eine gewisse Zeit lang die von Low-Carb empfohlene Ernährungsweise befolgen, an Gewicht – manchmal sogar stärker als Vergleichsgruppen. Der Grund ist keine geheimnisvolle fettschmelzende Wirkung von Butter und Speck. Der hochgelobte Zustand der Ketose bringt so manch üble Nebenwirkung mit sich: Migräne, Müdigkeit, Muskelschmerzen, Erschöpfung und Übelkeit. In diesem Zustand verlieren viele Diätwillige zudem ganz von alleine den Appetit, sodass sie zwar nominell allen Bratspeck der Welt vertilgen dürften – es aber freiwillig nicht tun. Dieser Effekt ist, ganz nebenbei bemerkt, das eigentliche „Geheimnis" hinter der Wirksamkeit von Low-

Carb. Oft wird auch darüber berichtet, dass die Low-Carb-Diät positive Auswirkungen auf die Gesundheit hat, indem sie die Blutwerte verbessert. Dass während einer Fastenperiode, in denen die Kalorienzufuhr drastisch eingeschränkt wird, der Cholesterinspiegel und die Blutfette vorübergehend sinken können, ist allerdings ein bekanntes Phänomen. Es hat nichts mit der gesundheitsfördernden Wirkung der Low-Carb-Diät zu tun – ähnliche Effekte sind immerhin auch bei Patienten einer Chemotherapie nachgewiesen worden.[147]

Low-Carb – Die natürliche Ernährung des Menschen?

Low-Carb-Gurus negieren all die gesundheitlichen Risiken und zweifelhaften Wirkmechanismen ihrer Ernährungsweise. Stattdessen wollen sie uns weismachen, dass eine Ernährung, die auf Fleisch basiert und kaum Stärke enthält, die natürliche Kost des Menschen sei. So habe sich die humane Diät in der Steinzeit entwickelt und würde daher auch heutzutage noch mit unserem Körper am besten harmonieren.

Diese Aussage lässt sich auf mehrfache Weise in Frage stellen. Zunächst einmal ist es höchst zweifelhaft, dass alle Menschen des Steinzeitalters täglich kiloweise Fleisch verschlungen haben. Low-Carbler weisen zwar darauf hin, dass fast ausschließlich Tierknochen als Abfall in den Überresten ehemaliger Siedlungen entdeckt wurden; diese Tatsache versteht sich allerdings von selbst: kein Obstkern, -stiel oder -schalenteil würde die Zeitspannen seit damals überdauern, sodass man ihn heute mit bloßem Auge erkennen könnte! Doch dank neuester mikroskopischer Methoden sind Wissenschaftler in der Lage, an frühzeitlichen Relikten von Feuerstellen, Wohnstätten und in Gebissen von menschlichen Überresten kleinste Stärkekörnchen nachzuweisen. Untersuchungen bieten Anhaltspunkte dafür, dass die frühen Menschen sich bereits während der Mittelsteinzeit vor 105.000 Jahren zu einem großen Teil von Knollen, Wurzeln, Früchten, Rinden und Samen ernährt haben. Die Indizien für das Kochen von stärkehaltigen Pflanzen sind sogar bereits in 30.000 Jahre alten Siedlungsresten nachgewiesen worden.[148] Schließlich kann man davon ausgehen, dass die Menschen alle Nahrungsquellen genutzt haben, die ihnen in unmittelbarer Umgebung zur Verfügung standen und *die* Steinzeiternährung daher kaum als übergreifendes Profil existierte. Low-Carb-Anhänger werben damit, dass eine fleischreiche Kost für den Menschen besonders natürlich sei. Woran wollen sie diese Tatsache festmachen? An der besonders guten Gesundheit der frühen Menschen? An den Errungenschaften, die ihre Gesellschaft im Bereich

Wissenschaft, Architektur und Kunst hervorgebracht hat?

Die Wahrheit ist doch, dass wir Menschen unser Potential erst haben entfalten können, seitdem das Anbauen und der Konsum von stärkehaltigen Nahrungspflanzen unsere Gesellschaftsstruktur entscheidend veränderte.

Und auch der Ansatz, dass die Ernährungsweise der Steinzeit die evolutionär bestangepasste Ernährungsweise für unsere gute Gesundheit sei, ist kritisch zu hinterfragen. Die Evolution will schließlich nicht von sich aus, dass wir bis ins Alter von knapp 100 Jahren ein beschwerdefreies Leben führen. Ihre Ziele sehen ganz anders aus: Das Individuum sollte ein fortpflanzungsfähiges Alter erreichen und im besten Fall dem Nachwuchs zu einem sicheren Start ins Leben verhelfen. Punkt. Im Evolutionsplan wird nicht vorgeschrieben, was wir essen sollten, um noch mit 80 Jahren joggen zu können. Aber wir können es für uns selbst planen.

Wenn wir bis ins hohe Alter fit sein möchten, sollten wir uns daran halten, welche Ernährungsweise die häufigsten Gefahren für unsere Gesundheit am besten vermeidet und welche Kost die meistverbreiteten Krankheiten am besten heilt. Welche Kost senkt einen hohen Blutzuckerspiegel, einen hohen Blutdruck und einen hohen Cholesterinspiegel? Eine fettarme, pflanzliche Ernährung. Und zwar binnen nur sieben Tagen mit messbarem Erfolg[149]! Statt darüber zu spekulieren, ob Steinzeitmenschen beim Fleischverzehr eine gute Gesundheit behielten, sollten wir uns auf aktuelle Informationen und wissenschaftliche Studien verlassen.

In zwei interessanten Studien[150] stellte man fest, dass Amerikaner, die eine fleischfreie Diät einhielten, eine deutlich höhere Aufnahme von gesunden Nährstoffen erzielten, obgleich sie durchschnittlich weniger wogen. Wir wissen, so Dr. Michael Greger, dass Vegetarier tendenziell schlanker sind, aber es wird oft angenommen, dass eine vegetarische Diät unzureichend Nährstoffe liefert. In der Studie wurden die Daten von 13.000 Menschen analysiert. Die Nährstoff-Aufnahme wurde verglichen zwischen einer Gruppe, die sich fleischfrei ernährte und einer Gruppe, die Fleisch aß. Man stellte fest, dass diejenigen, die sich vegetarisch ernährten, eine höhere Aufnahme von nahezu jedem Nährstoff aufweisen konnten, z. B. Ballaststoffen, Vitamin A, Vitamin C, Vitamin E, Vitamin B, Kalzium, Magnesium, Eisen, Kalium, während sie gleichzeitig weniger der gefährlichen Stoffe zu sich nahmen, wie z. B. gesättigte Fette und Cholesterin. (Und ja, sie nahmen genügend Protein zu sich). Im Hinblick auf das Gewicht konsumierten die Vegetarier jeden Tag durchschnittlich 363 kcal weniger als die Fleischesser. Das ist die Kalorieneinschränkung, die Menschen normalerweise eingehen, wenn sie eine Diät beginnen. Vegetarier nehmen also auf ganz natürliche Weise weniger Kalorien zu sich. Eine vegetarische Ernährung könnte also als "All you can eat"-Version einer kalorienreduzierten Fleischesser-Ernährung angesehen werden. Sie hilft dabei, natürlich Gewicht zu verlieren und es zu halten, ohne bewusst eine Diät machen zu müssen.

Wie erfolgreich ist eine Ernährung, die pflanzenbasiert ist? Eine pflanzliche Ernährungsweise gehört, so die Studie weiter, tatsächlich zu den *einzigen* Ernährungsweisen, die langfristig aufrechterhaltbar sind. Das liegt nicht nur daran, dass Menschen viel Gewicht verlieren, sondern sich auch viel besser fühlen. Es gibt kein Kalorienzählen oder Portionskontrolle. Pflanzenesser scheinen einen um 11 % höheren Grundumsatz im Ruhezustand zu haben, Vegetarier und Veganer gleichermaßen, im Vergleich zu Menschen, die Fleisch essen.

Auch wenn in der obigen Studie die Vegetarier Milch und Eier konsumierten, zeigte sich, dass die einzige Gruppe, die ein Idealgewicht hatte, die Gruppe der Veganer war. Jedoch konnte man eindrucksvoll zeigen, dass die pflanzliche Ernährung die nährstoffreichste Ernährungsweise ist, die es gibt. Jeder kann mit einer Diät kurzfristig abnehmen, aber langfristig funktionieren sie meistens nicht, da Teilnehmer nach einer Diät zu ihrer gewohnten Ernährungsweise zurückkehren. Es ist also wichtig, ein lebenslanges Muster gesunder Ernährung anzustreben und viel mehr pflanzliche Nahrung auf den Teller zu packen, und dafür die tierischen Lebensmittel zu limitieren.

8. Hinweise für Veganer

Ergänzungsmittel, B12, Kalzium, Protein, Eisen und Fett

Wenn Du Dich entschließt, der Von-M-zu-S-Anleitung zu folgen oder Dich sowieso schon vegan ernährst, dann können Dir die folgenden Hinweise und Tipps helfen, den Nährstoffhaushalt Deines Körpers im Gleichgewicht zu halten.

Bei einer rein pflanzlichen Ernährung über einen längeren Zeitraum (ein Test von 30-Tagen stellt da noch kein Problem dar) solltest Du Vitamin B 12 (siehe nächster Punkt) einnehmen. Jod erhältst Du aus Algen oder Jodsalz, dabei solltest Du darauf achten, es sparsam anzuwenden (siehe vorherige Infos über Salz).[151] Im Winter solltest Du eventuell Vitamin D (entweder veganes Vitamin D2 oder Vitamin D3 veganer Herkunft) einnehmen, dazu kannst Du Deinen Arzt befragen.[152]

Andere Nahrungsergänzungsmittel sind bei dieser Art von Ernährung nicht notwenig.

Vitamin B12

B12 stammt von Bakterien und von anderen Einzellern. Richtig ist, dass B12 nicht in Pflanzen enthalten ist (Bodenbakterien befördern manchmal Spuren des Vitamins in Wurzelgemüse[153]). Fleisch und andere tierische

Produkte enthalten B12, weil es im Darm der Tiere durch Bakterien hergestellt und dann vom Gewebe aufgenommen wird.[154]

Vitamin B12 kann von Pflanzenfressern wie Kühen und Schafen aus ihrer Nahrung heraus synthetisiert werden – vom menschlichen Organismus nicht. Zwar existieren in unserem Darm Bakterien, die Vitamin B12 herstellen; allerdings bewohnen sie einen Abschnitt, in dem kein Vitamin B12 in den Organismus resorbiert wird. Wir können laut aktuellem medizinischen Forschungsstand das Vitamin B12 unserer Eigenbakterien nicht nutzen. Oder doch? Ein Faszinosum besteht darin, dass der menschliche Körper einen unglaublich großen Speicher für das wichtige Vitamin hat. Man vermutet, dass wir über 5 bis 10 Jahre lang komplett auf die B12-Zufuhr durch tierische Nahrung verzichten könnten, ohne Mangelerscheinungen zu erleiden.

Bisher durchgeführte Versuche scheinen diese These zu bestätigen. Die Vitamin-B12-Mangelsymptome, die in der medizinischen Literatur an Erwachsenen beschrieben werden, wurden allesamt durch eine Aufnahmestörung verursacht und nicht durch eine rein pflanzliche Lebensweise. Bei einem bestimmten Krankheitsbild kann das aufgenommene B12 nicht verstoffwechselt werden, sodass es zu schweren Symptomen kommt: körperliche Erschöpfung, Konzentrationsschwäche, neurologische Beeinträchtigungen bis hin zur Demenz. Gesunde Menschen, die sich einige Zeit vegan ernähren, müssen diese Konsequenzen keinesfalls befürchten.

Im Falle von Kindern sieht die Sache etwas anders aus. Föten und Neugeborene verfügen nicht über einen Vitamin-B12-Speicher, daher kann sich eine B12-arme Ernährung der Mutter, die sich auch auf die Muttermilch auswirkt, bei ihnen negativ bemerkbar machen.[155] Andersherum können werdende Mütter Mangelzustände bei ihren ungeborenen Babies und ihren Stillkindern vorbeugen, wenn sie selbst auf ihren Vitaminhaushalt achten. Der wissenschaftliche Konsens rät daher aktuell zu einer Vitamin-B12-Supplementierung im Rahmen einer veganen Lebensweise.[156] Auf diese Weise schaltest Du alle Risiken aus und erlaubst Dir eine rein pflanzliche Ernährung ohne die Sorge, es fehle Dir vielleicht an irgendetwas.

Der Tagesbedarf ist sehr gering, die empfohlene Dosis beträgt 2 Mikrogramm. Dr. Esselstyn empfielt eine Dosis von 1000 mcg täglich.

Kalzium

Das Bild vom glücklichen Kind mit dem Milchbart, eine Werbeerscheinung der 90er Jahre, ist aus den Köpfen vieler Menschen nicht wegzudenken. *Die Milch macht's,* hieß es damals, und mit unseren aktuellen Informationen möchte man gern polemisch antworten mit: Ja, das tut sie. Und zwar Diabetes, Krebs und Osteoporose!

Starke Knochen versprach das tägliche Glas Milch, weil sie relativ viel Kalzium enthält, das ein entscheidender Baustoff für unsere Knochensubstanz ist. Tatsächlich kann man sich in Nährstofftabellen davon überzeugen, dass Milch und ihre Abkömmlinge im Vergleich zu manch anderem Lebensmittel viel Kalzium enthalten – doch kommt davon alles in unseren Knochen an? In der Realität scheint Milch eher ein Kalziumräuber zu sein, weil ihr hoher Gehalt an tierischem Protein den Körper zu einer vermehrten Ausscheidung des Mineralstoffes stimuliert. Dies könnte ein Grund dafür sein, dass die Länder mit dem höchsten Milchkonsum auch gleichzeitig die höchste Osteoporoserate aufweisen.[157]

Ein weiterer Grund liegt in der Galaktose. Dieses Abbauprodukt des Milchzuckers (Laktose), welches im Verdauungsprozess entsteht, scheint sich sowohl negativ auf die Knochendichte auszuwirken als auch Entzündungsprozesse auszulösen. Eine Studie an 100.000 Milchtrinkern bewies, dass Frauen proportional zur Menge der konsumierten Milchprodukte eine erhöhte Wahrscheinlichkeit von Herzkrankheiten, Krebserkrankungen und Hüftfrakturen aufwiesen.

Wie reich die Milch auch an Kalzium ist, es scheint weder zur allgemeinen Gesundheit noch zur Knochensubstanz beizutragen. Viel gesünder sind da pflanzliche Kalziumlieferanten wie Broccoli, Haselnüsse, Grünkohl, Sesam und getrocknete Feigen. Auch kalziumreiches Mineralwasser trägt zu Deiner täglichen Mineralversorgung bei. Zudem gilt es noch einen weiteren Zusammenhang zu beachten. Um Kalzium gut zu verwerten, benötigt Dein Organismus zusätzlich Vitamin D.

Vitamin D3

Dieses Vitamin ist darüber hinaus noch an vielen anderen Stoffwechselprozessen beteiligt und immens wichtig für die menschliche Gesundheit, sowohl körperlich als auch psychisch. Vitamin D erhältst Du einerseits aus Steinpilzen, Pfifferlingen, Champignons und Avocados; andererseits bildet es Dein Körper selbst, wenn Du ihn lässt. Dafür braucht er täglich einen Spaziergang unter freiem Himmel und dabei etwa 30 Minuten Bestrahlung durch Sonnenlicht. Idealerweise kannst Du das mit Deinem Bewegungsprogramm verbinden.

Lasse den Vitamin-D-Spiegel in Deinem Blut prüfen. Wenn er normal ist, wird Vitamin D nicht benötigt. Wenn sich Dein Wert unter dem normalen Level befindet, rät Dr. Caldwell B. Esselstyn Jr. in seinem *Dr. Esselstyn Food Plan* zu 1000-2000 IU (internationalen Einheiten) täglich, bis der niedrige normale Wert erreicht ist.

Proteine

Diese Frage stellen vor allem Männer gern, denn es gibt noch ein weiteres Bild, das die Werbeindustrie im Laufe der Vergangenheit intensiv in unser Bewusstsein gehämmert hat: Fleisch macht Muskelberge. Langsam versuchen vegane Kraftsportler in den sozialen Medien diesem Vorurteil entgegenzuwirken, doch der Glaube ist hartnäckig.

Zunächst einmal benötigen menschliche Körper weit weniger Protein als es die Fleischliebhaber wahrhaben wollen. 5 Prozent der täglichen Kalorienzufuhr sollten aus Eiweiß stammen, so empfiehlt es die Weltgesundheitsorganisation. Dem würden etwa 30 g Protein täglich für eine durchschnittliche Frau entsprechen. Selbst wenn Du einen reinen Reis- oder Kartoffeltag einlegen würdest, also Deinen gesamten Energiebedarf durch stärkereiche Pflanzen decken würdest, würdest Du diesen Bedarf sprengen. Eine Tagesration Reis würde Dir 48 g Proteine liefern und Kartoffeln sogar 67 g. Dabei gelten diese Pflanzen als relativ eiweißarm. Quinoa, Amarant, Linsen, Bohnen und Kichererbsen enthalten wesentlich mehr pflanzliche Proteine.

Die Proteine aus Pflanzen sind aber nicht so hochwertig wie die von Tieren, wenden verunsicherte Konsumenten ein. Das stimmt nicht. Selbst wer dem 100 Jahre alten Konzept der biologischen Wertigkeit noch nachhängt, der muss in den Tabellen nachlesen, dass eine Mischung von Bohnen und Mais mit einer biologischen Wertigkeit von 101 das gelobte Rindfleisch mit 92 eindeutig übertrifft. Selbst extremer Muskelaufbau im Rahmen von Bodybuilding funktioniert mit Reisprotein ebenso gut wie mit Molkeprotein.[158]

Andersherum sollten sich viele Menschen, die Fleisch aufgrund der Proteine essen, einmal mit den Gefahren von tierischem Eiweiß auseinandersetzen. Es kurbelt nämlich die Produktion des Wachstumsfaktors IGF-1 in unserem Organismus ordentlich an. Bodybuilder denken jetzt natürlich an einen massigen Bizeps, doch leider bringt IGF-1 auch Dinge zum Wachsen, die niemand in seinem Körper haben möchte. Die meisten Tumore sind nämlich geradezu übersät mit IGF-1-Rezeptoren und so sprechen Krebszellen auf ein IGF-1-reiches Blutumfeld mit einem siebenmal stärkeren Wachstum an als auf das IGF-1-arme Blut eines Veganers.[159]

Anhand der folgenden Tabelle kannst Du sehen, wie viele Proteine in pflanzlichen Lebensmitteln stecken. Beachte dabei, dass die Werte nicht so hoch sind wie bei tierischen Produkten, aber sie dafür besser verwertbar sind und keine Krankheiten hervorrufen.

Pflanzliche Lebensmittel mit einem hohen Gesamtproteingehalt

Durchschnittlicher Proteingehalt pro 100 g

1. Hülsenfrüchte und Produkte aus Hülsenfrüchten:

Erbsen:	5,4 g
Lupine:	10,8 g
Rote Linsen:	12,8 g
Sojabohnen:	20,0 g
Tofu:	16,1 g
Weiße Bohnen:	6,6 g

2. Nüsse:

Cashewnüsse:	17,0 g
Haselnüsse:	16,3 g
Mandeln:	22,0 g
Walnüsse:	14,4 g

3. Getreide und Getreideprodukte:

Brot (Vollkorn):	6,5 g
Brot (Weizenmisch):	7,5 g
Dinkelflocken:	14,2 g
Haferflocken:	13,5 g
Reis (ungekocht):	7,8 g
Mais (roh):	3,3 g
Nudeln:	12,5 g

4. Pseudogetreide

Buchweizen:	10,0 g
Quinoa:	12,3 g

5. Gemüse (je 100 g Naturprodukt frisch/roh):

Blumenkohl:	2,5 g
Brokkoli:	3,8 g
Champignons:	2,7 g
Salatgurke:	0,6 g
Kartoffeln:	1,9 g
Kohl:	2,7 g
Spinat:	2,8 g
Tomaten:	1,0 g
Zucchini:	2,0 g

Eisen

Veganer nehmen sogar mehr Eisen zu sich als Mischköstler – das beweisen vergleichende Studien.[160] Dabei nehmen die männlichen Veganer etwas mehr Eisen zu sich, als es Ernährungswissenschaftler empfehlen. Veganerinnen liegen leicht unterhalb der Empfehlungen; vielleicht weil sie bei Eisenlieferanten, die gleichzeitig viel Stärke enthalten (Getreide, Hülsenfrüchte), immer noch zögerlicher zugreifen als die Männer.

Eisenmangel lässt die Betroffenen sich abgeschlagen und müde fühlen, sie sind blass und weniger leistungsfähig. Das beste Rezept gegen diese Symptome ist laut Fleischfanatikern wohl ein saftiges Steak. Dabei ist der Eisengehalt von Rindfleisch nicht einmal besonders hoch mit etwa 2,9 Milligramm pro 100 g. Linsen liefern auf dieselbe Menge bereits 6,9 Milligramm und damit das Doppelte. Andere Pflanzen können auch das noch toppen: Weizenkleie enthält 16 Milligramm, Kürbiskerne 12 Milligramm, Mohn und Sesam rund 10 Milligramm und Leinsamen, Amarant und Quinoa etwa 8 Milligramm.

Die empfohlene tägliche Ration von 15 mg kannst Du als Frau also gut mit einer auf Getreide und Hülsenfrüchten basierenden Ernährung erreichen. Am besten kombinierst Du zusätzlich ein Vitamin C reiches Gemüse wie Brokkoli, Rosenkohl und Paprika dazu, da das Vitamin die Eisenaufnahme steigert.

Wozu dann Fleisch? Wir brauchen Eisen für unseren roten Blutfarbstoff, das Hämoglobin. Diese Tatsache führte wohl zu dem Volksglauben, dass wir besonders gutes Eisen erhalten, wenn wir blutiges Fleisch zu uns nehmen. Dieses Eisen könnte allerdings auch besonders schlecht für unsere Gesundheit sein. Im Gegensatz zu Pflanzen enthält Fleisch eine spezielle chemische Form des Spurenelementes, das sogenannte Häm-Eisen. Dieser Stoff steht laut aktueller Erkenntnisse im Zusammenhang mit der Entwicklung von Darmkrebs.[161]

Fazit: Veganer essen mehr Eisen, aber sie können einen Mangel erleiden, wenn sie sich ungesund ernähren. Fleisch ist aufgrund der vielen negativen gesundheitlichen Auswirkungen, auch bedingt durch sein Häm-Eisen, keine Alternative zu pflanzlichen Eisenquellen.

Wissenswertes zu Öl und essentiellen Fetten

Öl ist kein natürliches Lebensmittel

Viele Menschen haben diese Tatsache gar nicht in ihrem Bewusstsein verankert. Dass Weißmehl nicht vollkommen ursprünglich ist, weil bei seiner Produktion Getreide nicht nur gemahlen, sondern auch von allen Randschichten und Schalenstoffen befreit wird, ist vielen Menschen bekannt. Dass Zucker nichts mehr mit der ursprünglichen Zuckerrübe zu tun hat, nachdem sie in kleine Stücke gehackt, zu Sirup eingekocht, auskristallisiert und raffiniert wurde, ist auch nicht unbekannt. Auch dürfte in der Ernährungsbildung der meisten verankert sein, dass man viel von den so industriell erzeugten Lebensmitteln eigentlich nicht essen sollte, um gesund zu bleiben.

Dass diese Tatsache ebenso für Pflanzenöl gilt, ruft häufig Verwunderung hervor: „Ich dachte, dass sei so gesund fürs Herz."

So wie Zucker keine Zuckerrübe mehr ist, ist Öl kein Sonnenblumenkern, keine Olive, keine Walnuss, kein Kürbiskern und kein Rapssamen. Wo all diese Nahrungsmittel, obgleich sie eine Menge Fett enthalten, dem menschlichen Organismus durch ihren Gehalt an Ballaststoffen, Kohlenhydraten, Vitaminen, Mineralstoffen und sekundären Pflanzenstoffen dienlich sein können, enthält Öl nichts mehr von all diesen günstigen Substanzen. Es liefert nur noch **„leeres" Fett** und hat mit der ursprünglichen Zusammensetzung der gesamten Pflanze wenig zu tun – schließlich sind alle Charakteristika einer Pflanze durch das Raffinieren vom Öl getrennt worden.

Der Mythos, dass Pflanzenöl gegen Herz-Kreislauf-Erkrankungen wirke, ist aller Wahrscheinlichkeit nach von der Lebensmittelindustrie verbreitet worden, so wie es einst hieß, Fleisch sei ein Stück Lebenskraft und Milch schütze vor Kalziummangel. Stets führen vor allem die Olivenölproduzenten die mediterrane Bevölkerung als Beweis für die angeblich herzgesunde Wirkung ihres Produktes an. Tatsächlich gibt es in den Mittelmeerländern eine etwas niedrigere Herzinfarktrate als zum Beispiel in Osteuropa (das stets zitierte Gefälle zwischen Nord- und Südeuropa existiert laut neuester Studienergebnisse übrigens nicht)[162], jedoch darf man diese Tatsache keinesfalls mit dem angeblichen Mehrkonsum von Olivenöl in den mediterranen Ländern in Verbindung bringen. Tatsächlich zeigen sich tendenzielle Unterschiede in der Ernährung von Ländern mit einer eher niedrigen Rate von Herzerkrankungen wie Griechenland und Italien im Vergleich zu Ländern mit einer eher hohen Rate wie Lettland oder Irland; diese sind allerdings umfangreicher als der unterschiedliche Olivenölkonsum. In Ländern wie Italien und Griechenland werden traditionell mehr Gemüse, mehr Hülsenfrüchte, mehr stärkereiche Pflanzen, also insgesamt mehr Ballaststoffe und weniger Fleisch konsumiert als in den baltischen Staaten und Osteuropa. Dies scheint unter Berücksichtigung aller bereits angeführter Studien ein plausibler Grund für die niedrigere Herzerkrankungsrate zu sein – eine pflanzlich orientierte Ernährung wirkt sich in diesem Falle positiv aus trotz des konsumierten Olivenöls.

Auch die Legende, dass Omega-3- und Omega-6-Fette die Arterien vor Ablagerungen schützen würden, setzte wohl jemand mit wirtschaftlichen Interessen in die Welt – tatsächlich entdeckten Wissenschaftler diese beiden Fettsäuren als Bestandteil gefäßverstopfender Plaques.[163]

Wie viel Fett sollen wir also zu uns nehmen, um Pfunde zu verlieren, aber uns gleichzeitig langfristig gesund zu ernähren? Eine fettarme, pflanzliche Ernährung, die auf stärkereichen Lebensmitteln, Gemüse und Obst basiert, enthält gemäß der Empfehlung vieler Ärzte und Naturwissenschaftler (u.a. Dr. Dean Ornish, Dr. Neal Barnard, Dr. Nathan Pritikin, Dr. John McDougall, Dr. Caldwell Esselstyn, Dr. Colin Campbell etc.) ungefähr 10 % Fett. Dieses Fett stammt dabei weder aus Tierprodukten, noch wird es in Form von extrahiertem Öl zugesetzt – Obst, Gemüse, stärkereiche Pflanzen und ein kleiner Anteil (ca. 30 g) von

Ölfrüchten, Nüssen und Samen liefern den empfohlenen Fettgehalt: 1 bis maximal 2 Teelöffel geschrotete Leinsamen und/oder Chia-Samen täglich.

Bloß nicht im falschen Verhältnis!

Fett ausschließlich aus vollwertigen Pflanzen zu essen – dieser Gedanke widerstrebt vielen Menschen, die mit den Ernährungsempfehlungen der letzten Jahrzehnte aufgewachsen sind. Können uns Pflanzen wirklich alles Fett liefern, das wir brauchen?

Was ist überhaupt das Fett, das wir brauchen? Fette kommen natürlicherweise in drei unterschiedlichen Arten vor: gesättigte, einfach ungesättigte und mehrfach ungesättigte Fettsäuren. „Gesättigt" bedeutet schlichtweg, dass in den langen Kohlenstoffketten, die ein Fettmolekül ausmachen, alle C-Atome ihr volles Bindungspotential erreicht haben. Sie sind sowohl untereinander als auch mit umliegendem Wasserstoff so verbunden, dass sie nicht danach streben, weitere Reaktionen einzugehen. „Ungesättigt" bedeutet, dass einige der Kohlenstoffatome eines Fettes ihre Bindungskräfte nicht voll ausnutzen. Sie sind dann mehrfach miteinander verbunden, doch können, falls ein geeignetes anderes Atom vorbeikommt, dieses anziehen und mit ihm in Verbindung gehen. Ungesättigte Fette sind daher reaktionsfreudig und stoßen verschiedene Prozesse im Körper an. „Einfach" oder „mehrfach ungesättigt" bezeichnet hier, ob so ein reaktionsfreudiges Atom nur an einer oder an mehreren Stellen in dem betreffenden Fettmolekül vorkommt.

Wir brauchen alle drei Arten von Fetten – sollen wir deshalb auch alle zu uns nehmen? Nicht unbedingt. Warum Du keine tierischen Produkte mit reichlich gesättigtem Fett essen solltest, habe ich bereits an mehreren Stellen erläutert. Der Punkt am Fett ist: Unser Körper ist in der Lage, beinahe alle benötigten Fette selbst herzustellen. Du brauchst kein Schnitzel essen, um Deinen „Bedarf" an gesättigtem Fett zu decken – das schadet an anderer Stelle viel mehr und nützt gar nichts.

Es gibt nur zwei Arten von Fetten, die unser Organismus nicht selbst synthetisieren kann: Omega-3 und Omega-6. Beide werden deshalb auch als „essentielle" Fettsäuren bezeichnet und Du solltest sie mit der Nahrung aufnehmen. Allerdings nicht unbedacht... *„40-jähriger Veganer stirbt an Herzinfarkt!"* So lautet der Titel eines unterhaltsamen und informativen Vortrages von Dr. Michael Greger. Er beschreibt, was die

Gefahren sind, wenn man durch künstliche und raffinierte Lebensmittel sein Gleichgewicht im Körper zerstört – selbst wenn man formal rein pflanzlich isst.

Die Omega-3- sowie die Omega-6-Fette sprechen in unserem Organismus bestimmte Gewebshormone an, deren Bildung sie unterstützen. Die Rede ist von den sogenannten Prostaglandinen, die es in verschiedenen Arten gibt, welche beinahe entgegengesetzte Aufgaben erfüllen. Aus Omega-6-Fetten werden die Serie-2-Prostaglandine gebildet. Sie verstärken und verursachen Entzündungen, sie verengen die Blutgefäße, verstärken die Blutgerinnung und erhöhen den Schmerzreiz. Diese Effekte, auch wenn sie sich im ersten Moment negativ anhören, sind im Falle einer Verletzung des Organismus besonders wichtig. Die Serie-3-Prostaglandine dagegen, welche durch Omega-3-Fette gebildet werden, hemmen die Produktion der Serie-2-Prostaglandine – sie wirken also mittelbar Entzündungen entgegen.

Normalerweise sollten sich die beiden Arten der Gewebshormone in einem bestimmten Gleichgewicht befinden, weil auch unsere Nahrung ein bestimmtes Mengenverhältnis vom Omega-6 zu Omega-3 enthält. Durchschnittlich liegt das Omega-6 dabei etwas vorn; Ernährungswissenschaftler raten jedoch, ein Verhältnis von 4 Teilen Omega-6 zu einem Teil Omega-3 bis maximal 6:1 nicht zu überschreiten. Wer mehr Omega-6 zu sich nimmt, riskiert, dass massenweise Serie-2-Prostaglandine gebildet werden und die Entzündungsprozesse innerhalb seines Körpers Überhand nehmen.

Wo liegt dabei das Problem? Entzündungsprozesse im Gefäßsystem sind der erste Schritt zur Arteriosklerose. In entzündeten Gefäßen oxidiert das Cholesterin und bildet die im Kapitel „Gesund mit Pflanzenkraft“ bereits beschriebenen Cholesterinkristalle. Diese sind dafür verantwortlich, wenn die Gefäßhaut über einem Plaque schließlich reißt und sich sein Inhalt in die Arterie entleert. Das mit Gerinnungsfaktoren übersättigte Blut klumpt an der verletzten Stelle unmittelbar zusammen und bildet einen Thrombus, der jeglichen Durchfluss stoppt. Herzinfarkt.

Was hat das Ganze mit einer pflanzlichen Ernährung zu tun? Sollte die nicht vor Arteriosklerose schützen? Nicht, wenn sie überreich an Omega-6 und dabei gleichzeitig arm an Omega-3 ist. Die Gefahr, hier ein Missverhältnis zu erreichen, besteht bei manchen Veganern sogar noch stärker als bei Fleischessern. Einige Pflanzen ziehen mit ihrem eigenen Verhältnis das Gewicht nämlich ordentlich auf die Seite des Omega-6. Sonnenblumenkerne und das aus ihnen gepresste Öl enthalten beispielsweise über 120-mal mehr Omega-6 als Omega-3. Wenn Du Dir jetzt eine pflanzliche Ernährung vorstellst, die zwar keine Tierprodukte, aber dafür reichlich Produkte aus Sonnenblumenöl, enthält, kannst Du Dir ausmalen, was dies für die Entwicklung von Entzündungen im Körper bedeutet. Viele industrielle Ersatzprodukte für Veganer wie veganer Aufschnitt, Analogkäse, Margarine und Süßigkeiten basieren auf Pflanzenölen, die einen immensen Überhang an Omega-6 enthalten. Mit diesem Junkfood können sich selbst Veganer dick und krank essen.

Andere Pflanzen liefern Dir wiederum sehr gute Verhältnisse beider essentieller Fette. Walnüsse, grüne Blattgemüse und Hanf zum Beispiel. Bei einigen Pflanzen kehrt sich das Verhältnis sogar um – sie enthalten mehr Omega-3 als Omega-6. Das ist sowohl bei Leinsamen als auch bei Chiasamen der Fall. Und wenn Du bezüglich Deiner Versorgung mit essentiellen Fettsäuren auf Nummer sicher gehen willst, stellen die beiden Samenarten auch die beste Wahl dar. **Ein Esslöffel geschroteter Leinsamen** deckt Deinen täglichen Gesamtbedarf an essentiellen Fettsäuren!

9. So fällt die Umstellung leichter

Rein pflanzlich und fettarm – das hält doch niemand durch!

Sieben Tage hält wohl jeder durch, aber dann...? Kritiker einer fettarmen, pflanzlichen Ernährungsweise können die Studienergebnisse, die die präventiven und therapeutischen Effekte schwarz auf weiß darlegen, nicht ignorieren. Deswegen versuchen sie andere Angriffe: „Das hält niemand durch!“ ist die übliche Aussage zur Verteidigung des fortschreitenden Fleischkonsums. Das stimmt nicht – wissenschaftlich begründet. Studien zeigen, dass die Akzeptanz einer fettarmen, pflanzlichen Ernährungsweise außerordentlich hoch ist und die Teilnehmer sie als ebenso genussvoll erleben wie ihre vorherige Kost.[164] Die Autoren der Studie fanden eine simple und überzeugende Antwort auf die Frage, warum Patienten eine strikt vegane und fettarme Diät eher durchhalten und als lebenswert empfinden als jede kalorienreduzierte Mischkost: **Strengere Diäten werden besser angenommen, weil sie einfach besser wirken!** Tatsächlich gab es innerhalb einer Vergleichsstudie sogar Probleme wegen der positiven Wirkung und der Akzeptanz einer pflanzlichen Kost: Die Probanden, die einige Zeit fettarm und vegan essen sollten, um dann zu ihrer üblichen Kost zurückzukehren und den Unterschied zu bewerten, weigerten sich nach Kennenlernen der veganen Ernährungsweise, wieder zu ihrem alten Lebensstil zurückzukehren. 165 der Teilnehmerinnen, allesamt Frauen vor der Menopause, verloren mit der veganen Ernährung Gewicht, ohne Kalorien zu zählen und sich zu beschränken, sie fühlten sich energiereicher, hatten weniger Probleme mit PMS, eine bessere Verdauung, einen erholsameren Schlaf... kein Wunder, dass sie diese Vorteile nicht wieder einbüßen wollten.

Normalgewicht is(s)t rein pflanzlich

Fleischkonsum macht dick

So wie pflanzliche Nahrung offenbar dabei hilft, Gewicht zu verlieren beziehungsweise schlank zu bleiben, hat Fleisch anscheinend einen gegenteiligen Effekt auf das Körpergewicht. Studien, die die Gewichtsentwicklung bei Probanden mit verschiedenen Ernährungsgewohnheiten untersuchen, zeigen eine direkte Verbindung zwischen Fleischverzehr und einer Gewichtszunahme auf.[166] Das alleine wäre noch keine große Überraschung; man könnte argumentieren, dass Fleischprodukte reichlich Fett und Kalorien enthalten und die Konsumenten durchschnittlich mehr tägliche Energie aufnehmen als der durchschnittliche Veganer. Die schier unglaubliche Entdeckung der Studie ist jedoch, dass Fleischesser eine größere Gewichtszunahme zu erwarten haben, selbst wenn sie haargenau dieselbe Anzahl an Kalorien zu sich nehmen wie Veganer. **Eine Kalorie ist in diesem Fall nicht gleich einer Kalorie, wenn sie aus einer Pflanze oder einem Stück Tier stammt.** Interessanterweise zeigt sich der Zunahmeeffekt sogar zwischen verschiedenen Fleischsorten verschieden stark. Dabei erwiesen sich nicht etwa Bratwurst oder Speck als die stärksten Mastmittel, sondern das stets in Diäten gepriesene Geflügelfleisch.

Generell spielen Veganer und Fleischesser tatsächlich in unterschiedlichen Gewichtsklassen – der statistische Vergleich von über 37.000 Patienten zeigte, dass reine Pflanzenesser **den niedrigsten durchschnittlichen BMI** aufwiesen, wenn man sie mit Ovo-Lacto-Vegetariern (Vegetarier, die Eier und Milchprodukte essen), Pescetariern (Vegetarier, die zusätzlich auch Fisch essen) und Fleischessern vergleicht.[167] Dabei lag einzig und allein der durchschnittliche BMI von Veganern im Normalbereich, während die Anhänger aller anderen Ernährungsformen bereits im leichten bis mittleren Übergewicht angesiedelt waren. Warum eigentlich? Dieses Mysterium versuchen bisher viele Wissenschaftler zu durchleuchten und stellen dabei verschiedene Theorien auf. Ein Faktum ist, dass Veganer durchschnittlich weniger Energie aufnehmen, weil ihre Nahrung nicht so eine hohe Kaloriendichte aufweist.[168] Allerdings nicht so viel weniger Kalorien, dass man sich den großen Unterschied im durchschnittlichen Körpergewicht vollständig damit erklären könnte.

Eine andere Theorie beschäftigt sich mit der unterschiedlichen Zusammensetzung der Darmflora von Fleischessern und Veganern, wie schon am Anfang des Buches angesprochen.[169] Tatsächlich herrscht im Darm von Patienten mit Adipositas sehr häufig ein bestimmtes bakterielles Profil vor, das sich ändert, wenn die Betroffenen durch eine Diät oder durch ein Magenband Gewicht verlieren. Eventuell führt die andere bakterielle Komposition der Darmflora dazu, dass Veganer generell etwas weniger Energie aus ihrem Essen gewinnen als Fleischesser.

Ein weiterer neu auftauchender Kandidat in der Frage, was Veganern dabei hilft, schlank zu bleiben, ist die sogenannte Propionsäure. Diese Stoff-Verbindung entsteht, wenn unsere Darmbakterien pflanzliche Ballaststoffe aufspalten, die wir Menschen nicht zur Energiegewinnung nutzen können. Die Propionsäure gelangt über den Darm in unseren Blutkreislauf und erfüllt dort diverse Aufgaben. Zum einen sorgt sie für ein anhaltendes Sättigungsgefühl, indem sie die Magenentleerung verlangsamt, zum anderen hemmt sie die Entstehung neuer Fettzellen.[170]

10 Strategien zum Erfolg

Hier sind ein paar Tipps und Strategien, die es Dir erleichtern werden, zur schlanken Mieze zu werden und schnell abzunehmen. Die meisten Tipps kannst Du ganz leicht in Deinen Alltag integrieren. Starten wir mit dem Fett, das Du ja verlieren möchtest.

1. Weniger Fett im Essen = weniger Fett am Körper

Denn das Fett in Deiner Nahrung ist das Fett, welches Du mit Dir herumschleppst. Wenn Du die letzten Pfunde verlieren willst, die Dich noch von Deinem Idealgewicht trennen, dann achte sehr darauf, alle zusätzlichen Fette zu eliminieren: Auch Nüsse, Nussmus, Sojaprodukte, Avocados, Oliven und Samen. Erinnere Dich – Du brauchst das Fett dieser Früchte nicht, um Dich gesund zu ernähren. Stärkehaltige Pflanzen, Obst und Gemüse liefern Dir alles, was Dein Körper braucht. Iss statt fettreichen Pflanzen lieber eine Extraportion stärkearmes Gemüse. Das versorgt Deinen Organismus mit einem Zusatzschub Vitaminen, Mineralstoffen und sekundären Pflanzenstoffen und ist außerdem wichtig für Dein Sättigungsgefühl. Dein Magen möchte schließlich Volumen spüren, um sich satt zu fühlen und Dir während des Abnehmens ein Gefühl der Zufriedenheit zu bescheren.

Begehe nicht den Fehler zu denken, Du müsstest unbedingt etwas Öl benutzen, um Speisen schmackhaft zubereiten zu können. Das beschert Dir zusätzliche leere Kalorien aus Fett und kann Dein Abnehmen verhindern. Ganz zu schweigen davon, dass Öl – selbst Pflanzenöl – sich sehr negativ auf die Gesundheit auswirken kann.

Schmackhafte Gerichte lassen sich leicht ohne zusätzliches Fett herstellen: Brate Deine Speisen einfach in einer beschichteten Pfanne und ein paar Löffeln Mineralwasser an. Auf diese Weise lassen sich gebräunte Zwiebeln als Basis einer Suppe, aber auch Bratkartoffeln herstellen. Besonders delikat sind viele Gemüse auch, wenn sie fettfrei im Ofen gebacken werden. In ihm kannst Du Dir täglich frisches, geröstetes Gemüse oder gebackene Süßkartoffeln zubereiten – delikat ohne jeglichen Fettzusatz.

2. Reduziere Einfachzucker und Aromastoffe

Damit ist nicht der Industriezucker gemeint, den Du während Deiner Diät natürlich meiden solltest, sondern der Zucker aus Säften, Früchten und Trockenobst. Wenn Du Schwierigkeiten hast, Deine letzten Kilos zu verlieren, verzichte eine Zeit lang rigoros auf alle Säfte und Trockenfrüchte und beschränke Dich auf ein bis drei Stück frisches Obst pro Tag.

Vermeide den Verzehr von Geschmacksverstärkern und Aromastoffen. Letztere sind häufig veganen Joghurts oder Erfrischungsgetränken zugesetzt und stehen im Verdacht, ein Reizdarmsyndrom auslösen zu können. Der Geschmacksverstärker Mononatriumglutamat befindet sich dagegen in vielen Fertigprodukten, z. B. in gekörnter Gemüsebrühe. Glutamat kann sich auf der Zutatenliste eines Produktes auch unter dem Begriff „Hefeextrakt“ verstecken. Der Stoff ist problematisch, weil er in Verdacht steht, im Gehirn wirksam zu werden und dort den Appetit künstlich zu steigern.[171] Zudem wird vermutet, dass Glutamat bei einigen Menschen Magenschmerzen, Bluthochdruck, Kopfschmerzen und Migräneattacken auslösen sowie die Konzentrationsfähigkeit mindern und die Sinneswahrnehmung einschränken kann. In Tierversuchen zeigte sich der Geschmacksverstärker schädlich für die Netzhaut und für den sich entwickelnden Embryo im Mutterleib.[172]

Glücklicherweise brauchst Du Dir weder um Geschmacksverstärker noch um Aromastoffe Sorgen zu machen, wenn Du Dich einfach an natürliche Lebensmittel hältst und sie mit Gewürzen und frischen Kräutern abschmeckst.

3. Tausche Brot gegen andere Stärken

Natürlich ist Vollkornbrot aus vollwertigen Mehlen prinzipiell ein gesundes Lebensmittel, allerdings haben manche Menschen Probleme damit, ihr Gewicht zu verlieren, wenn sie viele Fertigbackwaren verzehren. Weiche eine Zeit lang auf noch weniger verarbeitete Stärkeprodukte aus, wie Kartoffeln, Süßkartoffeln, Reis, Quinoa und Hirse, damit die Pfunde schneller purzeln.

4. Staffele Dein Essen

Zu viel essen kannst Du gar nicht, wenn Du folgende Reihenfolge Deines Menüs beherzigst: Greif zuerst zum Salat, anschließend zum stärkearmen Gemüse oder zur Gemüsesuppe und am Schluss zum stärkereichen Gemüse. Wer auf diese Weise isst, erhält ein Maximum an Vitalstoffen und füllt seinen Magen richtig aus. Trotz Sättigungsgefühl überschreitest Du Deine Energiebilanz dabei nicht und kannst ganz entspannt darauf warten, bis die letzten überflüssigen Pfunde auf Deiner Waage verschwinden.

5. Koche einfache Gerichte

Versuche, einfache Mahlzeiten zu kreieren. Süßkartoffeln mit Brokkoli beispielsweise oder Reis mit Paprikagemüse. Indem Du Dich auf einzelne Komponenten konzentrierst, vermeidest Du ein Überessen, Dein Körper kann sich bei der Verdauung leichter auf die Inhaltsstoffe konzentrieren und Du trainierst und entwickelst Deinen Geschmackssinn. Auf diese Weise bist Du in der Lage, feine Nuancen wahrzunehmen. Etwa, welche Kartoffelsorte Dir besonders gut schmeckt oder welche Art von Bohnen Du bevorzugst. Wer ein sensibleres Geschmacksempfinden hat, empfindet industrielle Produkte und Junkfood automatisch als zu süß, zu fettig und zu salzig… und giert nicht mehr danach.

6. Iss Salat

Erfolgreiche Teilnehmer berichten, dass der erhöhte Salatkonsum einen erheblichen Beitrag zu ihrer Gewichtsabnahme geleistet hat. Am besten, Du probierst am Anfang Deiner Ernährungsumstellung etliche Sorten, bis Du Deine Favoriten findest: Feldsalat, Rucola, Eisbergsalat, Lollo Rosso und Lollo Bianco, Radicchio, Romanasalat... die Auswahl ist groß und geschmacklich sehr vielfältig. Auch junger Spinat, Löwenzahn und verschiedene Wildkräuter sind delikate Komponenten für einen abwechslungsreichen Salat. Würze ihn mit Zitronen, Limetten oder Balsamicoessig. Auch traditionell schmeckt es wundervoll. Eines meiner Lieblingsdressings für Blattsalate, Gurken aber auch bunte Salate basiert auf Senf und Dill. Hacke einfach eine große Hand voll frischen Dill sehr fein und verrühre ihn mit einem guten Senf, Balsamico und einer Prise Meersalz – köstlich.

7. Verbanne alles „Verbotene" aus Deinem Umfeld und sei *immer* vorbereitet

Du hast bestimmt selbst schon erlebt, wie schnell Du in einer Situation mit Riesen-Kohldampf zum Schokoriegel oder zu einem Stück Käse oder Wurst gegriffen hast, um Deinen Hunger schnell zu stillen. Diese Lebensmittel sind in hungrigen Situationen verlockend, weil Du nichts Anderes tun musst, als sie aus der Folie zu wickeln und Dir ein Stück abzuschneiden. Um nicht in Versuchung zu geraten, verbanne Wurst, Käse, Süßigkeiten und Industriesnacks aus Vorratskammer und Kühlschrank und sorge für gesunde Alternativen. Wenn Du stets eine Portion gekochte Kartoffeln oder gegarten Reis im Kühlschrank vorrätig hältst, kannst Du Dir jederzeit mit ein paar einfachen Handgriffen einen nahrhaften Salat daraus zubereiten. Im Backofen, der Pfanne oder einem beschichteten Waffeleisen kannst Du gekochte Kartoffeln zu einem knusprigen Vergnügen weiterverarbeiten. Viele Suppen und Eintöpfe lassen sich gut portionsweise einfrieren, sodass Du sie bei Bedarf nur noch auftauen musst. Die Wartezeit überbrückst Du, indem Du schon mal eine Möhre oder ein Stück Fenchel knabberst.

Wenn Du Dich einige Zeit lang auf eine fettärmere, pflanzliche Ernährung umgestellt hast, kann es durchaus sein, dass Dein Hunger plötzlicher eintritt und Du ihn als größer empfindest. Das ist ein gutes Zeichen! Dein Körper kann die ihm angebotene Nahrung leichter verdauen und Dein Stoffwechsel läuft in raschem Tempo. Wenn der Heißhunger kommt, stille ihn einfach!

8. Werde aktiver

Sport ist kein Muss zum Abnehmen, wirkt allerdings unterstützend. Wenn die letzten Pfunde auf Deiner Waage nicht weichen wollen, schraube Dein Bewegungsprogramm etwas hoch und beobachte, was passiert. Sport hat viele Vorteile, die Dir helfen, Deinem Abnehmplan zu folgen: Er kurbelt Deinen Stoffwechsel an und zwar nicht nur während der sportlichen Betätigung, sondern auch im Ruhezustand danach. Er dämpft Deinen Appetit und führt dazu, dass Du Dich schneller gesättigt und zufrieden fühlst. Er stabilisiert Deine Stimmung und hilft Dir, emotional schwierige Situationen zu meistern, ohne reflexhaft zu Essbarem zu greifen. Falls Du jemand bist, der gerade in den dunklen Monaten des Jahres Schwierigkeiten mit depressiven Verstimmungen hat, dann solltest Du Dein Bewegungspensum an der frischen Luft erhöhen. Auch wenn das Wetter grau ist: Aktivitäten im Tageslicht regen die Bildung von Gute-Laune-Hormonen an, die Dich entspannen lassen und Dir Kraft geben, Deine Ziele im Blick zu behalten.

Nimm keine Proteinshakes zu Dir – eine zusätzliche Zufuhr von Eiweiß ist in einer ausgewogenen pflanzlichen Ernährung vollkommen überflüssig! Selbst wenn Du Gewicht zunehmen möchtest, solltest Du auf die künstlichen Shakes verzichten. In diesem Fall erhöhst Du einfach den Anteil an fettreichen Pflanzen in Deiner Nahrung: Avocados, Nüsse, Soja, Samen und Oliven liefern Dir gesunde Inhaltsstoffe und führen zu einer gesunden Gewichtszunahme, wenn sie angezeigt sein sollte. Es ist ein Mythos, dass Veganer automatisch schlank würden – je nachdem wie viel Fett ihre Nahrung enthält, können sie sogar übergewichtig sein. Andersherum gilt: Je weniger Fett Dein Speiseplan enthält, desto besser wirst Du an Gewicht abnehmen. Selbst wenn innerhalb der ersten Zeit kaum eine Bewegung auf der Waage sichtbar sein sollte, sind bereits Veränderungen in Form einer strafferen Figur und einer reinen Haut sichtbar. Der Gewichtsverlust wird, wenn Du am Ball bleibst, unweigerlich folgen; mit einem zusätzlichen Sportprogramm um so schneller.

9. Würze kreativ

Viele Menschen bezeichnen Fett als Geschmacksträger und meinen, ohne Öl und Butter würden alle Speisen fad und charakterlos schmecken. Die industriell erzeugte Nahrung drillt uns darauf, das Trio von Fett, Salz und Zucker als Geschmacksstandard zu empfinden und beraubt uns mit ihrem Einheitsaroma etlicher Nuancen, die die Welt der Kräuter und Gewürze zu bieten hat. Wenn Du auch zu den Personen gehörst, die in ihrer Küche nicht viel mehr als Salz, Pfeffer und Trockenoregano verwenden, dann wartet auf Dich noch die Entdeckung eines ganzen Universums der Aromen!

Mit Kräutern und Gewürzen kannst Du Deinen fettarmen, pflanzlichen Speisen eine Note verleihen, die kein zusätzliches Fett mehr benötigt und – im Gegenteil – weit interessanter für den Gaumen ist, als der oft geschmeckte Fett-und-Salz-Standard.
Um ein hervorragendes Resultat in der Küche zu erreichen, solltest Du Dich an folgende Empfehlungen halten:

Verwende Kräuter möglichst im frischen Zustand. Schnittlauch, Petersilie, Basilikum und vieles mehr kannst Du im Supermarkt als Bioware in Töpfen kaufen, sodass Du sie frisch verwenden kannst. Im Sommer gedeihen Deine Kräuter gut in einem Blumenkasten oder einem Pflanzkübel auf Balkon und Terrasse; dort bilden sie immer wieder neue Triebe. Im Winter greifst Du am besten auf Tiefkühlware aus dem Handel zurück oder auf Deine eigenen Vorräte, die Du während der Wachstumssaison einfrieren kannst. Die Aromastoffe in Kräutern sind flüchtige ätherische Öle, die beim Prozess des Trocknens zu großen Teilen verdunsten. Gerade wasserreiche Pflanzen wie Petersilie, Schnittlauch und Basilikum degenerieren in getrockneter Form deshalb zu geschmacklosem Heu, das Du getrost in den Supermarktregalen stehen lassen kannst. Thymian, Oregano und Rosmarin können getrocknet ihr Aroma etwas besser erhalten und es in Suppen und Backofengerichten wieder entfalten. Ich empfehle Dir jedoch, auf die Trockenware im Supermarkt zu verzichten und Dir stattdessen selbst das eine oder andere Kräutersträußchen in der Küche zum Trocknen aufzuhängen. Das ist dekorativ, verbreitet einen zarten Duft und am Schluss des Trocknungsprozesses hast Du Dein persönliches Bouquet für eine leckere Gemüsesuppe griffbereit.

Kaufe Gewürze möglichst frisch und als Ganzes. Einige Gewürze kannst Du Dir in frischer Form zulegen und solltest das bevorzugt tun. Knoblauch erhältst Du beispielsweise nicht nur als getrocknete Knolle, sondern auch in der erntefrischen Form. Die Zehen sind in diesem Zustand wesentlich aromatischer und dabei weniger penetrant im Geschmack. Das kann insbesondere für Salate und Aufstriche von Vorteil sein, in denen Du Knoblauch roh verwendest. Eine ganze, gebackene

Knolle ergibt dagegen einen deftig-süßlichen Brotaufstrich oder eine delikate Beigabe zu gebackenem Gemüse.

Auch Ingwer ist allein als frische Knolle ein Genuss und büßt als Trockenpulver vollständig seinen Charme ein. Genauso verhält es sich mit Zitronengras und Chili. Kleine getrocknete Chilischoten im Ganzen bieten allerdings eine Alternative zu den frischen Schoten, die nicht ganz so scharf und dafür etwas süßlicher sind.

Gewürze, die üblicherweise gemahlen werden, solltest Du selbst frisch zerkleinern. Wenn Du einmal das in Gläschen abgefüllte Pfefferpulver mit Pfeffer vergleichst, den Du gerade frisch mit der Mühle gemahlen hast, wird der Unterschied in der Geschmacksintensität besonders deutlich. Auch in Gewürzsamen sind die Aromen an ätherische Öle gebunden, die nach dem Zerkleinern schnell verfliegen. In der Samenkapsel geschützt lassen sie sich jedoch lange lagern. Kaufe Anis, Kardamom, Piment, Pfeffer, Koriander und Muskatnüsse daher in ihrer vollständigen Form und mahle oder zermörsere sie portionsweise frisch, bevor sie zum Einsatz kommen.

Sei verschwenderisch! Eine Schüssel Salat kann gut und gerne einen halben Topf Schnittlauch und Petersilie vertragen. Zartblättrige Kräuter kannst Du in einem Salat eher als Gemüsezutat denn als sparsame Würzzugabe betrachten – das bringt Geschmack und wertvolle sekundäre Pflanzenstoffe zusätzlich in Deine Rohkost hinein.

Trau Dich, exotisch zu würzen. Kräuter und Gewürze eignen sich hervorragend zum Erzeugen exotischer Ess-Erlebnisse. Ingwer, Knoblauch, Chili, Zitronengras und Kaffir-Limettenblätter sind beispielsweise die fantastischen Fünf der asiatisch-thailändischen Küche. Eine Suppe oder ein Gemüsegericht, mit ihnen gewürzt und mit frischen Korianderblättern bestreut, inspiriert allein durch den Duft zum Träumen von fernen Reisezielen – und braucht keineswegs zusätzliches Fett, um schmackhaft zu sein.

Orientalische Geschmacksnoten erzeugst Du mit Zimt, Koriander und Kardamom. Röste die Gewürze am besten kurz in einer fettfreien, kleinen Pfanne an, damit sie ihr Aroma entfalten und zerstoße sie dann in einem Mörser. Mit dieser Mischung erhalten Couscous, Reis und gebackene Süßkartoffeln einen Touch von Tausendundeiner Nacht.

Ein weiterer Vorteil von frischen Kräutern im Haus ist es, dass Du Dir daraus Tees aufbrühen kannst. Bei der Beutelware aus dem Supermarkt sind in den letzten Jahren immer wieder mal Pestizidrückstände gefunden worden, sodass Du entweder auf biologisch angebaute Ware zurückgreifen solltest oder ein paar Blätter aus Deinem persönlichen Kräutergarten benutzen kannst. Minze und Zitronenmelisse eignen sich bestens für erfrischende Tees in der heißen Jahreszeit – gib die frisch gepflückten Blätter einfach in Tasse oder Kanne und überbrühe sie mit kochendem Wasser. Thymian- und Oreganotee helfen gegen Entzündungen im Körper, z. B. Blasen- und Harnwegsinfekten. Frischer Ingwer, in Scheibchen geschnitten und aufgebrüht, ergibt ein anregendes Getränk, das den Stoffwechsel anregt, gegen Übelkeit hilft und sich gut auf die Verdauung auswirkt.

10. Beende die Schreckensherrschaft der Waage

Viele Menschen, die bereits etliche Diäten ausprobiert haben, entwickeln eine fast religiöse Beziehung zu ihrer Waage. Sie soll ihnen täglich Auskunft darüber geben, welche Ernährungsform sich vorteilhaft auf ihre Figur auswirkt, ob sie gesündigt haben und wie nah oder fern sie ihrem Ziel sind. Manchmal bestimmen 300 g mehr oder weniger über die Laune eines ganzen Tages.

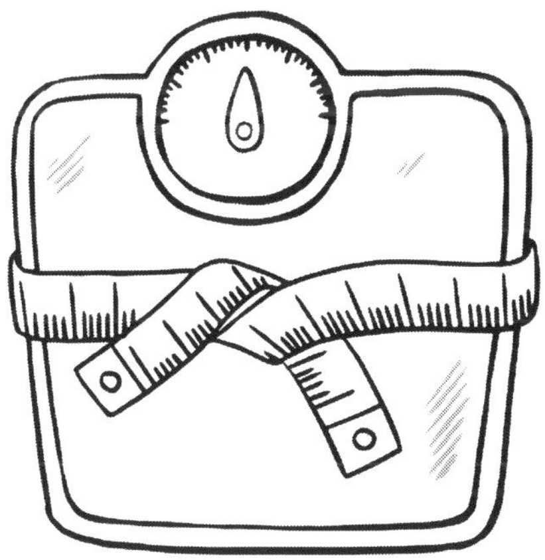

Dieses Verhalten entbehrt jeglicher Grundlage und wirkt sich darüber hinaus schädlich auf die Motivation aus. Wiege Dich auf keinen Fall täglich! Die Faktoren, die die täglich schwankende Zahl auf der Waage bestimmen, haben mit allem Möglichen, nur nicht mit großen Schwankungen an Körperfett zu tun. Wenn Du beispielsweise spät noch eine sehr stärkehaltige Mahlzeit zu Dir genommen hast, kann es durchaus sein, dass Du am nächsten Morgen das zusätzlich in Deinem Körper gebundene Wasser als höhere Zahl auf Deiner Waage siehst.

Gleichzeitig hast Du aber, wenn Du Dich täglich fettarm und pflanzlich ernährst, trotzdem etwas Körperfett verloren. Diese Abnahme geht unter in den Flüssigkeitsschwankungen Deines Körpers, die weitaus größer sind, und im Ergebnis bist Du frustriert. Auch eine sehr salzhaltige Mahlzeit kann zu Wassereinlagerungen führen oder der steigende Östrogenspiegel von Frauen zum Ende ihres Zyklus. Weil wir Menschen aus 70 Prozent Flüssigkeit bestehen, sind wir in gewisser Weise körperlichen „Gezeiten“ unterworfen, die Nichts damit zu tun haben, wie viel Fett sich in unseren Depots befindet.

Auch das Essen eines großen Volumens ballaststoffreicher Lebensmittel füllt den Darm mit Gewicht und bindet vorübergehend eine größere Menge Flüssigkeit in unserem Verdauungsorgan – und beschert dem „Gesundesser" womöglich ein Plus auf der Waage.Das Körpergewicht ist ein so grobes Instrument zum Messen Deines Erfolges, dass Du es am besten nur monatlich abfragst. In dieser Periode sind Tendenzen gut ablesbar und gefährden Deine Motivation nicht. Suche Dir zusätzlich andere Parameter zur Kontrolle Deines Erfolges. In erster Linie solltest Du die täglichen Einträge in Deinem Abnehmtagebuch als Leistungskontrolle betrachten: Hast Du es geschafft, Deine Portion Salat zu essen? Wie sieht es mit Gemüse und stärkereichen Pflanzen aus? Konntest Du eine Bewegungseinheit in Deinen Tagesplan einbauen? Je besser es Dir gelingt, Deine täglichen Ziele zu erreichen, desto näher rückt Dein Wunschgewicht.

Zusätzlich hat es sich bewährt, wenn Du ab und an Deine Maße überprüfst. Dies kannst Du tun, indem Du Hüft-, Bauch- und Oberschenkelumfang misst oder indem Du bestimmte Kleidungsstücke als Indikator nutzt. Jede Frau hat wohl eine Jeans im Schrank, die sehr knapp sitzt und deren Knopf besonders nach Weihnachten überhaupt nicht mehr zu schließen ist. Ein solches Kleidungsstück kann ein besserer Verbündeter sein als die Waage.

Einige Teilnehmer des Diätprogrammes berichten, dass sie nach der Ernährungsumstellung noch kaum an Gewicht verloren haben und ihre vormals engen Hosen trotzdem wieder locker passen. Dies kann passieren, wenn Du von einer Low-Carb-Diät kommst und der Körper den Wasserhaushalt anpasst. Es kann auch passieren, wenn Du viel Sport treibst. Körperfett wird durch Muskelmasse ersetzt, wenn Du ausgiebig trainierst, wobei sich die Anzeige der Waage manchmal kaum bewegt. Feste, straffe Muskeln wiegen auf dasselbe Volumen bezogen allerdings mehr als lockere Fettdepots, sodass Menschen, die dasselbe wiegen und die gleiche Körpergröße haben, durchaus einmal speckig-mollig und einmal drahtig-durchtrainiert aussehen können. Der Unterschied in der Wirkung liegt stets im Fettgehalt des Körpers – nicht im Körpergewicht, das musst Du Dir klarmachen. Am Beispiel von Bodybuildern wird es im Extremen sichtbar. Diese Personen wiegen oft so viel, dass der Body-Mass-Index ihnen Übergewicht bescheinigen würde, sind allerdings so frei von Körperfett, wie man es sich nur vorstellen kann. In diesem Zusammenhang musst Du Dich ernsthaft fragen, was Du für Dich erreichen möchtest. Bist Du obsessiv bezüglich einer gewissen Zahl auf der Waage, die Du vielleicht seit jungen Jahren nicht mehr wiedergesehen hast und unbedingt erreichen möchtest? Das hat nichts mit Schönheit, einem fitten Körper und einer gesunden Ernährung zu tun! Stell Dir stattdessen eine Welt vor, in der keine Waagen existieren. Wie würdest Du dann Dein Aussehen bewerten? Mithilfe eines Spiegels höchstwahrscheinlich! Wie sähen Deine Ziele bezüglich Deines Äußeren ohne Blick auf eine Zahlenskala aus? Vielleicht hättest Du Deine Körpermitte gern schlanker und möchtest die „Schwimmringe" und das „Hüftgold" verschwinden lassen, die sich über den Hosenbund wölben. Vielleicht hättest Du Deine Oberschenkel gern straffer und Deinen Po weniger ausladend? Sicher hättest Du nichts dagegen einzuwenden, wenn Dein Haar kräftiger wäre und mehr glänzte, Deine Haut reiner und rosiger schiene und, abseits von allen Äußerlichkeiten, Deine Laune stabiler und ausgeglichener wäre. All diese Ziele erreichst Du mit einer hauptsächlich pflanzlichen, fettarmen Ernährung und einem Bewegungsprogramm, selbst wenn Du Deine Waage sofort in die Mülltonne werfen würdest!

Nur für Frauen...

Der weibliche Zyklus beschert uns innerhalb von vier Wochen große hormonelle Schwankungen. Diese wirken sich auf die Stimmung, den Körper, aber auch den Appetit, aus. Wenn Du gerade in den Tagen vor Deiner Periode einen Riesenhunger verspürst, ist das völlig normal. Iss Dich einfach satt an fettarmen, pflanzlichen Gerichten und befürchte nicht, dass etwas mit Dir nicht stimmt. Dein Körper benötigt zu manchen Zeiten einfach ein Plus an Nährstoffen und fordert es dann auch ein. Auf der anderen Seite wirst Du auch Tage erleben, an denen Du kaum Appetit hast und Deinen Teller nicht leer essen möchtest. Das ist völlig in Ordnung. Du solltest nicht versuchen, Dir das Essen hinein zu zwängen, sondern die Reste einfach für die nächste Mahlzeit aufbewahren.

10. Die häufigsten Fragen

Nachfolgend möchte ich Dir die häufigsten Fragen beantworten, die Menschen zu dieser Ernährungsform haben. Viele sind sich unsicher, ob eine reine Pflanzenkost sie während der strengeren Abnehmphase auch wirklich mit allen nötigen Nährstoffen versorgen kann.

Wenn Du Dich zu einer fettarmen, pflanzlichen Kost entschlossen hast, aber Menschen in Deinem Umfeld Dich ständig auffordern, tierische Lebensmittel zu essen, um Deinen Bedarf an Kalzium, Eisen oder Proteinen zu decken, kannst Du an dieser Stelle ein paar Hinweise und Tipps finden, wie Du darauf reagieren kannst (für weitere wertvolle Argumentationstipps kannst du auch auf der Seite des Vebu unter www.vebu.de vorbeischauen).

Wie lange dauert es, bis die Neuroadaptation einsetzt und sich meine Geschmacksnerven an die natürlichen Lebensmittel gewöhnen?

Das hängt davon ab, wie lange Du Dich von der typisch westlichen Ernährung ernährt hast, wie lange Du bereits den Wechsel zu natürlich(er)en Lebensmitteln praktizierst und wie „clean“ Du Dich regelmäßig ernährst. Normalerweise dauert eine Adaptation nicht länger als 30 Tage, kann aber bis zu 90 Tage dauern, wenn Du Dich bisher ausschließlich von Junkfood ernährt hast.

Wie erhalte ich möglichst schnell mein Idealgewicht zurück?

Wenn Du Dich hauptsächlich von den Lebensmitteln aus den Kategorien 1 bis 3 ernährst (siehe Übersicht im Abschnitt „Von XXL zu M“ im Kapitel „Kaloriendichte“), Dich somit an die natürliche Ernährung des menschlichen Habitats hältst, sprich pflanzliche, fettarme Kost zu Dir nimmst, kannst Du im Prinzip nichts falsch machen – Du wirst früher oder später in jedem Fall zu Deinem Idealgewicht kommen. Du möchtest es lieber früher als später? Dafür gibt es einige nützliche Regeln, die den Gewichtsverlust maximal beschleunigen, die Du im Abschnitt „Von M zu S“ nachlesen kannst. Hier noch einmal die Zusammenfassung: Staffele Deine Mahlzeiten, d.h. halte Dich beim Essen an eine bestimmte Reihenfolge! **1.** Salat, **2.** Stärkearmes Gemüse, **3.** Stärkereiche Pflanzen.

Der Grund liegt darin, dass Du, weil Du wie fast jeder Mensch das energiereiche Essen bevorzugst, wahrscheinlich dazu tendierst, Dich an Kartoffeln und Reis satt zu essen und dann wahrscheinlich keinen Hunger mehr hast, noch eine große Portion Salat folgen zu lassen. Iss den Salat also als Vorspeise. Diese Reihenfolge findest Du ja in vielen europäischen Küchen und sie ist nicht exotisch für Dich. Greife nach dem Salat zum kalorienarmen Gemüse und beschließe die Mahlzeit mit den energiereichen Pflanzen. So hast Du Deinen Magen gut gefüllt, aber mit einer insgesamt niedrigen Kaloriendichte. Meide die Lebensmittel aus den anderen Kategorien, dann wirst Du Dein Idealgewicht erlangen.

Wie schaffe ich es, so viel Gemüse zu essen?

Um sicher zu sein, ausreichend stärkearmes Gemüse in Deinen Tagesplan zu integrieren, kannst Du es einfach vorkochen. Bereite Dir täglich ein Kilo Gemüse (oder mehr) zu, indem Du es backst, dämpfst oder dünstest und iss es über den Tag verteilt auf. Ein Kilo hört sich für manche Ohren, die sonst nicht viel mehr als die Gurkenscheiben auf dem Wurstbrot kennen, an wie eine riesige Menge – gegart ist diese Dosis allerdings gleich viel überschaubarer. Du wirst Dich wundern, wie wenig von einem Kilogramm Spinat oder Zucchini nach dem Kochen noch übrig bleiben. In Kalorien ausgedrückt machen ein Kilogramm Gemüse schließlich nur 200 bis 250 Kalorien aus und Du kannst diese Portion auf den gesamten Tag verteilen. Schließlich gehört auch immer eine Portion stärkehaltiges Gemüse zu jeder Mahlzeit dazu. Dein vorgekochtes Gemüse, die Kartoffeln, den Reis etc. kannst Du entweder im Kühlschrank aufbewahren. Falls Du noch größere Portionen zubereitest oder mehr Abwechslung genießen möchtest, frierst Du es am besten portionsweise ein. Dein Gemüse-Reis und Deine Kartoffeln kannst Du auch problemlos in die Arbeit mitnehmen.

Im Internet findest Du zahlreiche Anregungen für Gerichte aus der rein pflanzlichen Küche, zudem möchte ich Dich ermuntern, gerade an diesem Punkt Deine Entdeckungslust zu nutzen und Deine Kreativität fließen zu lassen. Häufig beschränkt man sich in der täglichen Routine oder im Rahmen einer Diät auf die typischen Verdächtigen wie Salat, Tomate, Gurke, Brokkoli und verwehrt sich grundlos die gesamte Vielfalt der Gemüseküche. Hast Du schon einmal selbst Artischocken gekocht, anstatt sie als Herzen aus der Dose zu verspeisen? Hast Du schon einmal Salat (etwa Radicchio, Chiccorée oder Romanasalat) warm zubereitet? Wie sieht es mit den Gemüsesorten aus, die in den letzten Jahrzehnten aus der Mode gekommen sind – Steckrüben, Schwarzwurzeln und Kohl aller Art? Es lohnt sich, auf Märkten und bei asiatischen oder orientalischen Gemüsehändlern auf die Jagd zu gehen und Deiner Zunge in punkto Gemüse viele neue Erfahrungen zu bescheren.

Soll ich Kalorien zählen?

Nein. Iss aus den Kategorien 1 bis 3 (wie im Kapitel „Kaloriendichte" beschrieben), wenn Du hungrig bist. Beende Deine Mahlzeit, sobald Du angenehm satt bist.

Soll ich mich wiegen?

Verbanne Deine Waage – oder, falls Du einfach nicht anders kannst, wiege Dich nicht öfter als einmal pro Monat. Du solltest Dich an drei aufeinanderfolgenden Tagen wiegen und daraus den Durchschnittswert ermitteln. Herkömmliche Haushaltswaagen zeigen Dir nicht an, ob Dein Gewichtsverlust auf die Reduzierung von Fett, Wasser oder Muskeln zurückzuführen ist. Der Wasserhaushalt Deines Körpers variiert jeden Tag. Eine Person, die 2 kg Fettgewicht verloren und 1 kg an Muskelmasse aufgebaut hat, zeigt weniger Gewichtsverlust auf der Waage an, als eine Person, die kurzfristig 4 kg Wassergewicht abgenommen hat.

Soll ich ein Vitamin-B12-Präparat einnehmen, wenn ich mich vegan ernähre?

Ja. Mehr Info siehe im Kapitel „Hinweise für Veganer".

Ich habe Gelüste auf Junkfood, obwohl ich mich fast ausschließlich von Kategorie 1 bis 3 ernähre. Was kann ich tun?

Versuche, mehr Stärke, z. B. Süßkartoffeln oder Naturreis in Deinen Ernährungsplan einzubauen. Wenn Du ausreichend gesättigt bist, verschwinden die Gelüste meist von alleine. Je länger Du Dich an den gesunden Plan hältst, umso seltener werden die Gelüste nach Junkfood, bis sie komplett verschwinden. Es ist ähnlich wie bei einem früheren Raucher, der das Rauchen ab einem gewissen Stadium vergisst, und dann sogar als unangenehm empfindet. Viele Teilnehmer berichten, dass sie ab einem gewissen Zeitpunkt die industriell stark verarbeiteten Lebensmittel einfach nicht mehr essen *wollten*.

Wenn es um eine fettarme Ernährung geht, was ist das Problem mit magerem Fleisch?

Bei einer gesunden Ernährung geht es keineswegs nur um das „fettarm", sondern genauso um das „pflanzlich". Und zwar aus den bereits dargelegten Gründen (wenn Du diese noch einmal nachlesen möchtest, empfehle ich Dir die Kapitel „Kaloriendichte", „Gesund mit Pflanzenkraft" und „Vorsicht bei Low-Carb"): Fleisch gilt als krebserregend, tierisches Protein kann zu einem diabetischen Blutzuckerwert beitragen und darüber hinaus Knochen und Nieren schädigen. Allein aus diesen Gründen solltest Du Fleisch Deiner Gesundheit zuliebe von Deinem Speiseplan streichen.

Selbst wenn es nur um „fettarm" ginge, wäre Fleisch kein geeignetes Lebensmittel, da es wirklich fettarmes Fleisch schlichtweg nicht gibt. *Aber ein Stück Rinderfilet hat doch bloß 4,3 g Fett auf 100 g Gewicht und dieselbe Menge Hähnchenschenkel nur 3 g!* Das stimmt zwar, jedoch ist die Grammangabe ein völlig untaugliches Instrument, um eine Aussage über den Fettgehalt eines Lebensmittels zu machen.

Viel aussagekräftiger ist die Angabe, wie viel Prozent der Gesamtkalorien eines Lebensmittels aus Fett bestehen (prozentualer Fettgehalt). Hältst Du Dich an Lebensmittel mit niedrigem prozentualen Fettgehalt, kannst Du Dich satt essen und trotzdem sicher gehen, dass der prozentuale Gesamtanteil von Fett an Deinen Gesamt-Tageskalorien niedrig ist, egal, ob Du einmal stärker zulangst oder weniger stark. Kartoffeln enthalten zum Beispiel etwa 3 Prozent Fettkalorien; Reis enthält auf seinen Energiegehalt bezogen einen ähnlich niedrigen Wert. Dagegen sehen

Hähnchen mit 25 Prozent und Rinderfilet mit etwa 22 Prozent Fettkalorien gar nicht mehr mager aus. Zudem hat Fleisch noch einen weiteren Nachteil: Es hat eine größere Kaloriendichte als andere Nahrungsmittel. 200 Kalorien aus Fleisch füllen den Magen bei Weitem nicht so stark aus wie 200 Kalorien aus Kartoffeln, Salat und Gemüse. Um die Ausdehnungsrezeptoren, mit denen unser Verdauungsorgan uns meldet, dass wir satt sind, zu befriedigen, müssen wir also mehr vom Fleisch essen, um gesättigt zu sein. Es enthält bereits mehr Fett als stärkereiche Pflanzen, Obst und Gemüse, aber unser Bauch treibt uns dazu, mengenmäßig noch mehr zu konsumieren und am Ende nehmen wir ein Vielfaches an Fett auf und zudem eine riesige Portion nierenschädigender, diabetesbegünstigender und krebsfördernder tierischer Proteine.

Ich lebe schon lange vegan. Da kann ich doch nichts falsch machen?

Leider ist es nicht so einfach. Dass ein Produkt keine Milch, kein Ei und kein Fleisch enthält, garantiert nicht seine gesundheitsfördernde oder schlank machende Wirkung. Achte darauf, naturbelassene Nahrungsmittel zu konsumieren. Ein Plunderteilchen aus Margarine-Blätterteig ist auch vegan – entspricht allerdings zusätzlich dem Profil stark industriell verarbeiteter und hochkonzentrierter Kunstprodukte. Wie solche Waren, die hauptsächlich aus Weißmehl, Zucker und Fett bestehen, Dein natürliches Sättigungsempfinden außer Kraft setzen und Deine Instinkte täuschen können, erkläre ich in diesem Buch im Kapitel "Binge Eating“. Solche „tierfreien“ Lebensmittel solltest Du meiden, wenn Du abnehmen und gesund bleiben möchtest.

Inzwischen ist eine ganze Industrie um die vegane Lebensweise entstanden, die verschiedenste Produkte anbietet, welche Veganern einen Ersatz für herkömmliche Tierprodukte bieten sollen. Nicht alle schmecken gut und viele sind nicht gesund. Solche Artikel solltest Du ganz genau unter die Lupe nehmen, vor allem, was ihre Zutaten anbelangt. Veganer Käse oder Aufschnitt enthält in den meisten Fällen hauptsächlich Fett und Öl, von deren negativen Auswirkungen auf den Körper an dieser Stelle bereits ausführlich die Rede war. Zusätzlich sind bei vielen veganen Ersatzprodukten isolierte Proteine aus Lupinen oder Soja beigemischt. Auch in diesem Fall, ähnlich wie bei extrahiertem Öl, bekommst Du nicht die Vorteile einer Pflanze in ihrer gesamten Komplexität, sondern nur einen herausgelösten Teil davon. Mit solchen

Inhaltsstoffen erreichen selbst rein vegane Produkte mit Zutaten aus biologischem Anbau, die zu recht teuren Preisen angeboten werden, einen vergleichbaren Grad der Verarbeitung und Künstlichkeit wie „normale“ Supermarktware. Neben dem pflanzlichen Ursprung ist also vor alle die Ursprünglichkeit das Kriterium eines gesunden Lebensmittels.

Schließlich gibt es noch die Veganer, die zwar auf naturbelassene Produkte achten, aber fettreiche Pflanzen im Übermaß konsumieren. Wer täglich Oliven, Avocados und Nüsse in höheren Mengen futtert, muss sich nicht wundern, wenn er kein Gewicht verliert. Anders herum können natürlich gerade solche Pflanzen Menschen helfen, die gern auf gesunde Weise ein paar Kilo zulegen möchten. Ansonsten tun viele Veganer, die täglich große Mengen an Nussmus verzehren, ihrer Gesundheit nur begrenzt etwas gutes. Ein Übermaß an Nüssen beschert dem Körper eine Menge an zusätzlichem Fett und könnte sich gar leicht nachteilig auf die Knochendichte auswirken.[173]

Ich ernähre mich rein pflanzlich, habe aber nicht abgenommen.

Wenn Du Dein Augenmerk ausschließlich darauf legst, dass Du tierische Produkte vermeidest, gibt es durchaus noch Fallstricke, die Dich am Abnehmen hindern können. Viele Veganer kompensieren ihren Verzicht auf tierische Produkte mit dem Konsum von Ersatzprodukten: veganer Käse, vegane Wurst, vegane Salatsauce etc. Dabei solltest Du einen sehr genauen Blick auf das werfen, was Du auf Deinen Teller legst. Viele Ersatzprodukte sind künstlich hergestellt aus isolierten Soja- oder Lupinenproteinen, zusammen mit extrahierten Pflanzenfetten, teilweise sogar gehärtet. Lebensmittel nicht natürlichen Ursprungs haben eine hohe Kaloriendichte. Diese industriellen Kreationen stehen einer Wurst oder einem Industriekeks in Sachen Denaturierung in Nichts nach. Möchtest Du von den positiven Auswirkungen einer natürlichen Ernährung profitieren, die ihren Effekt vor allem durch die ursprüngliche Komplexität der Nähr- und Vitalstoffe in Pflanzen erhält, solltest Du auf Fabrik-Ersatzprodukte verzichten.

Ein weiterer Fehler, den Veganer häufig begehen, ist ihr erhöhter Fettkonsum. Salat wird in Öl ertränkt, täglich stehen mehrere Avocados auf dem Speiseplan und Nüsse knabbert man gleich tütenweise – schließlich verzichtet man ja auf all die ungesunden tierischen Lebensmittel... Doch auch in diesem Fall gilt: Die Dosis ist entscheidend.

Nüsse und Avocados mögen gesund sein, doch im Übermaß genossen können auch sie problematisch werden.[174] Insbesondere dann, wenn Du eigentlich etwas Körperfett verlieren willst. Öl solltest Du nicht nur aufgrund seines Fettgehalts meiden, sondern deshalb, weil es sich dabei um ein ebenso künstlich erzeugtes Lebensmittel handelt wie Zucker oder Margarine – es liefert leere Kalorien ohne zusätzliche Vitamine, Mineralstoffe, Flavonoide oder Ballaststoffe.

Achte bei der Lebensmittelwahl vor allem auf die Natürlichkeit der Produkte und konsumiere Nüsse und Avocados nicht im Übermaß – dann liegst Du immer richtig!

Erleide ich nicht Proteinmangel, wenn ich auf Fleisch, Milch und Eier verzichte?

Darüber schreibe ich ausführlich in Kapitel „Gesund mit Pflanzenkraft". Das vom Körper leicht verwertbare Eiweiß ist eines der stärksten „Positivmerkmale", das von der produzierenden Industrie an Milch- und Fleischprodukten herausgestellt wird. Untersuchungen zeigen allerdings, dass es sich um die größte Gefahr in diesen Lebensmitteln handeln könnte. Natürlich enthalten Tierprodukte gesättigte Fette und Cholesterin, über deren Negativeffekte kaum noch jemand aufgeklärt werden muss. Viele Verbraucher greifen daher zu Hähnchenbrust und Magerjoghurt und fühlen sich damit auf der sicheren Seite. Diese Schlussfolgerung ist fatal, denn gerade die tierischen Proteine, die in mageren Tierprodukten in noch höherer Konzentration enthalten sind als in fetten, spielen scheinbar eine entscheidende Rolle in der Entwicklung von Krebserkrankungen. Ihr Zersetzungsprozess im Darm steht in Zusammenhang mit Darmkrebs und sie steigern den Spiegel des Wachstumsfaktors IGF-1 im menschlichen Blutkreislauf. Genau dieser Stoff stimuliert Tumorzellen zum Wachstum, wie andersherum ein niedriger Spiegel, wie ihn Veganer erreichen können, das Fortschreiten von Krebsentwicklung um bis zu 70 Prozent hemmen kann. Du brauchst Dich daher nicht sorgen, einen Mangel an tierischem Protein zu „erleiden" – im Gegenteil, ein solcher „Mangel" ist ein wichtiger Faktor in der Prävention von Krankheiten. Ich empfehle das Buch *China Study* von Colin T. Campbell.

Für pflanzliches Eiweiß gilt all dies nicht. Es hat keine Auswirkungen auf Darmkrebs oder den Wachstumsfaktor IGf-1. Es versorgt Deinen Körper ausschließlich mit wichtigen Baustoffen. Getreide, Hülsenfrüchte sowie Nüsse und Samen enthalten ausreichend Proteine für die beste Erhaltung

Deiner Gesundheit, ohne dabei die schädlichen Nebenwirkungen von Tierprodukten zu verursachen.

Woher bekomme ich mein Kalzium?

In jedem Fall nicht durch Kuhmilchprodukte. Das Glas Milch wurde zwar durch die Industrie immer als knochenstärkend propagiert; tatsächlich bewirkt es aber das Gegenteil. Studien zeigen, dass die Osteoporoserate in den Ländern am höchsten ist, in denen die meisten Milchprodukte konsumiert werden.[175]

Ideal sind deshalb pflanzliche Kalziumquellen wie Sesam, Mandeln, Haselnüsse, Grünkohl, Broccoli und getrocknete Feigen. Außerdem können kalziumreiche Mineralwässer und mit Kalzium angereicherte Pflanzenmilch viel zur Mineralstoffversorgung des Körpers beitragen.

Kalzium macht mit etwa einem Kilo Masse einen durchaus signifikanten Anteil des menschlichen Körpers aus und findet sich zu 99 Prozent in Knochen und Zähnen. Für die gute Bioverfügbarkeit und die Aufnahme von Kalzium aus der Nahrung ist das Vorhandensein von ausreichend Vitamin D besonders wichtig. Du solltest Dich täglich mindestens 30 Minuten lang im Sonnenlicht aufhalten, damit Dein Körper das Vitamin synthetisieren kann.

Für eine gute Kalziumversorgung ist es zudem entscheidend, möglichst wenig des Minerals wieder auszuscheiden. Ein erhöhter Proteinkonsum – insbesondere von tierischen Proteinen – regt die Kalziumausscheidung an und kann im Extremfall sogar zu Nieren- und Blasensteinen führen. Auch der Verzehr von viel Kochsalz oder Koffein steigert die Ausscheidung von Kalzium. Der reichliche Verzehr von frischem Obst und Gemüse wirkt dem Kalziumverlust entgegen. Insbesondere Menschen mit erhöhtem Bedarf – Kinder in der Wachstumsphase, Schwangere, Stillende und ältere Menschen – sollten auf eine Kalziumzufuhr aus günstigen Quellen und auf die Begrenzung ihres Kalziumverlusts achten.

Was ist zu tun bei Eisenmangel?

Ein Mangel an Eisen, bei dem die Betroffenen bleich sind und sich müde und abgeschlagen fühlen, kann insbesondere bei jungen Frauen und Sportlern zum Problem werden. Landläufig wird diesen Menschen häufig empfohlen, mehr rotes Fleisch zu essen, um ihre Eisenspeicher aufzufüllen. Woher diese Assoziation stammt ist unklar – wahrscheinlich wird die Wichtigkeit von Eisen für unsere roten Blutkörperchen einfach gedanklich mit der blutigen Farbe des Fleischs verbunden.

Wenn man sich allerdings einmal die Eisengehalte von Lebensmitteln anschaut, schneidet Rindfleisch mit 2,9 Milligramm gar nicht mal besonders gut dabei ab. Linsen enthalten beispielsweise mit 6,9 Milligramm Eisen pro 100 Gramm mehr als das Doppelte des wichtigen Spurenelements. Weizenkleie bringt es auf stolze 16 Milligramm, Kürbiskerne enthalten 12 mg, Sesam und Mohn etwa 10 mg, während Leinsamen wie auch Quinoa und Amarant etwa 8 mg Eisen zur gesunden Ernährung beisteuern. Die empfohlene tägliche Menge von 15 mg Eisen lassen sich mit einer auf Hülsenfrüchten und Getreide bzw. Pseudogetreide basierten Ernährung demnach gut erreichen.

Die Gemüsebeilagen erfüllen dabei im Übrigen auch eine wichtige Funktion. Die Eisenaufnahme wird nämlich durch Vitamin C gesteigert, welches u.a. in Paprika, Broccoli und Rosenkohl reichlich vorkommt.

Warum sind Süßkartoffeln so gesund?

Die Süßkartoffel ist wie unsere traditionelle Kartoffel ein hervorragender Lieferant von pflanzlicher Stärke und enthält dabei praktisch kein Fett. Doch bezogen auf Vitamine und Mineralien übertrifft die süße Batate unsere althergebrachte Kartoffel teilweise signifikant: Süßkartoffeln enthalten 26-mal so viel an Vitamin E, bekannt als „Anti-Aging"-Vitamin, welches die Zellerneuerung in Haut und Haaren anregt und antioxidativ wirkt. Darüber hinaus sind die süßen Knollen äußerst reich an Vitamin A und dessen Vorstufe Beta-Carotin – beide Stoffe sind unter anderem wichtig für unsere Sehkraft, unsere Schleimhäute und den Knochenaufbau. Süßkartoffeln liefern zudem reichlich B-Vitamine und Folsäure, wobei Letztere besonders wichtig für Schwangere ist. Das große Kontingent an Mineralstoffen – Kalium, Magnesium, Eisen, Phosphor und Zink – erhöht die Leistung der Muskulatur und hilft dem Körper, besser mit Stress fertig zu werden.

Die sekundären Pflanzenstoffe in der Süßkartoffel, sogenannte Carotinoide und Anthocyane, stehen in dem Ruf, eine antientzündliche und antioxidative Wirkung zu haben. Wissenschaftler identifizierten zudem eine Substanz namens „Caiapo" in der Schale der orangefarbenen Knolle, die sich wirksam gegen hohe Cholesterinwerte und Bluthochdruck zeigt sowie den Blutzucker reguliert.[176]

Zu all den wertvollen Inhaltsstoffen steuert die Süßkartoffel noch ihren wunderbar lieblichen Geschmack bei. Gebackene Süßkartoffeln, Kartoffelspalten aus dem Ofen, Suppen, Gemüsecurrys, Pürees und sogar leckere Desserts lassen sich wunderbar mit den Knollen zubereiten. Die delikaten Gerichte versorgen Dich mit dem gesamten Power-Paket der Bataten-Nährstoffe, während sich Deine Zunge am süßen Aroma erfreut.

Darf ich nie wieder Schokoeis essen?

Sich etwas für den Rest seines Lebens verbieten zu wollen, tut keinem Menschen gut. Von Zeit zu Zeit gibt es schließlich Anlässe, wie z. B. eine Hochzeit oder eine große Geburtstagsfeier, bei denen man ein Stück Torte nicht ablehnen möchte. Doch wenn Du am Nachmittag einfach das Gefühl hast, unbedingt etwas Süßes zu brauchen, solltest Du Dir klarmachen, was dieses Signal bedeutet: Dein Körper braucht Glukose! Viele Deiner Körperzellen funktionieren ausschließlich mit Zucker als Treibstoff, zum Beispiel die „grauen Zellen" Deines Gehirns.

Damit ist allerdings nicht der weiße Kristallzucker gemeint, sondern Glukose und Fruktose, die sich in natürlicher Nahrung finden. Etwa in Bananen, Mangos, Trauben und Datteln oder in Reis, Kartoffeln und Getreide. Wenn Du zum Beispiel am Vormittag Obst isst oder genügend Stärke konsumierst, befriedigst Du das Bedürfnis Deines Körpers nach Zucker und vermeidest, dass Dein Gehirn Dir Defizite meldet. Achtest Du darüber hinaus auch bei Deinen übrigen Mahlzeiten weiterhin auf eine reichliche Zufuhr von Stärke, etwa durch Reis, Süßkartoffeln, Mais oder Getreide, fällt Dir sicher auf, dass Du generell weniger unter Süßhunger leidest.

Schokolade Spezial: Vielleicht gelüstet es Dich manchmal nach dem speziellen bitteren Aroma von dunkler Schokolade. Das ist kein Problem, schließlich ist roher Kakao eine reichhaltige Quelle für Antioxidantien und Mineralstoffe. Eine gute Lösung wäre es, Dir eine Portion vegane Schokocreme mit Avocado oder köstliche Schokobrownies auf der Basis von Bohnen zuzubereiten. Du wirst sehen: Diese Gerichte stillen Süßhunger und Schokolust und erleichtern zusätzlich Dein Gewissen. Aber Vorsicht, aufgrund des hohen Fettgehalts in der Avocado ist dies kein Gericht zum Abnehmen.

Was kann man bei Kopfschmerzen durch Koffeinentzug tun?

Viele Menschen entschieden sich, auf ihrer Reise zur natürlichen Ernährungsform Koffein aufzugeben. Wenn Du früher regelmäßig Kaffee getrunken hast, ist Dein Körper daran gewöhnt, seine Leistung nur durch Koffeinkonsum vollständig zu erreichen – vor allem am Morgen. Gib ihm etwas Zeit, sich vom Koffein zu entwöhnen. Ein paar Tage bis eine Woche lang etwas Kopfschmerzen zu haben ist dabei völlig normal und zeigt, dass Du auf dem richtigen Weg bist. Unterstützen kannst Du Deinen Organismus durch das Trinken von viel Wasser und den Verzehr von nährstoffreichen Lebensmitteln. Insbesondere am Morgen kann zusätzlich etwas Bewegung günstig sein. Du musst nicht unbedingt joggen, es reicht eine kleine Runde um den Block in straffem Schritt. Dabei ist es nur entscheidend, Deinen Kreislauf anzuregen und Deine Lunge mit Sauerstoff zu füllen.

Zu Hause angekommen erscheint Dir eine Tasse Kaffee wahrscheinlich bereits ganz von allein unnötig, so erfrischt fühlst Du Dich. Statt Kaffee genieße lieber eine Tasse grünen oder weißen Tee: Auch er enthält stimulierende Stoffe, jedoch wirken diese langanhaltender und sanfter als beim Kaffee. So entsteht nicht das typische „Leistungsloch“, das Du sicher auch schon erlebt hast, nachdem Du Dich einige Zeit lang mit viel Kaffee aufgeputscht hast.

Grüner Tee liefert außerdem Mineralstoffe, Fluor für starke Zähne und reichlich antioxidative Pflanzenstoffe, denen nachgesagt wird, das Herz-Kreislauf-System positiv zu beeinflussen.

Es ist 19 Uhr und ich bin noch hungrig. Bis wann darf ich essen?

Am besten für Deinen Körper ist es, wenn Du Deine letzte Mahlzeit etwa 3 Stunden vor dem Schlafengehen einnimmst. Dein Körper nutzt die Zeitspanne von ungefähr 20 Uhr bis 4 Uhr morgens für die Verdauung sowie die Aufnahme und Verwertung von Nährstoffen. Dabei sollte er möglichst Ruhe finden, weshalb ausreichend Schlaf in dieser Phase der Nacht auch besonders wichtig ist. Falls Du trotzdem spät abends noch Hunger verspüren solltest, dann richte Dir einen kleinen Rohkostteller an. Karotten, Sellerie, Paprika, Tomaten oder Fenchel füllen den Magen und enthalten reichlich Vitalstoffe. Trotzdem belasten sie die Verdauung nicht so stark wie konzentriertere Lebensmittel, weil sie wasserreich und kalorienarm sind.

Durchhalten lohnt sich: Beim Frühstück kannst Du Dich an gesunden Kohlenhydraten satt essen und bekommst Energie für den neuen Tag.

Was ist zu tun gegen Blähungen?

Blähungen können verschiedene Ursachen haben. Eine der häufigsten ist, dass frisches Obst gleichzeitig mit anderen Lebensmitteln oder als Nachtisch gegessen wird. Das hat meist unangenehme Auswirkungen. Harvey Diamond erklärt in seinem Buch „Fit for Life 2"[177] ausführlich die Ursachen dieses Phänomens. Obst ist gut für uns, vor allem weil es dem Körper hilft, toxische Abfallprodukte des Stoffwechsels auszuschwemmen. Doch eben diese Rückstände können Obst im Verdauungstrakt zum Gären bringen, was unangenehme Blähungen nach sich zieht. Um dies zu vermeiden solltest Du Obst aus Gründen der optimalen Verdauung stets auf nüchternen Magen essen, mit einer Ausnahme: Kombinierst Du Obst mit einem stark alkalischen Gemüse wie Kopfsalatblättern oder Selleriestangen, verhindert dies die blähende Wechselwirkung zwischen Frucht und Stoffwechselabfällen. Viele Anhänger einer natürlichen Ernährungsweise praktizieren dies und bleiben aus geschmacklichen Vorlieben bei dieser Kombination, obwohl nach einer längeren Gewöhnungszeit der Körper von seinen Abfallprodukten befreit ist und keine unangenehmen Wechselwirkungen mehr entstehen.

Auch durch den Genuss von Vollkornprodukten und Hülsenfrüchten können Blähungen entstehen – insbesondere am Anfang einer Ernährungsumstellung, wenn man bisher eher ballaststoffarm gegessen hat. Hier hilft es, am Ball zu bleiben. Die Darmflora muss sich erst auf die neuen Ansprüche einstellen und braucht dafür etwas Zeit und vor allem den konsequenten Verzicht auf industrielle und tierische Lebensmittel. Gewürze können die gute Verdauung von Vollkorn und Hülsenfrüchten wirkungsvoll unterstützen. Schmeckst Du Deinen Frühstücksbrei zum Beispiel mit Zimt und Kardamom ab oder Deinen Bohneneintopf mit Ingwer, Kümmel, Kurkuma oder Bohnenkraut, helfen die ätherischen Öle der Kräuter und Gewürze, die Verdauungssäfte anzuregen und wirken teilweise gegen akute Blähungen. Vor allem Kümmel, Fenchel und Anis haben eine entspannende Wirkung auf Magen und Darm. Bei akuten Beschwerden kann ein Tee aus diesen drei Bestandteilen Wunder wirken.

Ansonsten musst Du Dir klarmachen, dass der eine oder andere Pups ganz normal ist und davon zeugt, dass die Bakterien im Darm ihre Arbeit erledigen. Gesunde Lactobazillen und Bifidobakterien, nützliche Bewohner unseres Verdauungstraktes, verbreiten dabei jedoch keine schlechten Gerüche.[178] Falls Du längere Zeit unter schmerzhaften oder unangenehm riechenden Blähungen leidest, solltest Du eine Darmsanierung machen. Flohsamenschalen und Leinsamen können dabei wirksam sein, genauso wie die Einnahme von Heilerde. Bestimmte Kräuter wie Kümmel, Oregano aber auch Petersilie wirken anscheinend günstig auf den Darm.

Wie verhält es sich mit Tofu?

Tofu ist im Prinzip ein Kunstprodukt aus Sojabohnen und enthält, da er innerhalb des Herstellungsprozesses stark verarbeitet wird, fast keine Vitalstoffe mehr.[179] Kritisch sollte man alle Kunstprodukte betrachten, die industriell aus isolierten Sojaproteinen hergestellt werden. Vegane Riegel, Wurst- und Fleischersatz auf Sojabasis sind nicht nur gesundheitlich bedenklich und zumeist sehr fettreich, sondern auch ein mentales Armutszeugnis. Warum ungesunden tierischen Lebensmitteln optisch und geschmacklich nacheifern, wenn unser Nahrungsangebot so viele Pflanzen, Früchte und Kräuter bereit hält, die schmackhaft und gesund sind?

Wie kann ich Menschen in meinem Umfeld von meiner Ernährung überzeugen? Ich stoße auf taube Ohren, viel Kritik und bin frustriert, weil ich gerne helfen würde.

Die meisten Menschen brauchen zur Veränderung ihrer Gewohnheiten ihr ganz persönliches „Aha-Erlebnis". Kaum jemand lässt sich gern allein durch Worte missionieren – Bilder wirken so viel stärker. Anstatt Deinen Mitmenschen in den Ohren zu liegen, wie gut Deine neue natürliche(re) Ernährungsweise auch für sie wäre, gehe lieber als leuchtendes Beispiel voran. Du brauchst wahrscheinlich gar nichts ansprechen; die Fragen, warum Du plötzlich so schlank und frisch aussiehst und so entspannt wirkst, werden ganz von alleine aus Deinem Umfeld kommen.

Bilder helfen im Übrigen auch am besten, Klischeevorstellungen zu überwinden. Viele Menschen denken, dass wir nur Karotten knabbern. Wenn Du vor Deinem Mittagessen sitzt und ein besonders leckeres Reisgericht oder ein köstliches veganes Dessert auf dem Teller hast, warum greifst Du nicht kurzerhand zur Kamera und postest Dein Mahl auf Facebook? Das sorgt sicher für Überraschungen und Neugier bei

Deinen Freunden. Auch die üblichen Vorurteile von Fitness betreibenden Männern lassen sich durch Bilder wohl besser vertreiben als durch Worte. Patrick Baboumian, der „stärkste Mann Deutschlands“ beweist eindrucksvoll, dass man kein Fleisch braucht, um ein Kerl wie ein Baum zu sein, und Harley Johnstone aka Durianrider gewinnt auf Youtube mehr und mehr männliche Anhänger für eine pflanzliche, fettarme Ernährung. Menschen lassen sich am besten überzeugen, wenn sie etwas von sich aus entdecken.

Die letzten 10 kg wollen einfach nicht weg. Wie kann ich noch schneller Fettgewicht verlieren?

Um Körperfett zu verlieren, musst Du auf Fett in der Nahrung verzichten – so kannst Du auch die letzten hartnäckigen 10 kg verlieren. Das bedeutet, dass Du die Fett- und Ölzufuhr in Deiner Nahrung komplett zurückfährst: Verzichte auf Öle, Nüsse, Avocados und Oliven – iss dafür mehr stärkearmes Gemüse und Salate. Der gesteigerte Konsum von stärkearmem Gemüse ist zum einen wichtig, um Dich mit Vitalstoffen zu versorgen, zum anderen, um Deinen Magen zu füllen und Dir ein Gefühl der Sättigungs-Zufriedenheit zu geben. Versuche, Deine Nahrungsaufnahme zu staffeln und Dich beim Einnehmen der Mahlzeiten an folgende Reihenfolge zu halten: 1. Salat, 2. Stärkearmes Gemüse, 3. Stärkereiche Nahrung – so füllt sich Dein Magen, Du bist satt und zufrieden und verlierst ganz automatisch die letzten 10 kg, die Dich stören.

Vermeide auf jeden Fall, Proteinshakes zu Dir zu nehmen – selbst wenn Du zunehmen möchtest. In so einem Fall eignet sich die Zufuhr von zusätzlichem Fett durch Avocados und Nüsse. Veganer können durchaus an Gewicht zunehmen, je nachdem wie viel Fett ihre Nahrung enthält. Es gibt selbst übergewichtige Menschen, die sich rein pflanzlich ernähren, jedoch mit einer Menge fetthaltiger Lebensmittel und industriellen Fertigprodukten. Je mehr Deine Nahrung auf natürlichen und fettarmen Lebensmitteln basiert, desto schlanker wirst Du. Auch wenn die Waage erst einmal wochenlang still steht, wie kürzlich eine Teilnehmerin ihre eigene Erfahrung schilderte, kannst Du Veränderungen an Deinem Körper wahrnehmen: ein klareres Hautbild, weniger Wassereinlagerungen und ein besseres Körpergefühl. Nach einiger Zeit folgt dann auch der Gewichtsverlust – wenn Du einem regelmäßigen Bewegungsprogramm folgst, tritt er schneller und stärker ein.

Ein Tipp für Frauen: Durch den schwankenden Hormonspiegel im Monatszyklus ist frau ganz automatisch an manchen Tagen besonders hungrig. Dann solltest Du Dir auch eine größere Portion gönnen; und zwar mehr Obst, Gemüse und stärkereiche Pflanzennahrung. Dein Körper hat ein echtes Bedürfnis nach Extra-Nährstoffen, also gib sie ihm ohne schlechtes Gewissen. An anderen Tagen wirst Du dafür wenig Appetit verspüren und Dich nach einer Mahlzeit lange Zeit pappsatt fühlen – auch das ist völlig in Ordnung. Du brauchst Dir das Essen nicht hinein zu zwingen. Wenn Du aufmerksam auf Deinen Körper hörst, sagt er Dir genau, was er braucht.

Kann ich meinen Eiweißbedarf über Pflanzen decken? Ich habe gehört, pflanzliches Protein hätte keine so hohe biologische Wertigkeit wie tierisches.

Ja, Du kannst – nein, Du solltest sogar – Deinen Eiweißbedarf über pflanzliche Nahrungsmittel decken. Dabei musst Du zuerst wissen, wie hoch Dein eigentlicher Bedarf an Proteinen ist. Im Gegensatz zu übertriebenen Empfehlungen, die davon ausgehen, dass der Mensch bis zu 140 Gramm Eiweiß pro Tag zu sich nehmen muss, empfiehlt die Weltgesundheitsorganisation (WHO) folgendes: 5 % Deiner täglichen Kalorien sollten aus Proteinen stammen. Das bedeutet eine Ration von 38 Gramm für einen Mann, der 3000 Kalorien am Tag benötigt, und 29 Gramm Eiweiß für eine Frau, die 2300 Kalorien am Tag verbraucht. Bereits in den 40er Jahren des letzten Jahrhunderts setzten Wissenschaftler den Mindestbedarf eines Menschen auf etwa 20 Gramm Eiweiß pro Tag fest – weit weniger, als die Empfehlungen der Tierprodukte-Lobby uns weismachen wollen. Auch wenn Du Deinen Kalorienbedarf ausschließlich über stärkereiche Pflanzen deckst, überschreitest Du die empfohlene Proteinmenge automatisch: Deckst Du als Frau Deinen kompletten Kalorienbedarf durch Reis, liefert er Dir täglich 48 Gramm Eiweiß, Kartoffeln sogar 67 Gramm – keine Chance für Proteinmangel! Die einzige Gelegenheit, bei der Menschen tatsächlich zu wenig Protein aufnehmen, sind Phasen, in denen sie allgemein unter Nahrungsmittelmangel leiden – echte Hungersnöte oder Kaloriendefizite durch eine Hungerdiät. Zudem ist rein pflanzliches Protein ideal geeignet dazu, Unterernährung wieder auszugleichen, wie eine Studie zeigt, die die Defizite von an Nahrungsmangel leidenden Kindern allein durch Protein aus Kartoffeln wieder behob.[180]

Noch eine Bemerkung zur „biologischen Wertigkeit“: Dieses vor 100 Jahren vom deutschen Ernährungswissenschaftler Karl Thomas entwickelte Konzept ist zwar als Schlagwort immer noch in unseren Köpfen präsent – inhaltlich aber längst überholt. Menschen, die ihren Eiweißbedarf ausschließlich mit Pflanzen decken, brauchen ihre Speisen weder zu kombinieren, noch irgendwelche Aminosäuren als Ergänzungsmittel hinzuzufügen. Letzteres kann sogar schädlich sein und die Eiweißverwertung im Körper negativ beeinflussen.[181] Aus einer Ernährung, die auf stärkereichen Pflanzen basiert, ergänzt mit Gemüse und Obst, erhält Dein Körper mehr, als er zum Leben braucht.

Schau Dir einige der veganen Tiere auf der Welt an – sie sind groß, schön, stark und kraftvoll: Elefanten, Nashörner, Nilpferde, Bisons, Wildtiere, Pferde, Seekühe, Hirsche, einige Wale. Was sie alle gemeinsam haben, ist die Tatsache, dass sie alle Pflanzenfresser sind.

Ist Olivenöl gesund?

Olivenöl wurde während der vergangenen Jahre in den Medien häufig als „gesund fürs Herz“ dargestellt, wobei die Argumentation immer unklar erscheint. In manchen Fällen wird der Gehalt an essentiellen, ungesättigten Fettsäuren des Öls zitiert, der den Organismus positiv beeinflussen soll. In Wirklichkeit hat Olivenöl mit gerade einmal 9 % einen der niedrigsten Gehalte an mehrfach ungesättigten Fettsäuren unter den Ölen. Das zweite Argument für Olivenöl ist stets die sogenannte Mittelmeer-Diät, die auf der Feststellung basiert, dass in den südeuropäischen Ländern die Rate an Herz-Kreislauf-Erkrankungen niedriger ist als im Norden.

Wenn wir uns Olivenöl als Lebensmittel einmal genauer ansehen, erklärt sich auch der Effekt der mediterranen Ernährung: Öl wächst auf keinem Baum! Es ist ein extrahiertes und raffiniertes, künstliches Lebensmittel wie weißer Zucker. Seine Kalorien stammen zu 100 Prozent aus Fett und erhalten kaum noch irgendein Vitamin, keinen Mineralstoff, keinen sekundären Pflanzenstoff und keine Ballaststoffe mehr. Es handelt sich um das, was Ernährungswissenschaftler als „leere Kalorien“ bezeichnen. Öle stammen zwar aus Samen, Nüssen und Ölfrüchten; sie sind allerdings völlig aus deren komplexem Nährstoffprofil herausgelöst. Eine Walnuss oder eine Olive ist ernährungstechnisch weit mehr als ihr Fett – sie ist reichhaltiger Lieferant unzähliger Makro- und Mikrosubstanzen, genauso wie Gemüse und Obst.

Die mediterrane Ernährung ist demnach nicht deshalb vorteilhaft, weil sie Olivenöl enthält, sondern, weil sie den Konsum von tierischen Proteinen zugunsten von Hülsenfrüchten, Getreide, Obst und Gemüse einschränkt. Allein schon aus finanziellen Gründen – in den ländlichen Gegenden Südeuropas ist der Wohlstand oft nicht groß und die Menschen ernähren sich aus ihren eigenen Gärten. Dort wachsen zwar auch Oliven neben Kürbissen, Bohnen, Tomaten, Kohl und Feigen – allerdings ist es der größere Anteil pflanzlicher Nahrung, der im mediterranen Raum gesundheitliche Vorteile zeigt. Dies erreicht man nicht, wenn man seine Eier mit Speck in Olivenöl brät.

Was kann ernährungstechnisch schlecht an Hähnchenfleisch oder einem Filetsteak sein – diese Produkte enthalten doch kaum Fett?

Das Fett allein ist nicht das Problem an Steak und Hähnchen – viel schwerer wiegen die gesundheitlichen Auswirkungen ihrer Proteine. Wenn diese vom Körper aufgenommen werden, setzen sie Säuren frei, die neutralisiert werden müssen. Der menschliche Stoffwechsel schafft dies vor allem durch die Freisetzung von Mineralstoffen, größtenteils aus seiner eigenen Knochensubstanz. Das führt zu mehrfachen Komplikationen: Osteoporose, Nierensteine, Blasensteine und eine allgemeine Abnahme der Nierenfunktion sind die Folge.[182]

Stars und Sternchen erzählen oft in Interviews, dass sie keine Stärke essen, weil sie dick macht. Stimmt das?

Diese These wird noch immer von den letzten Low-Carb-Anhängern verbreitet. Dabei hat es nie einen wissenschaftlichen Beleg für die Vorteile einer Low-Carb-Ernährungsweise gegeben – im Gegenteil: Eine große Studie an 40.000 schwedischen Frauen zeigte, dass eine kohlenhydratreduzierte Diät ein gesteigertes Risiko für Herz-Kreislauf-Erkrankungen verursacht.[183] Die Beliebtheit dieser Diätform ist wohl allein darauf zurückzuführen, dass sie den Menschen suggeriert, sie könnten ohne schlechtes Gewissen Völlerei mit Fleisch und Fettigem betreiben.

Kartoffeln, Nudeln und Reis sind bezogen auf den Energiegehalt gegenüber Käse und Wurst echte Schlankmacher! Wo Salami und Gouda mit ca. 360-400 Kalorien pro 100 Gramm ins Gewicht fallen, enthalten Stärkeprodukte mit 70 bis 100 Kalorien pro 100 Gramm gerade mal ein

Viertel der Energie. Der Prozess, Zucker in Körperfett zu verwandeln, die sogenannte De-Novo-Lipogenese, ist darüber hinaus beim Menschen glücklicherweise sehr ineffizient, da sie bereits 30 Prozent der zugeführten Energie kostet. Studien zeigten, dass ein Überschuss von 50 Prozent des Kalorienbedarfs in Form von reinem Zucker nötig wäre, um innerhalb von vier Monaten ein einziges Pfund Körpergewicht zuzunehmen.[184] Näheres zu diesem Thema erfährst Du im Abschnitt „Von XXL zu M".

Anders verhält es sich mit Fett. Das wandert tatsächlich direkt auf die Hüften, wie Biopsien beweisen. Entnimmt man Fettproben von Menschen, die sehr viel Omega-3-Fett verzehren, findet sich dies auch in ihrem Körperfett; bei Personen, die viele Transfette essen, setzt sich auch ihr Körperfett aus diesen zusammen.[185]

Nicht Kartoffeln und Co. machen dick – es verhält sich vielmehr so, wie John Mc Dougall es prägnant formuliert: „*The fat you eat ist the fat you wear*" – zu deutsch: „Das Fett, das Du isst, ist das Fett, das Du mit Dir herum trägst".

Ist Joghurt gut für die Darmflora?

Tatsächlich enthält Joghurt bestimmte Laktobazillen, die, wenn sie sich in der Darmflora ansiedeln würden, Nützliches bewirken könnten. Leider überleben die meisten Mikroorganismen die Passage durch unseren Magen nicht. Kaum ein im Joghurt lebendes Bakterium würde also am Ort seines Wirkens ankommen. Darüber hinaus bringt Milchverzehr so viele negative Auswirkungen auf die Gesundheit mit sich, dass die Kosten den Nutzen hier weit übersteigen.

Wenn Du allerdings bestimmte Bakterien in Deinem Darm ansiedeln willst, erhältst Du sie in der Apotheke in Kapselform. Sogenannte Probiotika (siehe Kapitel „Die Darmflora") enthalten vor allem Lakto- und Bifidobakterien, die sicher verpackt den Magen passieren und sich im Darm niederlassen. Dieser Prozess ist allerdings nicht ganz einfach, da in Deinem Darm bereits bestimmte Bakterienstämme vorherrschen und es die Neuankömmlinge schwer haben. Probiotika müssen daher regelmäßig eingenommen werden.

Nachhaltiger verbesserst Du Deine Darmflora, indem Du den nützlichen Bakterien, die sich bereits dort befinden, die richtige Nahrung zur Verfügung stellst. Präbiotika sind die Anteile in Deiner Nahrung, die Du selbst nicht als Energielieferant nutzen kannst, die aber Deine

Mikroorganismen hervorragend unterstützen. Lösliche Ballaststoffe in Hülsenfrüchten, Chiasamen und Leinsamen erfüllen beispielsweise diesen Zweck, wie auch das Inulin in Chicoree, Topinambur, Lauch, Artischocken und Spargel.

Sorgen saure Früchte für eine Übersäuerung des Körpers?

Ganz im Gegenteil. Zitronen gehören zu den basischen Lebensmitteln. Genauso wie alle anderen Obst- und Gemüsesorten, ganz gleich ob süß oder sauer. Beeren, Tropenfrüchte, heimische Früchte, Blattgemüse, Fruchtgemüse und Kräuter sorgen unter anderem dafür, dass das leicht basische Klima im Körper erhalten werden kann. Nimmst Du dagegen säurebildende Lebensmittel zu Dir, muss Dein Organismus mittels verschiedener Puffersysteme das verlorene Gleichgewicht wieder herstellen und die Säure ausgleichen. Da dafür unter anderem auch Mineralien aus der Knochensubstanz verwendet werden, können bei einer chronischen Übersäuerung des Körpers Osteoporose, Nieren- und Blasensteine die Folge sein. Auch Gicht und rheumatische Erkrankungen stehen im Zusammenhang mit einem gestörten Säure-Basen-Haushalt im Körper. Um einer Übersäuerung vorzubeugen, solltest Du auf säurebildende Lebensmittel weitgehend verzichten. Das sind vor allem Fleisch- und Wurstwaren, Milchprodukte, industrielle Süßigkeiten und Backwaren, Kaffee und Alkohol.

Sind Nüsse gesund?

Ja. Nüsse und Samen enthalten reichlich pflanzliche Proteine, Vitamine, Mineralstoffe und Ballaststoffe. Unter diesem Gesichtspunkt sind sie durchaus als gesunde Lebensmittel einzustufen. Allerdings bestehen Nüsse auch zu einem Großteil aus Fett – zwar rein pflanzlich, aber dennoch dazu geeignet, vom Körper unmittelbar in seinen Depots eingelagert zu werden. In einer ursprünglichen Ernährungsweise der Frühzeit stellte das sicher kein Problem dar, weil Nüsse nur während einer kurzen Saison zur Verfügung standen und sie sich zudem unter einer harten Schale versteckten. Hast Du einmal versucht, die Schale einer Paranuss ohne moderne Hilfsmittel zu öffnen? Allein, um an den delikaten Kern heranzukommen, ist bereits ein Energieeinsatz nötig. Heutzutage, wo allerlei Nüsse und Samen verzehrfertig geschält und rund ums Jahr im Supermarkt griffbereit sind, ist es durchaus möglich, sich an den gesunden Kernen zu überessen. Viele Veganer gehen gerade mit Nussmus sehr großzügig um und benutzen es vom Brotaufstrich über die Gemüsesauce bis hin zu Smoothies in allen Gerichten. Wenn Du allerdings ein paar Pfunde verlieren willst, solltest Du sparsam mit Nüssen und Samen umgehen und sie als besondere Leckerei und nicht als Basiszutat betrachten.

Wie viel Stärke darf oder soll ich essen?

Als Faustregel, wie viel Stärke Du zu Dir nehmen sollest, kannst Du Dir zwei Drittel zu ein Drittel merken. Zwei Drittel Deines Tellers sollten mit Kartoffeln, Reis, Süßkartoffeln, Hirse oder Ähnlichem gefüllt sein, während ein Drittel für das Gemüse (z.B. Brokkoli, Spinat, Paprika, Rosenkohl, Auberginen u.ä.) reserviert ist. Wenn Du aus der Low-Carb-Fraktion stammst, fragst Du jetzt vielleicht nervös: „So viele Kohlenhydrate??“ Ja, tatsächlich. Die Stärke ist dazu da, Dein Gefühl der befriedigten Sättigung zu erzeugen und den Stoffwechsel Deines Körpers auf natürliche Weise anzufeuern. Wenn Du sehr ambitioniert bist und Deinen Gewichtsverlust noch mehr steigern möchtest, darfst Du das Verhältnis von kohlenhydratreichen Pflanzen zu Gemüse bis auf 50:50 herabsetzen – auf keinen Fall mehr! Wichtig ist dabei, dass Du trotzdem satt und zufrieden vom Tisch aufstehst, ohne weitere Gelüste zu haben. Wenn Du Deinen Körper im Bezug auf Stärke zu sehr aushungerst, wird er Dich durch Heißhungerattacken daran erinnern, dass ihm etwas fehlt. In solchen Fällen ist es manchmal schwer, bei seinen Vorsätzen zu bleiben – sei also vorsichtig mit Deinem Ehrgeiz.

In konkreten Zahlen ausgedrückt bedeutet dies: Wenn Du Deine Ernährung dauerhaft umstellen möchtest und es Dir egal ist, wie lange es dauert, bis Du bei Deinem Idealgewicht angelangt bist, dann teile Deine Tage wie folgt ein[186]: 70 % Stärke, 20 % Gemüse und 10 % Obst (bei 0% Fleisch, Milch und industriell verarbeiteten Lebensmitteln). Wenn Du überflüssige Pfunde zu verlieren hast, dann befolge diesen Plan: 45 % Stärke, 45 % Gemüse und 10 % Obst. Hast Du Dein Ziel erreicht, gehst Du einfach langsam zur ersten Variante über.

11. Strategie: Wie Du Dein Selbstwertgefühl steigerst

Sonderkapitel

Dein Selbstwertgefühl

„Meine Freundin Sophie ist wirklich keine Elfe – aber sie strotzt nur so vor Selbstbewusstsein!", „Rund? Na und! So manche berühmte Frau trägt ihre Pfunde ganz selbstbewusst zur Schau.", „Schatz, denk nicht so schlecht von Dir. Du musst mal an Deinem Selbstwertgefühl arbeiten..."

Mindestens eine dieser Aussagen oder ein ähnliches Statement ist Dir sicherlich schon einmal im privaten Umfeld oder in den Medien begegnet. Solche Sätze lösen drängende Fragen aus:

- Kann ich wirklich einfach an dem Selbstwertgefühl (auch als Selbstbewusstsein bezeichnet) arbeiten, als ob ich eine Sportart trainiere, oder bin ich durch etliche Erfahrungen der Zurückweisungen und Ablehnungen traumatisiert und werde nie darüber hinwegkommen?
- Haben manche Menschen einfach Glück mit ihrem starken Selbstbewusstsein, so wie andere durch die Genetik mit blonden Locken oder blauen Augen gesegnet wurden?

Seit fast einem Jahrhundert beschäftigen sich Psychologen mit dem Konzept des Selbstwertgefühls und verkünden aktuell eine ermutigende Botschaft: Du kannst so einiges tun, um Dich gut mich Dir selbst zu fühlen – Du musst zwar ein gewisses Maß an Engagement und Konsequenz dafür investieren, allerdings längst nicht so viel Zeit, wie Du vielleicht denkst. In diesem Kapitel wirst Du den richtigen Weg zu mehr Selbstwertgefühl lernen – innerhalb von wenigen Tagen. Und das Beste ist: Du hast es selbst in der Hand. Du kannst selbst der Regisseur Deines steigenden Selbstwertgefühls werden.

Dein Selbstwertgefühl – in der Kindheit zementiert oder zerbrochen?

Menschen mit scheinbar unerschütterlichem Selbstbewusstsein strahlen Charisma aus und faszinieren ihre Umgebung. Du selbst denkst vielleicht manchmal beim morgendlichen Blick in den Spiegel oder dem Gang auf die Waage wehmütig an diese vor Selbstbewusstsein strotzenden Exemplare – vielleicht gehört Deine beste Freundin oder Dein Kollege gar dazu – und fragst Dich, wer oder was diesen Personen ein derartiges Selbstwertgefühl geschenkt hat. Äußerlich sind die Gründe dafür manchmal nicht leicht nachzuvollziehen, es handelt sich bei den selbstbewussten Menschen in unserer Umgebung ja in den wenigsten Fällen um Schönheitsköniginnen oder Millionäre.

Ist Selbstwert vielleicht etwas, das uns in der Kindheit mitgegeben oder genommen wurde, sodass wir den Rest unseres Lebens mit den Folgen leben dürfen oder müssen? Einige psychologische Modelle gehen davon aus. Sie beschreiben das Selbstwertgefühl eines kleinen Kindes wie eine reife, strahlend gelbe Banane, die entweder sorgsam gehütet oder beschädigt wird und daraufhin nach und nach verfault. Nach einer solchen Auffassung würden alle Ablehnungen, die wir in frühster Kindheit erfahren – die emotionale Kälte eines Elternteils, die Hänseleien der Mitschüler – in der Schale unseres Selbstwerts Druckstellen und braune Flecken erzeugen, die sich lebenslang aufsummieren.

Zahlreiche psychoanalytische und tiefenpsychologische Erklärungen unserer Lebensprobleme seit Sigmund Freud scheinen dieser Theorie anzuhängen und vermitteln ein eher pessimistisches Bild: Demnach wird die Wertschätzung, die wir uns selbst zukommen lassen, in frühen Jahren wie ein Grundstein unserer Persönlichkeit gelegt – stehen wir diesbezüglich auf wackeligen Beinen, besteht eine Unsicherheit über den Wert der eigenen Person oft lebenslang.

Bedeutet das, dass jemand, der heute zweifelnd vor dem Spiegel steht, sich vielleicht unattraktiv fühlt und meint, seine Ziele nicht erreichen zu können, sich in einem Zustand befindet, der nur mit langen Jahren der Psychoanalyse wieder „geheilt" werden kann?

Ganz im Gegenteil:

Selbstwert ist ein Gefühl – so sinnvoll und dynamisch wie Hunger und Durst!

Anders als in anderen Sprachen ist das Selbstwert-Gefühl im Deutschen zweifelsfrei als Gefühl gekennzeichnet. Warum gehen wir dann davon aus, dass es sich um so viel anders verhält als unsere anderen Gefühle und Empfindungen: Hunger, Müdigkeit, Verliebtsein, Freude und Ekel – alle sind im Moment ihres Auftretens mehr oder weniger ausgeprägt und sind stark beeinflussbar durch äußere Faktoren und noch viel mehr durch unsere eigenen Entscheidungen. Warum sollte es sich beim Selbstwert um etwas handeln, das uns quasi schicksalshaft mitgegeben wird, in einem Moment unseres Lebens, in dem wir noch keine Eigeninitiative ergreifen können?

Die Erklärung dafür liegt in der Betrachtungsweise. In der Vergangenheit haben Psychologen das Selbstwertgefühl oftmals weniger als emotionale Regung denn als Bedarf angesehen. Der bekannte amerikanische Psychotherapeut Nathaniel Branden beschreibt das Selbstwertgefühl eines Menschen als **ein essentielles Bedürfnis** wie ausreichend Schlaf oder die Aufnahme eines bestimmten Vitamins[187]. Es ist etwas, das wir benötigen und das uns quasi von außen zugeführt werden muss. Infolgedessen erzeugt die ausreichende Deckung des Bedarfs ein gutes Leben, so wie der Mangel schädliche Auswirkungen nach sich zieht. Dieses Modell wird wahrscheinlich nicht zuletzt deshalb von vielen Psychologen unterstützt, weil es dem menschlichen Allgemeinempfinden entspricht: Wenn wir uns bereits schlecht und schwach fühlen, scheinen zu allem Überfluss etliche Dinge in unserem Umfeld auch schief zu laufen.

Trotzdem hat die Vitamin-Theorie einen zentralen Schwachpunkt: Betrachtet man Selbstwert als Ursache für Glück und Unglück, stellt sich umso stärker die Frage nach der Quelle für das Selbstwertgefühl – sprich: **Woher bekomme ich meine Vitamine?**

Selbstwert ist kein lebensförderndes Vitamin, sondern ein biologisches Signal!

Die Dynamik des Selbstbewusstseins lässt sich viel leichter und überzeugender erklären, wenn wir das Selbstwertgefühl genauso betrachten wie sämtliche unserer anderen Gefühle und Empfindungen. Viele davon haben Wissenschaftler in einem biologischen oder evolutionspsychologischen Rahmen bereits intensiv beleuchtet und schlüssig erklärt. Ist Selbstwert ein echtes Gefühl, können wir uns seinem Charakter unter Zuhilfenahme der Biologie gut nähern und seine Dynamik erklären. Es geht darum zu wissen, wann sich ein Mensch wohl mit sich selbst fühlt, wann nicht und warum.

Beginnen wir zunächst bei den rein körperlichen Empfindungen: das Gefühl von Müdigkeit, von Hunger oder das Spüren von Kälte sind deutliche Signale an uns, etwas zu essen, zu schlafen oder uns ein wärmeres Kleidungsstück anzuziehen. Der Körper fordert uns quasi auf, etwas zu tun, das in unserem besten biologischen Interesse liegt.

Auch Wahrnehmungen oder Gefühle, die sich nicht in ausschließlich körperlichen Regungen zeigen, können auf diese Weise gut interpretiert werden: Empfinden wir Schönheit beim Anblick einer Landschaft mit reicher Vegetation und klaren Wasserläufen, weist uns unser Gefühl darauf hin, dass diese Umgebung ein günstiger Lebensraum für unsere Spezies ist. Spüren wir die Attraktivität unseres Partners, erinnert uns die Biologie daran, dass sich an dieser Stelle eine gute Gelegenheit zur Reproduktion unserer Gene bietet. Ekel hingegen warnt uns vor verdorbenen Speisen und bakteriell kontaminierten Umgebungen. Unsere körperlichen und emotionalen Empfindungen sind demnach als klare Signale zu verstehen, in welchem Zustand wir uns befinden, und beinhalten eine eindeutige Aufforderung, etwas zu beseitigen oder anzustreben.[188]

Der erste Psychologe, der das Selbstwertgefühl analog zu den bereits genannten Empfindungen betrachtete und analysierte, war der Amerikaner Mark Leary[189], der konstatierte: Selbstwertgefühl ist ein Messinstrument für soziale Akzeptanz. Es ist kein Bedürfnis, das erfüllt werden will, sondern das Resultat einer spezifischen Situation.

Für Menschen als soziale Wesen ist ein solches Messinstrument hochgradig sinnvoll: Handelt man auf eine Weise, die mehrheitlich sozial abgelehnt wird, erfährt man viel Zurückweisung und einen verminderten

Selbstwert, sodass man bestrebt ist, sich in einer Weise zu verhalten, die sozial stark akzeptiert wird.

Diese Dynamik ist essentiell für das Funktionieren von Gesellschaften.

Selbstbewusstsein – ein soziales Thermometer

Anders als fehlende Fundamente oder faulende Bananen hat das Modell vom Selbstwertgefühl als Messgerät einen stark ermutigenden Beiklang: So wie ein Messinstrument (ein Tacho- oder ein Thermometer) schnell in die eine oder andere Richtung ausschlägt, müsste auch das Selbstwertgefühl schnell durch Einflüsse veränderbar sein. Tatsächlich: In Experimenten mit Gruppen untersuchte Leary das sich verändernde Selbstwertgefühl der einzelnen Teilnehmer. Je nachdem, ob diese nach einem Gruppentreffen ein positives oder negatives Feedback davon übermittelt bekamen, was die anderen Gruppenteilnehmer scheinbar über sie dachten, sank oder stieg ihr persönliches Selbstwertgefühl. Laut Leary ereignen sich derartige Prozesse innerhalb von 30 Minuten – das Selbstwertgefühl bezeichnete er deshalb als „Soziometer". Selbst Kritiker, die sich rühmten, sich um die Meinung ihrer Mitmenschen nicht zu kümmern, waren innerhalb der Gruppenexperimente denselben Selbstbewusstseinsschwankungen unterworfen wie stark sozial orientierte Menschen.

Wer beeinflusst unser Soziometer?

Wenn Selbstwert der Indikator für soziale Akzeptanz ist, durch wen in unserem Umfeld wird er beeinflusst?

Zunächst einmal lassen sich im Leben eines jeden Menschen drei Gruppen seiner gesellschaftlichen Umgebung ausmachen, die ihn in entscheidender Weise sozial akzeptieren oder zurückweisen können:

- Potentielle Partner
- Potentielle Freunde
- Potentielle Arbeitgeber oder Kunden

Das Feedback, das wir von einem Individuum aus einer der drei Gruppen erhalten, beeinflusst unser Selbstwertgefühl je nach dem zum Positiven oder Negativen. Evolutionspsychologisch gesehen ist das sehr sinnvoll, denn wir sind als Menschen darauf ausgelegt, sozial erfolgreich zu sein. Jeder hat in seinem Leben bereits Situationen erlebt, in denen die Zurückweisung beim anderen Geschlecht oder die Absage nach einem Bewerbungsgespräch uns hat schlecht fühlen lassen. Prinzipiell ist die

Erfahrung von Ablehnung eine nützliche, denn sie fordert uns auf, unsere Verhaltensweisen zu überdenken und gegebenenfalls zu ändern, um „gut anzukommen". Haben wir durch eine neue Liebe Schmetterlinge im Bauch oder konnten wir einen tollen Job ergattern, zeigt uns unser gewachsenes Selbstbewusstsein dagegen, dass wir auf dem richtigen Weg sind.

In diesem Bestreben stellen wir uns selbst so dar, wie wir meinen, dass es bei den drei Zielgruppen gern gesehen wird: Für das Date gehört das sexy Outfit mit passendem Make-Up dazu, unsere körperlichen Vorzüge betonen wir beim Tanzen. Potentiellen Freunden zeigen wir unsere vertrauensvolle und sympathische Seite. Geschäftspartnern gegenüber stellen wir unsere kompetente, motivierte und verlässliche Art in den Vordergrund. All diese Bestrebungen, ein positives Feedback und damit ein Gefühl der sozialen Akzeptanz zu erreichen, werden mit wachsender Erfahrung sicherer und erfolgreicher.

Wie viel zählt die eigene Meinung? Mehr als alle anderen!

Bei vielen alltäglichen Handlungen erhalten wir kein direktes Feedback von unseren Mitmenschen, sondern entscheiden zunächst ganz auf uns allein gestellt darüber: Beim Anprobieren von Kleidung, wenn wir unseren Vorgarten bepflanzen oder unsere Haare stylen. Dabei ist niemand aus unseren Zielgruppen anwesend, um seine Meinung zu äußern, vielmehr imaginieren wir selbst ein mögliches Urteil der anderen im Voraus. Das Urteil „dieser Pullover steht mir besonders gut" empfinden wir als unsere eigene Meinung, doch könnte man es auch so verstehen: Beim Blick in den Spiegel und dem zufriedenen Empfinden, dass der Pullover Deine Figur vorteilhaft betont, stellst Du Dir vor, wie Du von Deiner sozialen Zielgruppe, etwa Deinen potentiellen Partnern, in diesem Outfit bewertet würdest. Wenn diese Menschen Dich jetzt sehen könnten, würden sie ein positives Urteil fällen – das tritt in Dein Bewusstsein.

Auch der Geschäftsmann, der sich einen schicken Sportwagen kauft, hat nicht im Vorhinein eine Umfrage in seinem sozialen Umfeld durchgeführt, welches Modell ihm das höchste Prestige verschaffen würde – er kalkuliert selbst voraus, dass der von ihm gewählte Wagen ihm mit höchster Wahrscheinlichkeit großen Respekt, viel Neid und noch mehr Ansehen einbringen wird.

So wie wir die Reaktionen unserer Zielgruppen erahnen, handeln wir, als ob wir ein „inneres Publikum" im Kopf hätten, dem wir alle unsere Entscheidungen vorführen und sie von ihm absegnen lassen, bevor unsere Handlungen tatsächlich Feedback von Außenstehenden erhalten. Doch bereits der Applaus unseres inneren Publikums verleiht uns Zufriedenheit, Stärke und Selbstwertgefühl, wenn wir ihn erst einmal erlangen.

Der amerikanische Psychologe Doug Lisle trennt gar die Bezeichnung des Empfindens von positivem Feedback, je nachdem, ob es von außen, von der Zielgruppe, oder von innen, aus dem inneren Publikum, herrührt. Er bezeichnet das Erleben des sozialen Zuspruches von Dritten als „esteem" (deutsch: Wertschätzung) gegenüber dem „self-esteem" (deutsch: Selbstwertgefühl), das wir fühlen, wenn unsere inneren Zuschauer uns applaudieren.[190]

Und genau darin liegen die Definition von Selbstwert und die Chance des Systems. Das, was unser inneres Publikum uns spiegelt, hat **stärkeren, nachhaltigeren und direkteren Einfluss** auf unser Selbstwertgefühl als die Reaktionen unseres Umfeldes. Zumal wir diese nicht beeinflussen können und sie darüber hinaus nicht selten falsch interpretieren. Das innere Publikum äußert seine Meinung hingegen unzweifelhaft klar und mit unmittelbarer Auswirkung auf unser Selbstwertgefühl.

Das Selbstwertgefühl steigern – in wenigen Tagen!

Das Selbstwertgefühl lässt sich also wie ein sozialer Feedback-Indikator ansehen. Wir sind bestrebt, Anerkennung von unseren Mitmenschen zu bekommen – noch wichtiger ist allerdings unser inneres Publikum.

Was bedeutet das jetzt für mich, wirst Du Dich fragen, *was heißt das für mein Selbstbewusstsein, vor allem auch im Hinblick auf Figur, Fitness und Gewicht?*

Wenn Du bereits längere Zeit mit Gewichtsproblemen zu kämpfen hast, seit der Geburt Deines Kindes, seit der Aufgabe eines sportlichen Hobbys oder gar seit Deiner Kindheit, dann wirst Du sicherlich viele Erfahrungen mit den Reaktionen Deines Umfeldes gemacht haben. Du hast vielleicht einige Negativ-Reaktionen von Mitschülern erlebt, während Freunde und Verwandte Deiner Selbstkritik höchstwahrscheinlich mit aufmunternden Worten begegneten. Das eine oder andere Mal hast Du vielleicht schon Deinen Partner oder einen Kollegen über Deine Diätpläne informiert, in der Hoffnung, bald eine anspornende Rückmeldung zu erhalten.

Abnehmwillige erzählen oft möglichst vielen Menschen ihres Umfeldes von ihren Plänen, um sich äußere Kontrollinstanzen aufzubauen und angespornt zu werden. Tatsächlich führt ein solches Verhalten nicht selten zum Scheitern des Projekts, denn: Freunde sagen es nicht so deutlich, aber kaum einer von ihnen glaubt nach zahlreichen gescheiterten Diätversuchen noch an Deinen nächsten. Ein solches Unterfangen wird von Deinen Mitmenschen eher kritisch beäugt – vielleicht sogar mit der Erwartung, dass Du erneut Deine Ziele verfehlen wirst. Obwohl das keiner Deiner Mitmenschen offen aussprechen würde, besteht in Dir selbst die sichere Ahnung darüber, wie kritisch sie über Dich denken. Die Imagination der skeptischen Haltung Deiner Mitmenschen prägt aber zugleich auch Dein inneres Publikum: Es ist nicht sehr zuversichtlich, wenig beeindruckt und spendet keinen Applaus, der Dein Selbstwertgefühl steigern würde... *noch* nicht.

Stell Dir einmal vor, Du würdest Dein Diätprojekt starten und drei Wochen lang hart arbeiten. Mit allem, was dazu gehört: Deinen Ernährungsplan nach den Empfehlungen in diesem Buch zur rein pflanzlichen, fettarmen Diät umstellen, leichte sportliche Betätigungen konsequent verfolgen und auf Deinen Schlaf achten. Wenn die Menschen Deiner Umgebung in der Lage wären, jeden Deiner Schritte zu verfolgen, würden sie ihre zweifelnde Einstellung nach einiger Zeit aufgeben und anfangen, an Dich zu glauben. Mehr noch: Sie würden Deine Motivation und Dein Engagement bewundern. Selbst wenn sie Deinen Gewichtsverlust noch nicht äußerlich sehen könnten, würden Deine Freunde voll Zuversicht, Optimismus und Stolz für Dein Handeln sein, wenn sie in jeder Sekunde des Tages Deine Aktivitäten und Deinen Mahlzeiten beiwohnen könnten. Deine Mitmenschen können das zwar nicht, aber – viel wichtiger – Dein inneres Publikum tut genau *das*. Es begleitet Dich bei jedem Deiner Schritte und ist nach einiger Zeit voll überzeugt von dem, was Du tust. Dieser Prozess dauert nicht lange und braucht keine kurzfristigen Resultate. Vielmehr ist es Deinen inneren Zuschauern wichtig, die Zielstrebigkeit, den Willen und die Konsequenz in Deinem Handeln mitzuerleben.

Ganz gleich, ob es sich um eine Diät, das Bewältigen von Schulstoff oder Universitätsprüfungen handelt oder auch um das Erlernen praktischer Fähigkeiten geht. Du triffst die Entscheidung, Dich einer Anforderung zu stellen oder ein Problem zu lösen und beginnst, in kleinen Schritten konsequent die erforderlichen Aktivitäten zu unternehmen. Vielleicht vergehen drei, vier Tage, vielleicht eine Woche, bis Dein inneres Publikum sich Deines Tuns völlig bewusst wird. Doch dann spürt es Deinen Willen, sieht die Stufen, die bereits erklommen sind, und fängt an, Dich anzufeuern. Du fühlst Dich gut, Dein Selbstwert steigt. Völlig egal, ob Du erst ein Pfund verloren hast oder den Stoff für eine Klausur erst zu 30 Prozent gelernt hast – Deinen Zuschauern im Innern kommt es auf die absolute Leistung nicht an, sondern auf Deine sichtbaren Anstrengungen. Die reichen ihnen aus, um Dir lauter und lauter zu applaudieren. Lange bevor die Menschen Deiner Umgebung auch nur merken, auf welchem Weg Du Dich befindest und Dir ein gutes Feedback dafür geben können.

Die positive Feedback-Schleife

Allein durch Dein Eigenfeedback gerätst Du in eine positive Rückkopplungsschleife: Je besser Du Dich mit Dir selbst fühlst, desto motivierter stellst Du Dich Deinen Herausforderungen, umso mehr steigt Dein Selbstwertgefühl... und so weiter. Irgendwann nehmen auch die Menschen in Deinem Umfeld Notiz von Deiner Entwicklung und beginnen, Dich wohlwollend zu betrachten und positiv zu spiegeln. Du erfährst Wertschätzung von außen, die quasi das Sahnehäubchen auf Dein angenehmes Selbst-Gefühl setzt.

Du bist der Regisseur

Wir können die Meinungsäußerungen unserer Mitmenschen kaum beeinflussen – wir haben aber nahezu 100 Prozent Kontrolle über unser persönliches Engagement für ein Ziel. Allein diese Tatsache bestimmt unmittelbar und mittelbar unser Selbstwertgefühl.

Folgt man einem dynamischen Selbstwert-Modell, wird klar, dass kleinen Kindern nicht krampfhaft ein Lob für jede ihrer Aktivitäten entgegengebracht werden muss, um ihr Selbstwertgefühl in einer frühen Phase mit einem festen Fundament auszustatten. Eine solche Abhängigkeit besteht nicht und wäre geradezu fatal. Vielmehr kann man bereits einem Kind aufzeigen, wie es sich mit Zielstrebigkeit einer Herausforderung widmet und auf diese Weise ein gutes Gefühl zu sich selbst erhält. So lernt es früh den Mechanismus, wie man einen eigenen Einfluss auf sein Selbstbewusstsein ausübt.

Doch die simplen Prinzipien funktionieren in jedem Alter und in jeder Lebenssituation:

1. **Formuliere Dein Ziel.** Lege ein Gewicht fest, das Du am Ende Deines Projektes erreichen möchtest. Nimm Dir z. B. vor, innerhalb der nächsten 90 Tage 12 Pfund Fett zu verlieren.
2. **Verfolge Dein Ziel in kleinen Schritten, die Du bewusst dokumentierst.** Für diesen Zweck eignet sich ein Tagebuch: Mit einem Blick führst Du Dir schnell und eindrucksvoll das bislang geleistete vor Augen – und führst die Teilerfolge Deinem inneren Publikum vor. Die Einträge, die täglich anwachsen und jeden einzelnen Deiner Schritte zum Ziel dokumentieren, bieten jeden Tag mehr Gründe, sich selbst lauter und lauter zu applaudieren! So wirst Du selbst der Regisseur Deines steigenden Selbstwertgefühls.

Tipp: Lege Dein Ziel in **kleinen** Schritten fest. Nimm Dir vor, jede Woche 1 Pfund Fett-Gewicht zu verlieren. Konzentriere Dich **nicht** darauf, dass Du so schnell wie möglich z. B. 50 kg abnehmen musst. Der Trick liegt darin, sich realistische Ziele zu setzen, die auch biologisch möglich sind.
Wichtiger Hinweis: Ziehe Dir Scheuklappen an und ignoriere fleischessende Besserwisser, die Deinen Protein- oder Kalziummangel der „neuen extremen Diät", die Du verfolgst,

verurteilen und Dich darauf hinweisen, dass sie nur das Beste für Dich wollen. Antworte „Danke für den Hinweis" und fokussiere Dich auf das eine Pfund, das weg muss. Sobald das eine Pfund geschmolzen ist, gehst Du das nächste Pfund an. Und dann das nächste.

3. **Lausche dem langsam aufbrandenden Applaus Deines Kopfpublikums und spüre das wachsende gute Gefühl zu Dir selbst.**

Ein hohes Selbstwertgefühl liegt Dir näher als Du denkst – wie eine riesige Goldader nur knapp unter der Erdoberfläche. Der kleine Haken und die große Chance sind ein und dasselbe: Nur Du kannst es Dir verdienen. Selbstbewusstsein kann Dir nicht von außen eingeträufelt werden, weder durch Lippenbekenntnisse noch durch ernst gemeintes Lob. Es entspringt aus Dir selbst und ist Dir viel näher als die Wertschätzung, die Dein soziales Umfeld Dir zukommen lässt – zum Glück! Denn Du musst nicht versuchen, „es allen recht zu machen" oder „Dich selbst aufzugeben". Dein eigenes psychologisches System wird Dich mit einem wachsenden Selbstbewusstsein belohnen, wenn Du Deine Ziele konzentriert und konsequent verfolgst – ein durchaus annehmbarer Preis, denn schließlich sind es wirklich Deine Ziele und nicht die von jemand anderem.

Dein eigenes „inneres Publikum" ist evolutionspsychologisch dafür gebaut, Dich zu ermutigen, anzufeuern und Dir zu applaudieren, wenn Du erst einmal beginnst, Deine Projekte zu verfolgen. Nimm die Entwicklung Deines Selbstwertgefühls selbst in die Hand, dann wirst Du in Zukunft das Leben leben, das Du verdienst – viel schneller als Du denkst!

Schlusswort

Wie schon Dr. Wayne W. Dyer, Psychologe, Redner und Autor zu Fragen der Selbstfindung und der Selbstverwirklichung, in seinem Aufsatz „The Power of Intention“ verdeutlichte: der jetzige Tag ist der einzige, den Du bekommst. Was will uns der Philosoph damit sagen? Er will uns sagen, dass Du Dir stets vornehmen kannst, etwas zu einem bestimmten Zeitpunkt zu tun. Dies gilt sowohl für das Unterlassen von Dingen, die Dir nicht gut tun wie dem Rauchen, als auch für das Beginnen mit Dingen, die Dein Leben „in die richtige Richtung lenken“ wie die Umstellung der Ernährung und das Treiben von Sport. Aber: Du kannst die Zukunft nicht voraussehen. Deshalb solltest Du von Minute zu Minute und im Hier und Jetzt leben. Stelle Dir dabei stets die Frage, wie Du in diesem Hier und Jetzt leben willst. Und vergeude keine Zeit, indem Du Pläne für die Zukunft schmiedest, die ohnehin zum Scheitern verurteilt sind.

Du solltest aus jedem Tag das Maximale und Bestmögliche herausholen. Heute (nicht morgen) bieten sich die besten Chancen, um hiermit zu beginnen. Mache aus Deinen Zielen ein Langzeitprojekt und arbeite von Tag zu Tag. Setze Dir realistische Tagesziele und halte Dich dabei an den folgenden Tipp, der Dich jeden Tag aufs Neue motivieren wird: schon ein Tag ohne Fett, ohne Zucker, ohne Rauchen etc. macht am Ende des Tages einen neuen Menschen aus Dir. Zu erlernen gilt, diesen neuen Menschen die Entscheidungen am nächsten Tag treffen zu lassen, anstatt den alten sagen zu hören: „es wird ohnehin viel zu schwer durchzuhalten, was soll also die Quälerei?!“

Lebe im Hier und Jetzt und lass Dein neues Ich entscheiden, was richtig ist. Sorgen um die Vergangenheit oder darum, was kommen mag, sind

Zeitverschwendung und kosten unnötig Energie. Lerne, negative Gedanken abzuschalten und vergiss die „fettigen, kalorienreichen" Tage, denn solche Gedanken ändern nichts an der Vergangenheit.

Sei Dir zunächst darüber bewusst, dass man Angewohnheiten ändert, indem man neues Verhalten und Denken erlernt. Sei ehrlich zu Dir selbst und stelle Dich Deinen Problemen. Nimm Deine Umwelt bewusst wahr – nur so lebst Du im Hier und Jetzt. Genieße jeden Moment, jeden Tag und alles, was Du tust. Tue, was Du schon immer tun wolltest und tue es jetzt. Das gilt sowohl für Deine Ernährung als auch für Dein privates Leben und Deine beruflichen Ziele. Sei selbstbewusst und überlasse Dein Leben nicht anderen. Fühle Dich gut, so wie Du bist – Du bist ein großartiger Mensch! Sei Dir dessen bewusst und gestalte diesen Menschen so, wie er Dir gefällt.

Du bist der schillernde Stern am Horizont

Etwas, über das Du Dir bewusst sein musst, wenn Du erfolgreich abnehmen möchtest, ist, dass Kollegen und andere Personen, die Deinem Gewichtsverlust im Wege stehen, „unterprivilegiert" sind. Wie oft hörst Du diese Leute sagen: „Ich könnte nicht ohne Fleisch und Zucker leben" oder „Du siehst gar nicht gut aus – sicher, dass Du genug Protein zu Dir nimmst?", „Ich finde, Du musst nicht abnehmen".

Mit unterprivilegiert meine ich, dass diese Leute – selbst, wenn sie solche Aussagen gar nicht böse meinen – leider keine Ahnung davon haben, wie man sich gesund ernährt und was man mit einer gesunden Ernährung alles bewirkt. Diese Leute – seien es nun Kollegen, Freunde oder Verwandte – wissen nicht, wie es sich anfühlt, gesunde, vollwertige Lebensmittel zu sich zu nehmen; sie wissen nicht, wie man sich krankheitsvorbeugend oder gar krankheitsmindernd ernährt. Auch wissen sie nicht, wie eine Ernährung aussieht, die nicht in der Maßlosigkeit und im Kontrollverlust endet.

Auch, wenn sie es nicht zugeben: Für all diese Leute bist Du der schillernde Star. Denn Du pflegst einen gesunden Lebensstil. Du bist ein Vorbild für sie und für alle, die nicht wissen, wie man sich richtig ernährt. Sei stolz darauf. Dein Erfolg wird von Deinem Ziel geleitet. Wenn Du ein schlankes, gesundes Leben führen möchtest, dann ist die rein pflanzliche, natürliche Ernährung der Weg, den Du einschlagen solltest.

Wenn Du diese Ratschläge beachtest, steht Deinem Ziel zu einer schlanken Mieze nichts im Weg.

Einen letzten Tipp möchte ich Dir noch mit auf den Weg geben. Geduld. Fettabnahme braucht Zeit. Sei Dir stets bewusst, dass langfristige Erfolge langfristigen Aufwand benötigen. Es gibt keine Ausnahme. Mach Dich also nicht verrückt, wenn Du auf eine kleine Hürde stößt. Lerne, den Prozess zu lieben, die täglichen kleinen Erfolge zu feiern. Das ist sehr wichtig, denn Du wirst viel länger auf dem Weg zu Deinem Ziel verbringen, als in der Zielgeraden oder schlussendlich am Zielpunkt. Denke daran: „Jetzt. Das ist es. Das ganze Ziel und der ganze Sinn allen Seins" (Volksweisheit). Der Prozess wird Dir ewig in Erinnerung bleiben: Der erste Erfolg beim Messen, die plötzlich lockere Hose, die erstaunten Blicke Deiner Freundin. Genieße es und halte durch.

Wenn es überhaupt ein Geheimnis beim Abnehmen gibt, ist es das: wache jeden Tag mit einem starken *Warum* auf, halte Dich an den Plan, und dann bring den Sieg heim.

In diesem Sinne, viel Erfolg!

P.S.: Deine Überraschung und Starthilfe

Hier etwas ganz Besonderes für Dich: „21 leckere Rezeptideen aus der pflanzlichen, fettarmen Küche" und „Superfood ist vegan!" sind zwei schön gestaltete eBooks mit vielen Rezeptideen zu fettarmen Mahlzeiten, die Lebensmittel der Kategorie 1 bis 3 enthalten. Beide Bücher kannst Du Dir kostenlos herunterladen. Mehr Informationen ein paar Seiten weiter hinten am Ende des Buches.

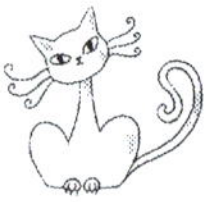

30 Tage Abnehmtagebuch

Hier findest Du Dein Diät-Tagebuch zum Ausfüllen, welches Dir bei Deinem Abnehm-Erfolg helfen wird. Um Deinen Erfolg zu protokollieren und ihn Dir immer wieder vor Augen führen zu können, messe an Tag 1 früh morgens den Umfang Deines Körpers (Arm, Brust, Taille, Bauch, Hüfte, Oberschenkel und Wade). Trage die Messerwerte in die Grafik ein.

Mache Vorher-Fotos. Diese Fotos machst Du am besten sowohl von vorne als auch von hinten und von beiden Seiten. So hast Du später einen Vergleich zwischen Deinem neuen und Deinem alten Ich. Du wirst tolle Veränderungen beobachten und zwar nicht nur auf der Waage – Du kannst Deinem Körper quasi beim Abnehmen zuschauen. Halte diese Veränderungen auf den nächsten Seiten fest – ein Ernährungs- bzw. ein Diät-Tagebuch motiviert Dich stets aufs Neue. Wenn Du innerhalb der ersten 30 Tage positive Veränderungen bemerkst – und glaube mir, Du wirst sie bemerken – halte Dich weitere 30 Tage an die Diät. Und weitere 30 Tage und weitere 30 Tage und...

Wiege Dich nicht mehr als einmal im Monat. Wenn Du Dich wiegst, dann solltest Du Dich an drei aufeinanderfolgenden Tagen wiegen und den Durchschnittswert ermitteln. Eine herkömmliche Haushaltswaage zeigt Dir nicht an, ob Dein Gewichtsverlust auf die Reduzierung von Fett, Wasser oder Muskeln zurückzuführen ist.

Halte selbst die Regeln gedanklich fest, die Du während der nächsten 30 Tage einhalten möchtest:
Welche Lebensmittel möchtest Du nicht konsumieren? Welche Lebensmittel kannst Du uneingeschränkt konsumieren?

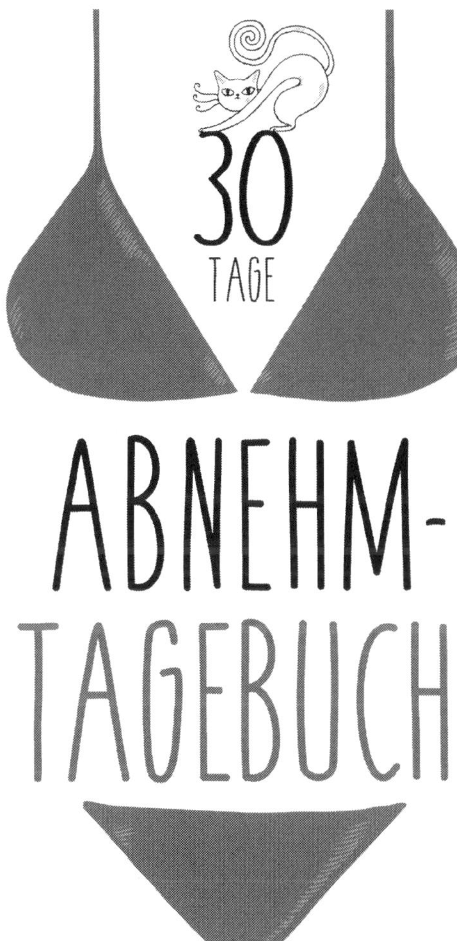
30
TAGE
ABNEHM-
TAGEBUCH

Mein Warum

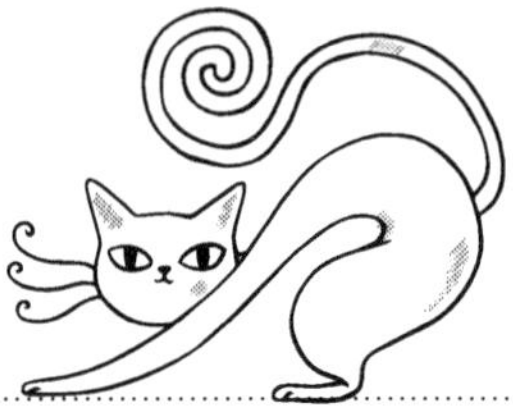

1 Entwickle ein starkes *Warum.*

Schreibe Dir die Gründe auf, warum Du abnehmen möchtest. Auch wenn Dir die Gründe klar sein sollten, solltest Du sie hier festhalten. Manche Menschen haben drei Gründe, manche haben 20 und mehr. Beides ist in Ordnung. Schreibe sie alle auf.

1.
2.
3.
4.
5.
6.
7.
8.
9.
10.
11.
12.
13.
14.
15.
16.
17.
18.
19.
20.

2

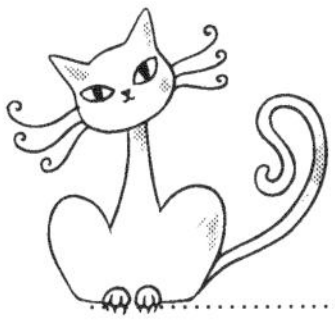

Notiere, was Du im Augenblick alles verpasst, da Du nicht Deinen Traumkörper hast. Das kann alles Mögliche sein, z. B. dass Du gesundheitlich angeschlagen bist, bis dazu, dass Du Dich nicht im Bikini an den Strand traust.

....

....

....

....

....

....

....

....

3

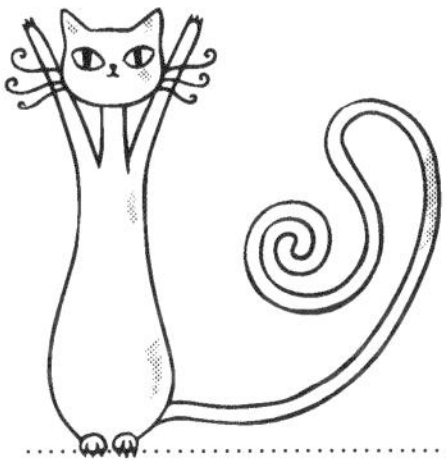

Notiere, was Dich erwartet, wenn Du Dein Zielgewicht erreicht hast. Träume, fantasiere, mache Dir ernsthafte Gedanken.

....

....

....

....

....

....

....

....

Sieh Dir Deine Zeilen mit Deinem persönlichen Warum jeden Tag an und halte Dir vor Augen, wie sich Dein Leben in einem neuen Körper anfühlen wird. Du kannst jederzeit an Deinem Warum arbeiten, neue Punkte hinzufügen und die Liste erweitern. Ab sofort, von heute an, bis zum Erreichen Deines Traumkörpers, musst Du erfolgreiche Tage sammeln. Das ist es, was Dich bis zum Ende durchhalten lässt.

Datiere und unterschreibe Dein Warum an Tag 1.

....

Ort, Datum Unterschrift

Erfolgreiche Tage zum Abhaken

Woche 1

1 2 3 4 5 6 7

Woche 2

8 9 10 11 12 13 14

Woche 3

15 16 17 18 19 20 21

Woche 4

22 23 24 25 26 27 28

Woche 5

29 30

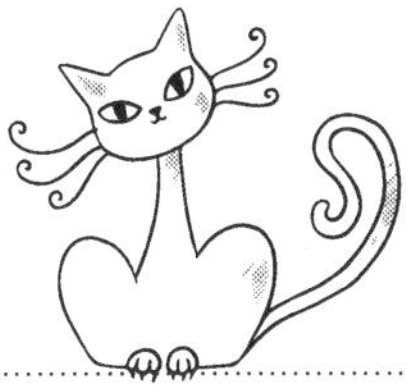

TAG 1

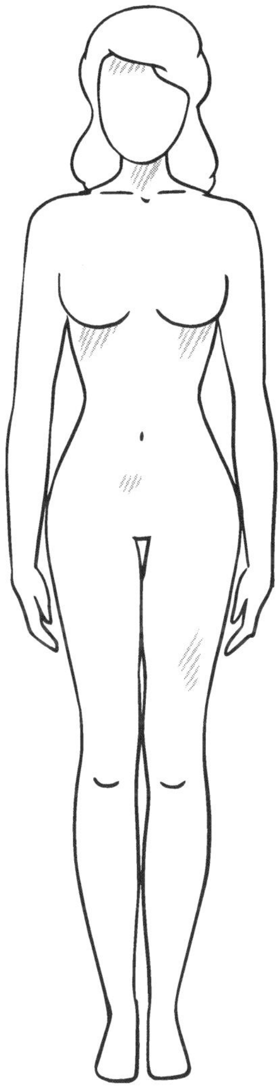

Meine Maße

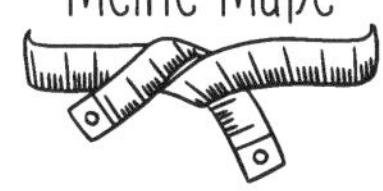

.... Arm

.... Brust

.... Taille

.... Bauch

.... Hüfte

.... Oberschenkel

.... Wade

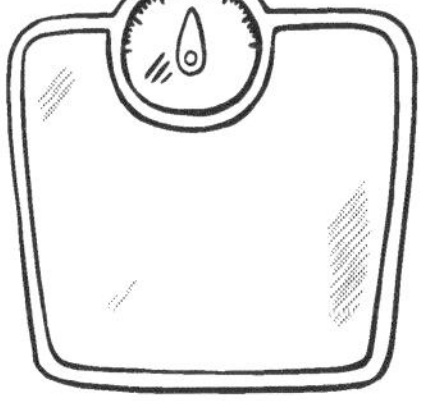

Meine Ziele ....

....

....

....

TAG 1

Mo Di Mi Do Fr Sa So

Datum ....

Frühstück	Mittagessen	Abendessen

Snacks

Gemütszustand

Schlafdauer ....

x aufgewacht ....

Wasser ....

Bewegung + Fitness / Geist + Seele

Zeit

6 7 8 9 10 11 12 13 14 15 16 17 18 19 20 21 22+ Uhr

F=Frühstück M=Mittagessen A=Abendessen S=Snacks B=Bewegung G=Geist

Mo Di Mi Do Fr Sa So

Datum ....

TAG 2

Frühstück	Mittagessen	Abendessen

Snacks

Gemütszustand

Schlafdauer ....

x aufgewacht ....

Wasser ....

Bewegung + Fitness / Geist + Seele

Zeit

6 7 8 9 10 11 12 13 14 15 16 17 18 19 20 21 22+ Uhr

F=Frühstück M=Mittagessen A=Abendessen S=Snacks B=Bewegung G=Geist

TAG 3

Mo Di Mi Do Fr Sa So

Datum ....

Frühstück	Mittagessen	Abendessen

Snacks

Gemütszustand

Schlafdauer

x aufgewacht

Wasser

Bewegung + Fitness / Geist + Seele

Zeit

6 7 8 9 10 11 12 13 14 15 16 17 18 19 20 21 22+ Uhr

F=Frühstück M=Mittagessen A=Abendessen S=Snacks B=Bewegung G=Geist

Mo Di Mi Do Fr Sa So

Datum ....

TAG 4

Frühstück

Mittagessen

Abendessen

Snacks

Gemütszustand

Schlafdauer

x aufgewacht

Wasser

Bewegung + Fitness / Geist + Seele

Zeit

6 7 8 9 10 11 12 13 14 15 16 17 18 19 20 21 22+ Uhr

F=Frühstück M=Mittagessen A=Abendessen S=Snacks B=Bewegung G=Geist

TAG 5

Mo Di Mi Do Fr Sa So

Datum ....

Frühstück	Mittagessen	Abendessen

Snacks

Gemütszustand

Schlafdauer ....

x aufgewacht ....

Wasser ....

Bewegung + Fitness / Geist + Seele

Zeit

6 7 8 9 10 11 12 13 14 15 16 17 18 19 20 21 22+ Uhr

F=Frühstück M=Mittagessen A=Abendessen S=Snacks B=Bewegung G=Geist

Mo Di Mi Do Fr Sa So

Datum ....

TAG 6

Frühstück	Mittagessen	Abendessen

Snacks

Gemütszustand

Schlafdauer ....

x aufgewacht ....

Wasser ....

Bewegung + Fitness / Geist + Seele

Zeit

6 7 8 9 10 11 12 13 14 15 16 17 18 19 20 21 22+ Uhr

F=Frühstück M=Mittagessen A=Abendessen S=Snacks B=Bewegung G=Geist

TAG 7

Mo Di Mi Do Fr Sa So

Datum ....

Frühstück	Mittagessen	Abendessen

Snacks

Gemütszustand

Schlafdauer ....

x aufgewacht ....

Wasser ....

Bewegung + Fitness / Geist + Seele

Zeit

6 7 8 9 10 11 12 13 14 15 16 17 18 19 20 21 22+ Uhr

F=Frühstück M=Mittagessen A=Abendessen S=Snacks B=Bewegung G=Geist

Mo Di Mi Do Fr Sa So

Datum ....

TAG 8

Frühstück	Mittagessen	Abendessen
Snacks		

Gemütszustand

Schlafdauer ....

x aufgewacht ....

Wasser ....

Bewegung + Fitness / Geist + Seele

Zeit

6 7 8 9 10 11 12 13 14 15 16 17 18 19 20 21 22+ Uhr

F=Frühstück M=Mittagessen A=Abendessen S=Snacks B=Bewegung G=Geist

TAG 9

Mo Di Mi Do Fr Sa So

Datum ....

Frühstück

Mittagessen

Abendessen

Snacks

Gemütszustand

Schlafdauer

x aufgewacht

Wasser

Bewegung + Fitness / Geist + Seele

Zeit

6 7 8 9 10 11 12 13 14 15 16 17 18 19 20 21 22+ Uhr

F=Frühstück M=Mittagessen A=Abendessen S=Snacks B=Bewegung G=Geist

Mo Di Mi Do Fr Sa So

Datum ....

TAG 10

Frühstück

Mittagessen

Abendessen

Snacks

Gemütszustand

Schlafdauer

x aufgewacht

Wasser

Bewegung + Fitness / Geist + Seele

Zeit

6 7 8 9 10 11 12 13 14 15 16 17 18 19 20 21 22+ Uhr

F=Frühstück M=Mittagessen A=Abendessen S=Snacks B=Bewegung G=Geist

TAG 11

Mo Di Mi Do Fr Sa So

Datum ....

Frühstück

Mittagessen

Abendessen

Snacks

Gemütszustand

Schlafdauer ....

x aufgewacht ....

Wasser ....

Bewegung + Fitness / Geist + Seele

Zeit

6 7 8 9 10 11 12 13 14 15 16 17 18 19 20 21 22+ Uhr

F=Frühstück M=Mittagessen A=Abendessen S=Snacks B=Bewegung G=Geist

Mo Di Mi Do Fr Sa So

Datum ....

TAG 12

Frühstück

Mittagessen

Abendessen

Snacks

Gemütszustand

Schlafdauer

x aufgewacht

Wasser

Bewegung + Fitness / Geist + Seele

Zeit

6 7 8 9 10 11 12 13 14 15 16 17 18 19 20 21 22+ Uhr

F=Frühstück M=Mittagessen A=Abendessen S=Snacks B=Bewegung G=Geist

TAG 13

Mo Di Mi Do Fr Sa So

Datum ....

Frühstück

Mittagessen

Abendessen

Snacks

Gemütszustand

Schlafdauer

x aufgewacht

Wasser

Bewegung + Fitness / Geist + Seele

Zeit

6 7 8 9 10 11 12 13 14 15 16 17 18 19 20 21 22+ Uhr

F=Frühstück M=Mittagessen A=Abendessen S=Snacks B=Bewegung G=Geist

Mo Di Mi Do Fr Sa So

Datum ....

TAG 14

Frühstück

Mittagessen

Abendessen

Snacks

Gemütszustand

Schlafdauer

x aufgewacht

Wasser

Bewegung + Fitness / Geist + Seele

Zeit

6 7 8 9 10 11 12 13 14 15 16 17 18 19 20 21 22+ Uhr

F=Frühstück M=Mittagessen A=Abendessen S=Snacks B=Bewegung G=Geist

TAG 15

Mo Di Mi Do Fr Sa So

Datum ....

Frühstück

Mittagessen

Abendessen

Snacks

Gemütszustand

Schlafdauer ....

x aufgewacht ....

Wasser ....

Bewegung + Fitness / Geist + Seele

Zeit

6 7 8 9 10 11 12 13 14 15 16 17 18 19 20 21 22+ Uhr

F=Frühstück M=Mittagessen A=Abendessen S=Snacks B=Bewegung G=Geist

Mo Di Mi Do Fr Sa So

Datum ....

TAG 16

Frühstück

Mittagessen

Abendessen

Snacks

Gemütszustand

Schlafdauer

x aufgewacht

Wasser

Bewegung + Fitness / Geist + Seele

Zeit

6 7 8 9 10 11 12 13 14 15 16 17 18 19 20 21 22+ Uhr

F=Frühstück M=Mittagessen A=Abendessen S=Snacks B=Bewegung G=Geist

TAG 17

Mo Di Mi Do Fr Sa So

Datum ....

Frühstück	Mittagessen	Abendessen

Snacks

Gemütszustand

Schlafdauer ....

x aufgewacht ....

Wasser ....

Bewegung + Fitness / Geist + Seele

Zeit

6 7 8 9 10 11 12 13 14 15 16 17 18 19 20 21 22+ Uhr

F=Frühstück M=Mittagessen A=Abendessen S=Snacks B=Bewegung G=Geist

Mo Di Mi Do Fr Sa So

Datum ....

TAG 18

Frühstück

Mittagessen

Abendessen

Snacks

Gemütszustand

Schlafdauer

x aufgewacht

Wasser

Bewegung + Fitness / Geist + Seele

Zeit

6 7 8 9 10 11 12 13 14 15 16 17 18 19 20 21 22+ Uhr

F=Frühstück M=Mittagessen A=Abendessen S=Snacks B=Bewegung G=Geist

TAG 19

Mo Di Mi Do Fr Sa So

Datum ....

Frühstück	Mittagessen	Abendessen

Snacks

Gemütszustand

Schlafdauer ....

x aufgewacht ....

Wasser ....

Bewegung + Fitness / Geist + Seele

Zeit

6 7 8 9 10 11 12 13 14 15 16 17 18 19 20 21 22+ Uhr

F=Frühstück M=Mittagessen A=Abendessen S=Snacks B=Bewegung G=Geist

Mo Di Mi Do Fr Sa So

Datum ....

TAG 20

Frühstück	Mittagessen	Abendessen

Snacks

Gemütszustand

Schlafdauer

x aufgewacht

Wasser

Bewegung + Fitness / Geist + Seele

Zeit

6 7 8 9 10 11 12 13 14 15 16 17 18 19 20 21 22+ Uhr

F=Frühstück M=Mittagessen A=Abendessen S=Snacks B=Bewegung G=Geist

TAG 21

Mo Di Mi Do Fr Sa So

Datum ....

Frühstück

....
....
....
....
....

Snacks

....
....
....
....
....

Mittagessen

....
....
....
....
....
....
....
....
....
....
....
....

Abendessen

....
....
....
....
....
....
....
....
....
....
....
....

Gemütszustand

○ ○ ○ ○

Schlafdauer ....

x aufgewacht ....

Wasser ....

Bewegung + Fitness / Geist + Seele

Bewegung + Fitness / Geist + Seele	Zeit
....	....
....	....
....	....
....	....
....	....

6 7 8 9 10 11 12 13 14 15 16 17 18 19 20 21 22+ Uhr

F=Frühstück M=Mittagessen A=Abendessen S=Snacks B=Bewegung G=Geist

Mo Di Mi Do Fr Sa So

Datum ....

TAG 22

Frühstück

Mittagessen

Abendessen

Snacks

Gemütszustand

Schlafdauer

x aufgewacht

Wasser

Bewegung + Fitness / Geist + Seele

Zeit

6 7 8 9 10 11 12 13 14 15 16 17 18 19 20 21 22+ Uhr

F=Frühstück M=Mittagessen A=Abendessen S=Snacks B=Bewegung G=Geist

TAG 23

Mo Di Mi Do Fr Sa So

Datum ....

Frühstück

Mittagessen

Abendessen

Snacks

Gemütszustand

Schlafdauer ....

x aufgewacht ....

Wasser ....

Bewegung + Fitness / Geist + Seele

Zeit

6 7 8 9 10 11 12 13 14 15 16 17 18 19 20 21 22+ Uhr

F=Frühstück M=Mittagessen A=Abendessen S=Snacks B=Bewegung G=Geist

Mo Di Mi Do Fr Sa So

Datum ....

TAG 24

Frühstück

Mittagessen

Abendessen

Snacks

Gemütszustand

Schlafdauer

x aufgewacht

Wasser

Bewegung + Fitness / Geist + Seele

Zeit

6 7 8 9 10 11 12 13 14 15 16 17 18 19 20 21 22+ Uhr

F=Frühstück M=Mittagessen A=Abendessen S=Snacks B=Bewegung G=Geist

TAG 25

Mo Di Mi Do Fr Sa So

Datum ....

Frühstück

Mittagessen

Abendessen

Snacks

Gemütszustand

Schlafdauer

x aufgewacht

Wasser

Bewegung + Fitness / Geist + Seele

Zeit

6 7 8 9 10 11 12 13 14 15 16 17 18 19 20 21 22+ Uhr

F=Frühstück M=Mittagessen A=Abendessen S=Snacks B=Bewegung G=Geist

Mo Di Mi Do Fr Sa So

Datum ....

TAG 26

Frühstück

Mittagessen

Abendessen

Snacks

Gemütszustand

Schlafdauer ....

x aufgewacht ....

Wasser ....

Bewegung + Fitness / Geist + Seele

Zeit

6 7 8 9 10 11 12 13 14 15 16 17 18 19 20 21 22+ Uhr

F=Frühstück M=Mittagessen A=Abendessen S=Snacks B=Bewegung G=Geist

TAG 27

Mo Di Mi Do Fr Sa So

Datum ....

Frühstück	Mittagessen	Abendessen

Snacks

Gemütszustand

Schlafdauer ....

x aufgewacht ....

Wasser ....

Bewegung + Fitness / Geist + Seele

Zeit

6 7 8 9 10 11 12 13 14 15 16 17 18 19 20 21 22+ Uhr

F=Frühstück M=Mittagessen A=Abendessen S=Snacks B=Bewegung G=Geist

Mo Di Mi Do Fr Sa So

Datum ....

TAG 28

Frühstück

Mittagessen

Abendessen

Snacks

Gemütszustand

Schlafdauer

x aufgewacht

Wasser

Bewegung + Fitness / Geist + Seele

Zeit

6 7 8 9 10 11 12 13 14 15 16 17 18 19 20 21 22+ Uhr

F=Frühstück M=Mittagessen A=Abendessen S=Snacks B=Bewegung G=Geist

TAG 29

Mo Di Mi Do Fr Sa So

Datum ....

Frühstück

Mittagessen

Abendessen

Snacks

Gemütszustand

Schlafdauer ....

x aufgewacht ....

Wasser ....

Bewegung + Fitness / Geist + Seele

Zeit

6 7 8 9 10 11 12 13 14 15 16 17 18 19 20 21 22+ Uhr

F=Frühstück M=Mittagessen A=Abendessen S=Snacks B=Bewegung G=Geist

Mo Di Mi Do Fr Sa So

Datum ....

TAG 30

Frühstück

Mittagessen

Abendessen

Snacks

Gemütszustand

Schlafdauer

x aufgewacht

Wasser

Bewegung + Fitness / Geist + Seele

Zeit

6 7 8 9 10 11 12 13 14 15 16 17 18 19 20 21 22+ Uhr

F=Frühstück M=Mittagessen A=Abendessen S=Snacks B=Bewegung G=Geist

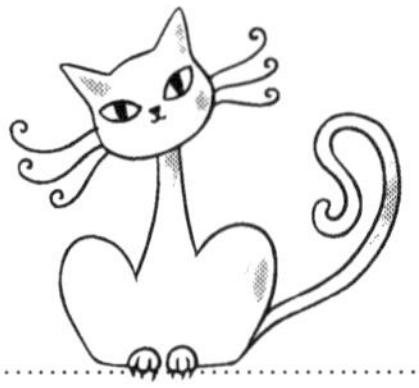

TAG 30

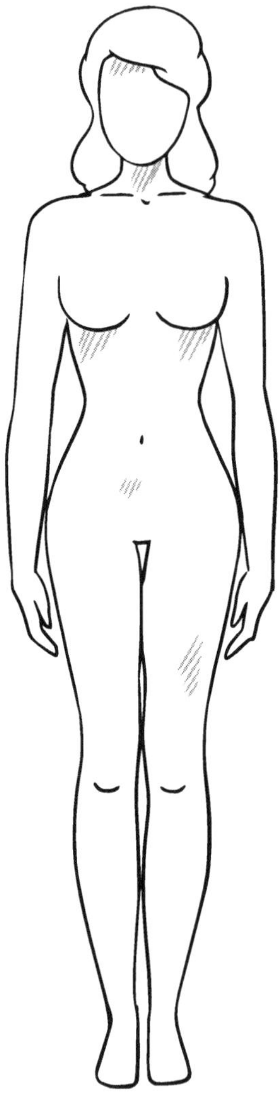

Meine Maße

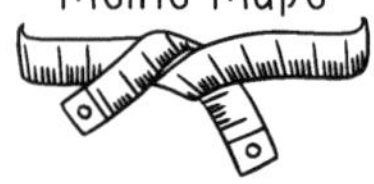

.... Arm

.... Brust

.... Taille

.... Bauch

.... Hüfte

.... Oberschenkel

.... Wade

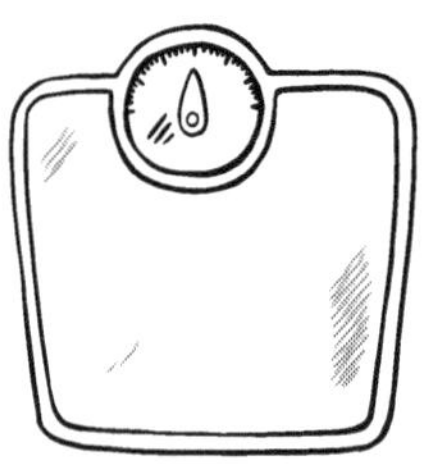

Notizen ....

....

....

....

Mein Resultat

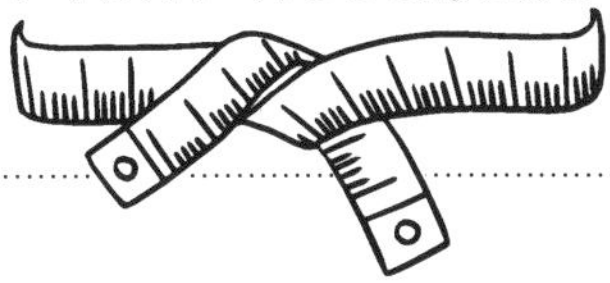

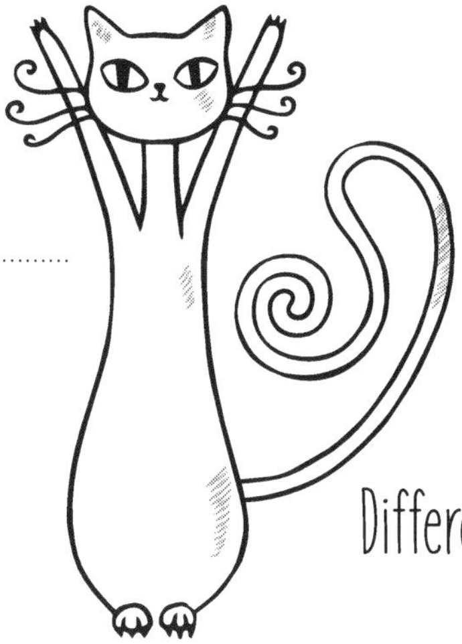

TAG 1 | TAG 30 | Differenz

TAG 1	TAG 30		Differenz
....	....	Arm	....
....	....	Brust	....
....	....	Taille	....
....	....	Bauch	....
....	....	Hüfte	....
....	....	Oberschenkel	....
....	....	Wade	....

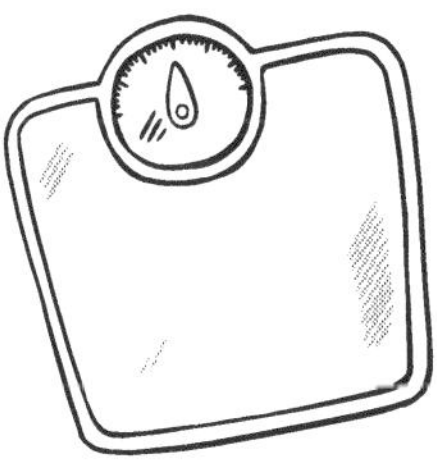

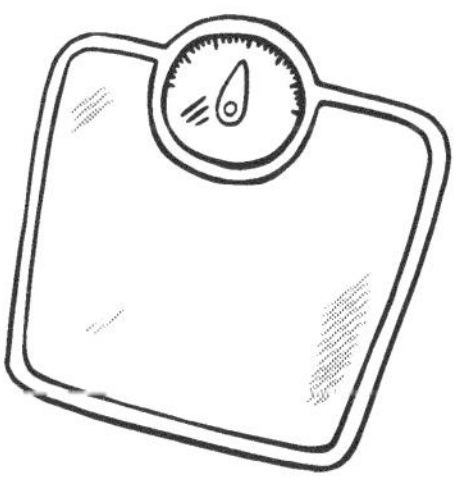

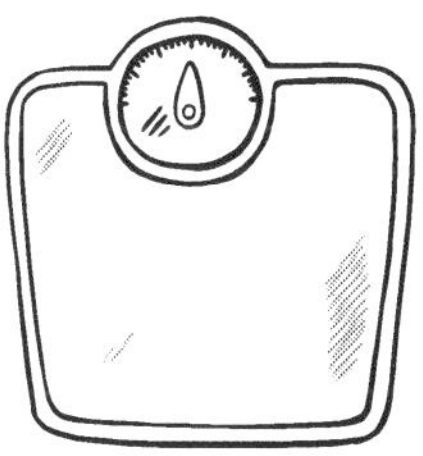

....

....

....

....

Notizen

90 Tage Abnehmtagebuch

Wir gratulieren! Du hattest in den ersten 30 Tagen Erfolg und benötigst weitere Tage? Ein Abnehm-Tagebuch gibt es in vielen Buchgeschäften zu kaufen. Das passende Abnehmtagebuch *Schlanke Mieze* zum Ausfüllen für 90 Tage ist auf amazon.de erhältlich.

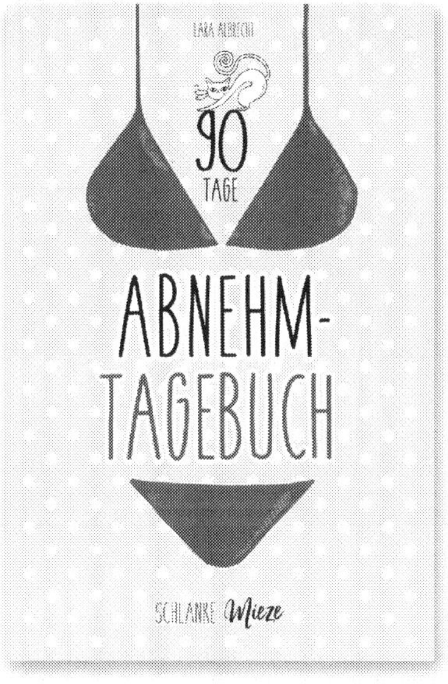

Es ist Dein motivierender Planer für die erfolgreiche Ernährungsumstellung und täglicher Begleiter zur Wunschfigur! Zum täglichen Ausfüllen und Dokumentieren der Ernährung. Ein großes Plus dieses Diätbuchs sind die Zwischenstopp-Seiten zum Eintragen der Körpermaße. Perfekt zum Planen und Vorbereiten eigener Wochenpläne sowie das Festhalten der ersehnten Fortschritte.

Das Ernährungstagebuch kann jederzeit begonnen werden.

Erhältlich auf Amazon: **90 Tage Abnehmtagebuch *Schlanke Mieze***

ISBN-13: 978-1544155791
ISBN-10: 1544155794

Starthilfe

Dein Gratis Download

Buch 1:
21 leckere Rezeptideen aus der pflanzlichen, fettarmen Küche
Buch 2:
Superfood – Powerkraft durch Pflanzenkraft

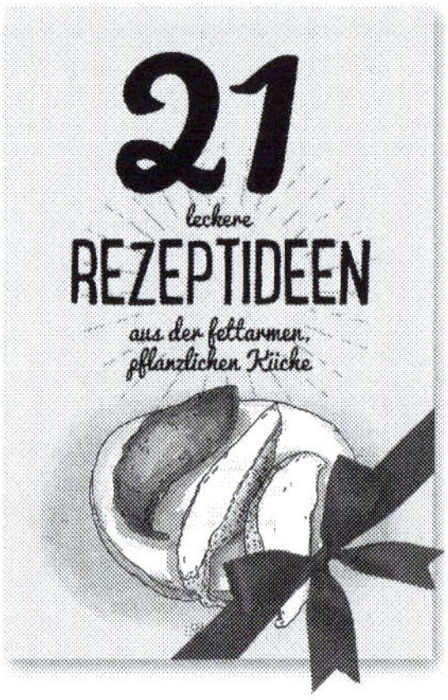

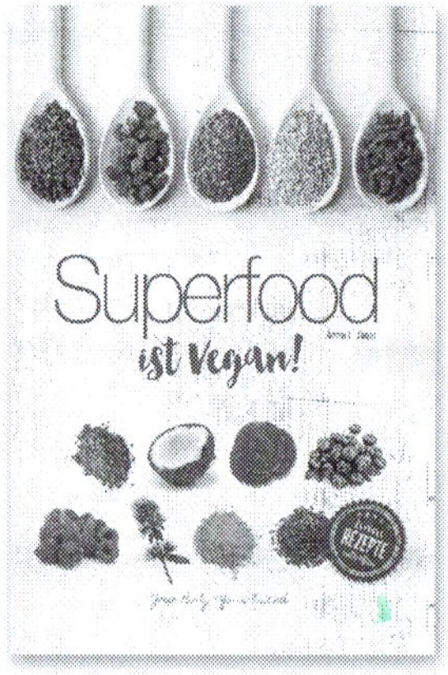

Schlank und gesund mit pflanzlichem Powertreibstoff

Du hast jetzt Lust bekommen, Dich näher mit dem Thema „pflanzliche Ernährung“ zu beschäftigen? Um Dir den Einstieg zu erleichtern, habe ich zwei Geschenke für Dich:

1. In „21 leckere Rezeptideen aus der fettarmen, pflanzlichen Küche“ findest Du viele Rezeptideen zu fettarmen Mahlzeiten, die Lebensmittel der Kategorie 1 bis 3 enthalten. So kannst Du gleich erfolgreich und lecker los legen.

2. Im zweiten Buch „Superfood ist vegan!“ bekommst Du nützliche Informationen über Superfoods (sowohl exotisch als auch regional) und die natürlichen Heilwirkungen von Pflanzen.

Lade Dir die beiden E-Books gleich kostenlos herunter auf:

www.schlankemieze.gr8.com

Kleines Glossar

Aminosäuren

Proteine (Eiweiße) in unserer Nahrung setzen sich aus 23 verschiedenen Aminosäuren zusammen.

Antioxidantien

Sekundäre Pflanzenstoffe, die im Körper schädliche Stoffe neutralisieren und auf diese Weise die Zellen schützen, den Alterungsprozess verlangsamen und Krebs vorbeugen.

Ballaststoffe

Sie sind die unverdaulichen Bestandteile der zumeist pflanzlichen Nahrungsmittel, welche wasserlöslich oder wasserunlöslich sein können. Ballaststoffe fördern allgemein die Verdauung und können Mineralstoffe und Toxine binden.

essentiell

Dieser Begriff meint das Wesentliche und Wichtige und bedeutet in der Ernährung, dass ein Nährstoff vom Körper nicht selbst hergestellt werden kann, sondern durch die Nahrung zugeführt werden muss. Typisch hierfür ist die mehrfach ungesättigte Fettsäure Alpha-Linolensäure, auch als Omega-3-Fettsäure bekannt.

Gesättigte und ungesättigte Fettsäuren

Fettmoleküle setzen sich aus zwei Bestandteilen zusammen: Einem Glycerin-Anteil und mehreren Fettsäuren, die daran angehängt sind. Die Fettsäuren wiederum bestehen aus langen Ketten von Atomen. Sind die Bindungen zwischen den Atomen überall stabil, geht die Fettsäure mit ihrer Umgebung keine Reaktionen ein und man bezeichnet sie als „gesättigt". Wenn einige Verbindungen zwischen den Gliedern der Kette instabil sind, eignen sich diese Stellen, um mit Umgebungsstoffen zu reagieren. Je nachdem, wie viele dieser instabilen Bindungen (Doppelbindungen) eine Fettsäure aufweist, wird sie als einfach oder mehrfach ungesättigt bezeichnet.

Flavonoide

Flavonoide gehören zu den sekundären Pflanzenstoffen und haben eine antioxidative Wirkung, was bedeutet, dass sie schädliche Stoffe (freie Radikale) im Organismus binden können.

Freie Radikale

Atome oder Moleküle mit einem oder mehreren freien Elektronen nennt man freie Radikale, die chemisch sehr reaktionsaktiv sind. Sie können Körperzellen schädigen und beschleunigen somit das Altern.

Gluten

So wird ein Eiweißbestandteil (Klebereiweiß) in Getreiden, vor allem in Weizen, bezeichnet, auf den viele Menschen mit Unverträglichkeiten reagieren.

Makronährstoffe

Als Makronährstoffe bezeichnet man die Nahrungsbestandteile, die Energie in Form von Kalorien liefern: Kohlenhydrate, Proteine und Fette.

Omega-3-Fettsäure

Omega-3-Fettsäuren repräsentieren eine bestimmte Gruppe der mehrfach ungesättigten Fettsäuren. Essentiell darunter ist die Alpha-Linolensäure.

Omega-6-Fettsäure

Omega-6-Fettsäuren repräsentieren eine bestimmte Gruppe der mehrfach ungesättigten Fettsäuren. Essentiell darunter ist die Linolsäure.

ORAC-Wert

Der ORAC-Wert (Oxygen Radical Absorption Capacity) gibt an, wie stark die antioxidative Wirkung eines Lebensmittels ist.

Protein

Proteine, auch Eiweiße genannt, sind Makromoleküle, die einerseits dem Zellaufbau dienen und andererseits wichtige Stoffwechselfunktionen übernehmen.

Sekundäre Pflanzenstoffe

Sie werden von Pflanzen nur in bestimmten Zellen hergestellt und sind im Gegensatz zu den primären Pflanzenstoffen für die Pflanze nicht lebensnotwendig.

Superfood

Als Superfood werden in den Medien und im modernen Sprachgebrauch Lebensmittel bezeichnet, die bei bestimmten Nährstoffen hohe Konzentrationen aufweisen oder in der Kombination von Nährstoffen einzigartig sind.

Quellen und weiterführende Literatur

Dr. Neal Barnard, MD

Dr. Neal Barnard's Program for Reversing Diabetes: The Scientifically Proven System for Reversing Diabetes without Drugs

Dr. Neal Barnard, MD (*1953) hat einen Facharzttitel in Psychiatrie und ist Gründer des *Physicians Committee for Responsible Medicine*, einem internationalen Netzwerk von Medizinern, Wissenschaftlern und Laien. *The Cancer Project*, eine Organisation, die Barnard 1991 aus der Taufe hob, soll die Öffentlichkeit über den Zusammenhang zwischen Ernährung und Krebsprävention aufklären. Zusammen mit Kollegen entwickelte Barnard einen Insulintest, der keine tierischen Bestandteile enthält und der anschließend durch eine große Pharma-Firma seriell produziert wurde. Seine Forschungsergebnisse publizierte er in angesehenen Fachzeitschriften, u.a. dem *American Journal of Cardiology*, und er arbeitet als Gutachter für das *National Institute of Diabetes and Digestive and Kidney Diseases.* Aktuell hat Barnard einen Lehrauftrag an der *George Washington University School of Medicine and Health Sciences.*

Webseite: www.pcrm.org

T. Colin Campbell

Whole: Rethinking the Science of Nutrition

China Study: Die wissenschaftliche Begründung für eine vegane Ernährungsweise

T. Colin Campbell (*1934) ist promovierter Ernährungswissenschaftler, Biochemiker und Mikrobiologe sowie emeritierter Hochschulprofessor. Während seiner Tätigkeit an der Cornell University leitete er eine der größten epidemiologischen Studien ihrer Art im ländlichen China, die den Zusammenhang zwischen Zivilisationskrankheiten wie Krebs, Diabetes und Herz-Kreislauf-Erkrankungen und einer fett- und fleischreichen Ernährungsweise aufzeigte. Die Resultate veröffentlichte

Campbell zusammengefasst in „The China Study“. T. Colin Campbell war unter anderem als Berater für das *American Institute for Cancer Research* tätig, hat einen Lehrauftrag an der *China Academy of Preventive Medicine* und ist Mitglied im Beirat des *Physicians Committee for Responsible Medicine*. Prominentester Anwender der von Campell propagierten Ernährungsweise ist der ehemalige US-Präsident Bill Clinton.

Webseite: www.nutritionstudies.org

Dr. Caldwell B. Esselstyn Jr.

Prevent and Reverse Heart Disease: The Revolutionary, Scientifically Proven, Nutrition-Based Cure

Dr. Caldwell B. Esselstyn Jr. (*1933) ist Facharzt für Chirurgie und Goldmedaillengewinner im Ruder-Achter bei den olympischen Sommerspielen im Jahre 1956. Nachdem er 1961 bis 1968 in verschiedenen Kliniken in London, Vietnam und den USA praktizierte, arbeitete er ab 1968 in der chirurgischen Abteilung der Cleveland Clinic in Ohio. Dort war er bis 2006 chirurgischer Leiter für Schilddrüsenerkrankungen und Brustkrebs.

Dr. Esselstyn hatte 1991 die Präsidentschaft der *American Association of Endocrine Surgeons* inne und ist Träger zahlreicher Auszeichnungen, unter anderem des *Benjamin Spock Award for Compassion in Medicine* und des *2013 Deerfield Academy Alumni Association Heritage Award In Recognition of Outstanding Achievement & Service*. Esselstyn ist Mitglied im Beirat des *Physicians Committee for Responsible Medicine* und seit 2009 Vorsitzender der Abteilung Präventivmedizin und Wellness der Cleveland Clinic in Ohio.

Webseite: www.dresselstyn.com

Dr. Michael Greger

How Not to Die: Discover the Foods Scientifically Proven to Prevent and Reverse Disease

Dr. Michael Greger (*1972) ist Facharzt für Allgemeinmedizin mit dem Spezialgebiet Clinical Nutrition. Neben den gesundheitlichen Vorteilen einer veganen Ernährung erforscht Greger lebensmittelinduzierte Risiken wie die bovine spongiforme Enzephalopathie (BSE) und die

Vogelgrippe. Im Jahre 2011 gründete Greger die gemeinnützige Plattform NutritionFacts.org, auf der aktuelle Forschungsergebnisse im Ernährungsbereich der Öffentlichkeit in Form von Videoclips zugänglich gemacht werden. Neben diversen Büchern veröffentlichte Greger auch Fachartikel in den Themenbereichen Nutztierhaltung, Ernährung und Gesundheit. Er ist außerdem Gründungsmitglied des *American College of Lifestyle Medicine.*

Aktuell ist Greger Direktor der *Public Health and Animal Agriculture at the Humane Society of the United States* (HSUS) und der *Humane Society International.*

Webseite: www.nutritionfacts.org

Dr. John A. McDougall, MD

The Healthiest Diet on the Planet

Die High-Carb-Diät (The Starch Solution):
Abnehmen mit den richtigen Kohlenhydraten

The McDougall Program for Maximum Weight Loss

Dr. John A. McDougall, MD (*1947) ist Facharzt für Innere Medizin und Bestseller-Autor. Nachdem McDougall selbst im Alter von 18 Jahren einen schweren Schlaganfall erlitten hatte, widmete er seine Karriere der Aufklärung über die Gesundheitswirkung einer veganen Ernährung.
In diesem Sinne entwickelte er im Jahre 1986 ein vegetarisches Ernährungsprogramm am St. Helena Hospital (Napa Valley, CA), das er bis 2002 leitete. Zwischen 1999 und 2001 führte er sein Programm zusätzlich für den Krankenversicherungsverband *Blue Cross Blue Shield Association* (Minneapolis, MN) durch.

McDougall ist Mitglied des *Physicians Committee for Responsible Medicine* und seit 2002 Direktor des *McDougall Program* in Santa Rosa, CA, wo Patienten zehn Tage lang die Prinzipien einer veganen ad-libitum-Ernährungsweise erlernen und praktizieren.

Webseite: www.drmcdougall.com

Dr. McDougalls buntes Bilderbuch (kostenloses PDF):
www.drmcdougall.com/health/education/cpb/german

Dr. Doug Lisle, Ph.D

The Pleasure Trap

The Success Forces

Getting along without going along

Dr. Doug Lisle, Ph.D arbeitet seit über 30 Jahren als klinischer Psychologe und Psychotherapeut am TrueNorth Health Center in Santa Rosa, Kalifornien. Nach einem mit „summa cum laude" ausgezeichneten Hochschulabschluss an der University of California in San Diego und im Anschluss an seine Promotion, für die er ein Stipendium erhielt, arbeitete Lisle unter anderem im *National Center for Posttraumatic Stress Disorder* mit Kriegsveteranen. Lisle war ebenfalls als forensischer Psychologe für die Kriminal- und Justizbehörden in Dallas, Texas, tätig und war Berater für das *National Institute of Health* an der dortigen Universität bei einer klinischen Studie zur Kognitiven Verhaltenstherapie bei wiederkehrenden Depressionen.

Lisles Spezialgebiete sind Evolutionspsychologie, Kognitive Verhaltenstherapie, Entspannungstechniken und Stressmanagement sowie Umstellung des Lebensstils und Gewichtsreduktion.

Webseite: www.esteemdynamics.org

Chef AJ & Glen Merzer

Unprocessed: How to Achieve Vibrant Health and Your Ideal Weight

Chef AJ verfolgt seit über 33 Jahren eine rein pflanzliche Ernährung. Sie arbeitet als Köchin und kulinarische Ausbildnerin in Los Angeles. Sie ist die Gründerin und Co-Produzentin von *www.HealthyTasteofLA.com*, eine jährliche Veranstaltung in Kalifornien, bei welcher das Schönste der pflanzlichen Küche auf das Beste der Ernährungswissenschaft trifft.

Webseite: www.eatunprocessed.com

Co-Autor Glen Merzer ist ein Dramatiker und Drehbuchautor, der in Los Angeles lebt. Er ist Co-Autor mehrerer Werke, die alle eine fettarme, pflanzliche Ernährung befürworten, u.a. „No More Bull!".

Webseite: www.simonandschuster.com/authors/Glen-Merzer

Dr. Barbara Rolls, Ph.D

The Ultimate Volumetrics Diet: Smart, Simple, Science-Based Strategies for Losing Weight and Keeping It Off

Dr. Barbara Rolls, Ph.D ist Ernährungswissenschaftlerin und Autorin der national anerkannten Bücher *The Volumetrics Weight Control Plan* (HarperCollins, 2000) und *The Volumetrics Eating Plan* (Harper, 2007), beide New York Times Bestseller. „Volumetrics“ wurde zum Nr. 1 Diät-Plan von *Consumer Reports* im Jahr 2007 gewählt und zur effektivsten Diät von *The Daily Beast* in drei aufeinander folgenden Jahren (2010-2012) gekürt.

Dr. Rolls führt den Vorsitz am Guthrie-Lehrstuhl für Ernährungswissenschaften an der Pennsylvania State University und leitet dort das Labor für das Studium des menschlichen Ingestionsverhaltens.

Dr. Rolls hat über 250 wissenschaftliche Artikel in höchstrangigen Fachzeitschriften veröffentlicht. Die „Satt-durch-weniger-Kalorien-Prinzipien“ ihrer „Volumetrics“-Bücher wurden in einer Vielzahl von Gesundheits-, Fitness- und Familienzeitschriften und auf verschiedenen Websites vorgestellt.

Webseite: www.nutrition.psu.edu

Hinweise, Rechtliches und Impressum

Texte und Grafiken dieses Buches sind urheberrechtlich geschützt. Grundsätzlich ist eine Nutzung ohne Genehmigung des jeweiligen Urhebers oder Rechteinhabers nicht zulässig und daher strafbar.

Wir sind um die Richtigkeit und Aktualität der in diesem Buch bereitgestellten Informationen bemüht. Trotzdem können Fehler und Unklarheiten nicht vollständig ausgeschlossen werden. Wir übernehmen deshalb keine Gewähr für die Aktualität, Richtigkeit, Vollständigkeit oder Qualität der bereitgestellten Informationen. Für Schäden materieller oder immaterieller Art, die durch Nutzung oder Nichtnutzung der dargebotenen Informationen bzw. durch die Nutzung fehlerhafter oder unvollständiger Informationen unmittelbar oder mittelbar verursacht werden, haften wir nicht, sofern uns nicht nachweislich vorsätzliches oder grob fahrlässiges Verschulden zur Last fällt. Für Hinweise auf Fehler oder Unklarheiten sind wir dankbar, um sie in künftigen Ausgaben zu vermeiden.

Markennamen, Warenzeichen und eingetragene Warenzeichen, die in diesem Buch verwendet werden, sind Eigentum ihrer rechtmäßigen Eigentümer. Sie dienen hier nur der Beschreibung bzw. Identifikation der jeweiligen Firmen, Produkte und Dienstleistungen.

Wichtiger Hinweis für den Leser: Die Verfasser geben weder direkt noch indirekt medizinische Ratschläge, noch verordnen sie die Anweisungen einer Diät ohne medizinische Beratung als Behandlungsform für Krankheiten. Wenn Sie die vorliegenden Informationen ohne Einschaltung eines Arztes anwenden, so verordnen Sie sich eine Selbstbehandlung – ein Recht, das Ihnen zusteht. Herausgeber und Verfasser übernehmen jedoch keine Verantwortung. Haftung des Verfassers bzw. des Verlages und seiner Beauftragten für Personen-, Sach- und Vermögensschäden ausgeschlossen.

© Lara Albrecht, A.I. Jäger

„Schlanke Mieze; Mühelos von XXL zu S;
Veganer, fettfreier Genuss;
Wie Du Kalorienzählen, Binge Eating und der Low-Carb Falle entkommst,
ohne Hungern Fettgewicht verlierst und zwangsläufig zur schlanken Mieze wirst;
Geeignet für Vegetarier und Veganer
von Albrecht, Lara

Herausgegeben von:
Studio 5519, 1732 1st Ave #25519 New York, NY 10128,
Kontakt: info@studio5519.com

Editorin: Daniela Schott

Erste Ausgabe April 2017 (Version 1.0)
Stand: 1. April 2017

Anmerkungen

Angegeben sind Quellen zu Inhalten, die nicht in Standardlehrbüchern zu finden sind.

---

[1] American Cancer Association, https://www.cancer.org/healthy/eat-healthy-get-active/acs-guidelines-nutrition-physical-activity-cancer-prevention/guidelines.html PDF: https://old.cancer.org/acs/groups/cid/documents/webcontent/002577-pdf.pdf

[2] How Not To Die: The Role of Diet in Preventing, Arresting, and Reversing Our Top 15 Killers, Dr. Michael Greger, http://nutritionfacts.org/video/how-not-to-die, In this "best-of" compilation of his last four year-in-review presentations, Dr. Greger explains what we can do about the #1 cause of death and disability: our diet. (Tabelle Minute 58:45) Uprooting the Leading Causes of Death, Dr. Michael Greger, 26.07.2012 Death in America is largely a foodborne illness. Focusing on studies published just over the last year in peer-reviewed scientific medical journals, Michael Greger, M.D., offers practical advice on how best to feed ourselves and our families to prevent, treat, and even reverse many of the top 15 killers in the United States., Dr. Greger's 2012 live presentation: https://www.youtube.com/watch?v=30gEiweaAVQ, More information about this presentation in particular can be found at http://nutritionfacts.org/2012/07/09/uprooting-dvd-now-available-proceeds-to-charity/

[3] Hermanussen M. et al.: *Obesity, voracity and short stature: the impact of glutamate on the regulation of appetite. European Journal of Clinical Nutrition.* 2006; 60:25-31; PMID 16132059

[4] *Stellungnahme zur potentiellen Beteiligung einer oralen Glutamat-Aufnahme an chronischen neurodegenerativen Erkrankungen* (Universität Kaiserslautern) (PDF; 143 kB).

[5] *Calculé par Goodall* (1986) Chimpanzees of Gombe, S. 233

[6] Perry GH, Dominy NJ, Claw KG, Lee AS, et al.: *Diet and the evolution of human amylase gene copy number variation.* Nat Genet. 2007 Oct;39(10):1256-60

[7] K. Hardy et al.: *The Importance of Dietary Carbohydrate in Human Evolution*, The Quarterly Review of Biology Vol. 90 No. 3 (September 2015) S.251-268

[8] J. Diamond: *Arm und Reich: Die Schicksale menschlicher Gesellschaften* (2006)

[9] Sandra Lösch, Negahnaz Moghaddam, Karl Grossschmidt, Daniele U. Risser and Fabian Kanz: *Stable Isotope and trace element studies on gladiators and contemporary Romans from Ephesus (Turkey, 2nd and 3rd ct. AD) - Implications for differences in diet.* PLoS ONE, 15. August 2014

[10] O. Perlwitz, *Titus Pomponius Atticus: Untersuchungen zur Person eines einflussreichen Ritters in der ausgehenden Rö mischen Republik* (1992) S. 73 Anm. 242

[11] A. H. Allam et al.: *Atherosclerosis in ancient Egyptian mummies: the Horus study.* JACC Cardiovasc Imaging. 2011 Apr;4(4):315-27.

[12] A. Gerloni et al.: *Dental status of three Egyptian mummies: radiological investigation by multislice computerized tomography.* Oral Surg Oral Med Oral Pathol Oral Radiol Endod. 2009 Jun;107(6):e58-64

[13] A. Kuksis et al.: *Bile acids of a 3200-year-old Egyptian mummy.* Can J Biochem. 1978 Dec;56(12):1141-8.

[14] S.A. Macko et al.: *Documenting the diet in ancient human populations through stable isotope analysis of hair.* Philos Trans R Soc Lond B Biol Sci. 1999 Jan 29; 354(1379): 65–76.

[15] Hossain P, Kawar B, El Nahas M.. *Obesity and diabetes in the developing world--a growing challenge.* N Engl J Med. 2007 Jan 18;356(3):213-5

[16] K. Kon – A. Klein: *The value of whole potato in human nutrition.* Biochem J (1927)

[17] Prof. Dr.Joe Vinson: Potatoes Reduce Blood Pressure in People With Obesity and High Blood Pressure. ScienceDaily Sep. 8, 2011

[18] John McDougall: *Dr. McDougall's Comments on the National Headlines about the March 18,*

2014 Annals of Internal Medicine Article Suggesting Saturated Fat (Dairy, Meat, and Eggs) Is OK to Eat. March 2014, https://www.drmcdougall.com/misc/2014other/comments/satfat.htm. *Original:* A widely held belief is that the sugars in starches are readily converted into fat and then stored unattractively in the abdomen, hips, and buttock. Incorrect! And there is no disagreement about the truth among scientists or their published scientific research.5-13 After eating, the complex carbohydrates found in starches, such as rice, are digested into simple sugars in the intestine and then absorbed into the bloodstream where they are transported to trillions of cells in the body in order to provide for energy. Carbohydrates (sugars) consumed in excess of the body's daily needs can be stored (invisibly) as glycogen in the muscles and liver. The total storage capacity for glycogen is about two pounds. Carbohydrates consumed in excess of our need and beyond our limited storage capacity are not readily stored as body fat. Instead, these excess carbohydrate calories are burned off as heat (a process known as facultative dietary thermogenesis) or used in physical movements not associated with exercise.9,13 The process of turning sugars into fats is known as de novo lipogenesis. Some animals, such as pigs and cows, can efficiently convert the low-energy, inexpensive carbohydrates found in grains and grasses into calorie-dense fats.5 This metabolic efficiency makes pigs and cows ideal "food animals." Bees also perform de novo lipogenesis; converting honey (simple carbohydrates) into wax (fats). However, human beings are very inefficient at this process and as a result de novo lipogenesis does not occur under usual living conditions in people.5-13 When, during extreme conditions, de novo lipogenesis does occur the metabolic cost is about 30% of the calories consumed—a very wasteful process.11 Under experimental laboratory conditions overfeeding of large amounts of simple sugars to subjects will result in a little bit of de novo lipogenesis. For example, trim and obese women were overfed 50% more total calories than they usually ate in a day, along with an extra 3.5 ounces (135 grams) of refined sugar. From this overfeeding the women produced less than 4 grams (36 calories) of fat daily, which means a person would have to be overfed by this amount of extra calories and sugar every day for nearly 4 months in order to gain one extra pound of body fat.10 Obviously, even overeating substantial quantities of refined and processed carbohydrates is a relatively unimportant source of body fat. So where does all that belly fat come from? The fat you eat is the fat you wear. (Übersetzung v. Verf.)
Zitiert nach (Quellenverweis):
- 5) Hellerstein MK. De novo lipogenesis in humans: metabolic and regulatory aspects. Eur J Clin Nutr. 1999 Apr;53 Suppl 1:S53-65.
- 6) Acheson KJ, Schutz Y, Bessard T, Anantharaman K, Flatt JP, Jequier E. Glycogen storage capacity and de novo lipogenesis during massive carbohydrate overfeeding in man. Am J Clin Nutr. 1988 Aug;48(2):240-7.
- 7) Minehira K, Bettschart V, Vidal H, Vega N, Di Vetta V, Rey V, Schneiter P, Tappy L. Effect of carbohydrate overfeeding on whole body and adipose tissue metabolism in humans. Obes Res. 2003 Sep;11(9):1096-103.
- 8) McDevitt RM, Bott SJ, Harding M, Coward WA, Bluck LJ, Prentice AM. De novo lipogenesis during controlled overfeeding with sucrose or glucose in lean and obese women. Am J Clin Nutr. 2001 Dec;74(6):737-46
- 9) Dirlewanger M, di Vetta V, Guenat E, Battilana P, Seematter G, Schneiter P, Jequier E, Tappy L. Effects of short-term carbohydrate or fat overfeeding on energy expenditure and plasma leptin concentrations in healthy female subjects. Int J Obes Relat Metab Disord. 2000 Nov;24(11):1413-8.)
- 10) McDevitt RM, Bott SJ, Harding M, Coward WA, Bluck LJ, Prentice AM. De novo lipogenesis during controlled overfeeding with sucrose or glucose in lean and obese women. Am J Clin Nutr. 2001 Dec;74(6):737-46
- 11) Danforth E Jr. Diet and obesity. Am J Clin Nutr. 1985 May;41(5 Suppl):1132-45.
- 12) Hellerstein MK. No common energy currency: de novo lipogenesis as the road less traveled. Am J Clin Nutr. 2001 Dec;74(6):707-8.
- 13) Tappy L. Metabolic consequences of overfeeding in humans. Curr Opin Clin Nutr Metab Care. 2004 Nov;7(6):623-8.

[19] London SJ, Sacks FM, Caesar J, Stampfer MJ, Siguel E, Willett WC: Fatty acid composition of subcutaneous adipose tissue and diet in postmenopausal US women. Am J Clin Nutr. 1991 Aug;54(2):340-5.

[20] J. Shirley Sweeney: Dietary Factors that influence the Dextrose Tolerance Test – a preliminary Study. Arch Intern Med (Chic). 1927

[21] K. F. Petersen et al.: Impaired Mitochondrial Activity in the Insulin-Resistent Offspring of Patients with Type 2 Diabetes. New England Journal of Medicine 350 (2004)
[22] H. Gnahim et al.: Increase in plasma endotoxin concentrations and the expression of Toll-like receptors and suppressor of cytokine signaling-3 in mononuclear cells after a high-fat, high-carbohydrate meal: implications for insulin resistance. Diabetes Care. 2009 Dec;32(12):2281-7.
[23]https://www.destatis.de/DE/ZahlenFakten/GesellschaftStaat/Gesundheit/Todesursachen/Tabellen/SterbefaelleInsgesamt.html
[24] Neal Barnard, MD: *Iss dich fit.* trans. Sebastian Vogel (Reinbek bei Hamburg: Rowohlt Verlag GmbH, 1998), S. 23.
[25]http://www.medizinauskunft.de/artikel/diagnose/krankheiten/Magen_Darm_Niere/magen_bypass_13_11_12.php
[26] T. Arora: Propionate. Anti-obesity and satiety enhancing factor? Appetite. 2011 Apr;56(2):511-5
[27] „[Prebiotics] are nondigestible food ingredients that beneficially affect the host by selectively stimulating the growth and/or activity of one or a limited number of bacterial species already resident in the colon, and thus attempt to improve host health." – Gibson GR, Roberfroid MB: *Dietary modulation of the human colonic microbiota: introducing the concept of prebiotics.* In: J Nutr.. 125, Nr. 6, Jun 1995, S. 1401–1412.
[28] Glenn R. Gibson, Emily R. Beatty, Xin Wang, John H. Cummings: *Selective stimulation of bifidobacteria in the human colon by oligofructose and inulin.* In: *Gastroenterology.* 108, Nr. 4, 1995, S. 975–982.
[29] Douglas J. Lisle – Alan Goldhamer, Die Lustfalle (2003), S.24
[30] Douglas J. Lisle – Alan Goldhamer, Die Lustfalle (2003), S.40
[31] Douglas J. Lisle – Alan Goldhamer, Die Lustfalle (2003), Abbildungen S. 128 und 132
[32] Douglas J. Lisle – Alan Goldhamer, Die Lustfalle (2003), Abbildungen S. 117
[33] https://www.ernaehrungs-umschau.de/fileadmin/Ernaehrungs-Umschau/pdfs/pdf_2010/10_10/EU10_550_558.qxd.pdf
[34] The McDougall Program for Maximum Weight Loss https://www.drmcdougall.com/misc/2005nl/050100pupushing.htm, Link zum Buch: https://www.amazon.de/dp/0452273803
[35] http://www.jeffnovick.com/RD/Calorie_Density.html, Link zum Video: https://www.youtube.com/watch?v=oCdwWliv7Hg&feature=youtu.be
[36] Link zum Buch: https://www.amazon.de/Unprocessed-achieve-vibrant-health-weight/dp/1456576097; *The Ultimate Weight Loss* www.eatunprocessed.com, Link zum UWL Program: http://chefajwebsite.com/ultimate-weight-loss-program.html
[37] Link zum Buch: https://www.amazon.de/Ultimate-Volumetrics-Diet-Science-Based-Strategies/dp/0062060651
[38] Quellen: Apothekenumschau http://redaktion.wub-live.neofonie.de/multimedia/36/125/133/23570513937.pdf sowie Vibono https://www.vibono.de/pdfs/Vibono-Energiedichtetabelle.pdf
[39] http://alcoholrehab.com/addiction-articles/neuroadaptation-to-drugs-and-alcohol/
[40] John McDougall, "Dr. McDougall's Comments on the National Headlines about the March 18, 2014 Annals of Internal Medicine Article Suggesting Saturated Fat (Dairy, Meat, and Eggs) Is OK to Eat," March 2014, https://www.drmcdougall.com/misc/2014other/comments/satfat.htm. *Original:* A widely held belief is that the sugars in starches are readily converted into fat and then stored unattractively in the abdomen, hips, and buttock. Incorrect! And there is no disagreement about the truth among scientists or their published scientific research.5-13 After eating, the complex carbohydrates found in starches, such as rice, are digested into simple sugars in the intestine and then absorbed into the bloodstream where they are transported to trillions of cells in the body in order to provide for energy. Carbohydrates (sugars) consumed in excess of the body's daily needs can be stored (invisibly) as glycogen in the muscles and liver. The total storage capacity for glycogen is about two pounds. Carbohydrates consumed in excess of our need and beyond our limited storage capacity are not readily stored as body fat. Instead, these excess carbohydrate calories are burned off as heat (a process known as facultative dietary thermogenesis) or used in physical movements not associated with exercise.9,13 The process of

turning sugars into fats is known as de novo lipogenesis. Some animals, such as pigs and cows, can efficiently convert the low-energy, inexpensive carbohydrates found in grains and grasses into calorie-dense fats.5 This metabolic efficiency makes pigs and cows ideal "food animals." Bees also perform de novo lipogenesis; converting honey (simple carbohydrates) into wax (fats). However, human beings are very inefficient at this process and as a result de novo lipogenesis does not occur under usual living conditions in people.5-13 When, during extreme conditions, de novo lipogenesis does occur the metabolic cost is about 30% of the calories consumed—a very wasteful process.11 Under experimental laboratory conditions overfeeding of large amounts of simple sugars to subjects will result in a little bit of de novo lipogenesis. For example, trim and obese women were overfed 50% more total calories than they usually ate in a day, along with an extra 3.5 ounces (135 grams) of refined sugar. From this overfeeding the women produced less than 4 grams (36 calories) of fat daily, which means a person would have to be overfed by this amount of extra calories and sugar every day for nearly 4 months in order to gain one extra pound of body fat.10 Obviously, even overeating substantial quantities of refined and processed carbohydrates is a relatively unimportant source of body fat. So where does all that belly fat come from? The fat you eat is the fat you wear. (Übersetzung v. Verf.)
Zitiert nach (Quellenverweis):

- 5) Hellerstein MK. De novo lipogenesis in humans: metabolic and regulatory aspects. Eur J Clin Nutr. 1999 Apr;53 Suppl 1:S53-65.
- 6) Acheson KJ, Schutz Y, Bessard T, Anantharaman K, Flatt JP, Jequier E. Glycogen storage capacity and de novo lipogenesis during massive carbohydrate overfeeding in man. Am J Clin Nutr. 1988 Aug;48(2):240-7.
- 7) Minehira K, Bettschart V, Vidal H, Vega N, Di Vetta V, Rey V, Schneiter P, Tappy L. Effect of carbohydrate overfeeding on whole body and adipose tissue metabolism in humans. Obes Res. 2003 Sep;11(9):1096-103.
- 8) McDevitt RM, Bott SJ, Harding M, Coward WA, Bluck LJ, Prentice AM. De novo lipogenesis during controlled overfeeding with sucrose or glucose in lean and obese women. Am J Clin Nutr. 2001 Dec;74(6):737-46
- 9) Dirlewanger M, di Vetta V, Guenat E, Battilana P, Seematter G, Schneiter P, Jequier E, Tappy L. Effects of short-term carbohydrate or fat overfeeding on energy expenditure and plasma leptin concentrations in healthy female subjects. Int J Obes Relat Metab Disord. 2000 Nov;24(11):1413-8.)
- 10) McDevitt RM, Bott SJ, Harding M, Coward WA, Bluck LJ, Prentice AM. De novo lipogenesis during controlled overfeeding with sucrose or glucose in lean and obese women. Am J Clin Nutr. 2001 Dec;74(6):737-46
- 11) Danforth E Jr. Diet and obesity. Am J Clin Nutr. 1985 May;41(5 Suppl):1132-45.
- 12) Hellerstein MK. No common energy currency: de novo lipogenesis as the road less traveled. Am J Clin Nutr. 2001 Dec;74(6):707-8.
- 13) Tappy L. Metabolic consequences of overfeeding in humans. Curr Opin Clin Nutr Metab Care. 2004 Nov;7(6):623-8.

[41] "Osteoporose," *VEBU - Vegetarierbund Deutschland*, accessed April 10, 2015, https://vebu.de/themen/gesundheit/praeventionvonkrankheiten/osteoporose.

[42] G.S. Abela, Cholesterol crystals cause mechanical damage to biological membranes: a proposed mechanism of plaque rupture and erosion leading to arterial thrombosis. Clin Cardiol. 2005 Sep;28(9):413-20.

[43] U. Javed et al., Use of intensive lipid-lowering therapy in patients hospitalized with acute coronary syndrome: An analysis of 65,396 hospitalizations from 344 hospita participating in Get With The Guidelines (GWTG). Am Heart J. 2011 Feb;161(2):418-424

[44] W. C. Roberts, Shifting from decreasing risk to actually preventing and arresting atherosclerosis, Am J Cardiol. 1999 Mar 1;83(5):816-7.

[45] C.B. Esselstyn, Introduction: more than coronary artery disease, American Journal of Cardiology, November 1998, Volume 82, Issue 10, Supplement 2, Pages 5

[46] N.J. Greenberger, Effect of vegetable and animal protein diets in chronic hepatic encephalopathy. Am J Dig Dis. 1977 Oct;22(10):845-55.

[47] R.A. Vogel et al., Effect of a single high-fat meal on endothelial function in healthy subjects. Am J Cardiol. 1997 Feb 1;79(3):350-4.

[48] H. Gnahim et al., Increase in plasma endotoxin concentrations and the expression of

Toll-like receptors and suppressor of cytokine signaling-3 in mononuclear cells after a high-fat, high-carbohydrate meal: implications for insulin resistance. Diabetes Care. 2009 Dec;32(12):2281-7.
[49] Campbell TC – Appleton BS, Effect of high and low dietary protein on the dosing and postdosing periods of aflatoxin B1-induced hepatic preneoplastic lesion development in the rat, Cancer Res. 1983 May;43(5):2150-4.
[50] T.J. Key, Cancer incidence in vegetarians: results from the European Prospective Investigation into Cancer and Nutrition (EPIC-Oxford). Am J Clin Nutr. 2009 May;89(5):1620S-1626S
[51] Lewin MH, Bailey N, Bandaletova T., et al. Red meat enhances the colonic formation of the DNA adduct O6-carboxylmethyl guanine: implications for colorectal cancer. Cancer Res. 2006;66:1859-1865
[52] S. J. O'Keefe, Why do African Americans get more colon cancer than Native Africans? J Nutr. 2007 Jan;137(1 Suppl):175S-182S.
[53] S. J. O'Keefe, Rarity of colon cancer in Africans is associated with low animal product consumption, not fiber. Am J Gastroenterol. 1999 May;94(5):1373-80.
[54] R.A. Vogel et al., Effect of a single high-fat meal on endothelial function in healthy subjects. Am J Cardiol. 1997 Feb 1;79(3):350-4.
[55] K. Windey et al., Relevance of protein fermentation to gut health. Mol Nutr Food Res. 2012 Jan;56(1):184-96.
[56] S. J. O'Keefe et al., Products of the Colonic Microbiota Mediate the Effects of Diet on Colon Cancer Risk, Journal of Nutrition 2009
[57] N.E. Allen, The associations of diet with serum insulin-like growth factor I and its main binding proteins in 292 women meat-eaters, vegetarians, and vegans., Cancer Epidemiol Biomarkers Prev. 2002 Nov;11(11):1441-8.
[58] M.E. Levine et al., Low protein intake is associated with a major reduction in IGF-1, cancer, and overall mortality in the 65 and younger but not older population. Cell Metab. 2014 Mar 4;19(3):407-17.
[59] N.M. Bastide, Heme iron from meat and risk of colorectal cancer: a meta-analysis and a review of the mechanisms involved. Cancer Prev Res (Phila). 2011 Feb;4(2):177-84
[60] S. Toyokuni, Role of iron in carcinogenesis: cancer as a ferrotoxic disease. Cancer Sci. 2009 Jan;100(1):9-16.
[61] http://www.iarc.fr/en/media-centre/pr/2015/pdfs/pr240_E.pdf
[62] P. Regal et al., Development of an LC-MS/MS method to quantify sex hormones in bovine milk and influence of pregnancy in their levels. Food Addit Contam Part A Chem Anal Control Expo Risk Assess. 2012;29(5):770-9.
[63] T.A. Hastert et al., Adherence to WCRF/AICR cancer prevention recommendations and risk of postmenopausal breast cancer. Cancer Epidemiol Biomarkers Prev. 2013 Sep;22(9):1498-508.
[64] R. Brinks – S. Landwehr: Age- and time-dependent model of the prevalence of non-communicable diseases and application to dementia in Germany. In: Theoretical Population Biology. März 2014
[65] H. Rothgang et al.: BARMER GEK Pflegereport 2010. Schwerpunktthema: Demenz und Pflege. In: BARMER GEK (Hrsg.): Schriftenreihe zur Gesundheitsanalyse. Band 5. Asgard-Verlag, Schwäbisch Gmünd 2011
[66] P. Giem et al., The incidence of dementia and intake of animal products: preliminary findings from the Adventist Health Study. Neuroepidemiology. 1993;12(1):28-36.
[67] L. Perrone, Observational and ecological studies of dietary advanced glycation end products in national diets and Alzheimer's disease incidence and prevalence. J Alzheimers Dis. 2015;45(3):965-79.
[68] Uribarri J, et al.: Circulating glycotoxins and dietary advanced glycation endproducts: two links to inflammatory response, oxidative stress, and aging. J Gerontol A Biol Sci Med Sci. 62, 2007, S. 427-33.
[69] T. Niwa, Presence of tetrahydroisoquinoline, a parkinsonism-related compound, in foods. J Chromatogr. 1989 Sep 1;493(2):347-52.

[70] J. Shirley Sweeney, Dietary Factors that influence the Dextrose Tolerance Test – a preliminary Study. Arch Intern Med (Chic). 1927
[71] K. F. Petersen et al., Impaired Mitochondrial Activity in the Insulin-Resistent Offspring of Patients with Type 2 Diabetes, New England Journal of Medicine 350 (2004)
[72] S. Tonstad et al., Vegetarian diets and incidence of diabetes in the Adventist Health Study-2. Nutr Metab Cardiovasc Dis. 2013 Apr;23(4):292-9.
[73] E.J. Festkens, Meat consumption, diabetes, and its complications. Curr Diab Rep. 2013 Apr;13(2):298-306
[74] H. Vlassara et al. Inflammatory mediators are induced by dietary glycotoxins, a major risk factor for diabetic angiopathy. Proc Natl Acad Sci U S A. 2002 Nov 26;99(24):15596-601.
[75] Virtanen et al., *„Diet, cow's milk protein antibodies and the risk of IDDM in Finnish children. Childhood Diabetes in Finland Study Group.*In: Diabetologigia" (1994)
[76] J. Lin et al., Associations of diet with albuminuria and kidney function decline. Clin J Am Soc Nephrol. 2010 May;5(5):836-43
[77] S. M. Moe et al., Vegetarian compared with meat dietary protein source and phosphorus homeostasis in chronic kidney disease. Clin J Am Soc Nephrol. 2011 Feb;6(2):257-64
[78] E.J. Kim et al., Cholesterol-induced non-alcoholic fatty liver disease and atherosclerosis aggravated by systemic inflammation. PLoS One. 2014 Jun 5;9(6):e97841.
[79] B.L. Beezhold et al., Vegetarian diets are associated with healthy mood states: a cross-sectional study in seventh day adventist adults. Nutr J. 2010 Jun 1;9:26
[80] B.L. Beezhold et al., Restriction of meat, fish, and poultry in omnivores improves mood: a pilot randomized controlled trial. Nutr J. 2012 Feb 14;11:9.
[81] S. Gharibzadeh et al., Depression and fruit treatment. J Neuropsychiatry Clin Neurosci. 2010 Fall;22(4):451-m.e25-451.e25.
[82] J.J. Wurtman, Effect of nutrient intake on premenstrual depression. Am J Obstet Gynecol. 1989 Nov;161(5):1228-34.
[83] C. Hudson et al., Protein-source tryptophan as an efficacious treatment for social anxiety disorder: a pilot study. Can J Physiol Pharmacol. 2007 Sep;85(9):928-32.
[84] W.B. Grant, The role of meat in the expression of rheumatoid arthritis. Br J Nutr. 2000 Nov;84(5):589-95.
[85] A. Kutlu et al., Meat-induced joint attacks, or meat attacks the joint: rheumatism versus allergy. Nutr Clin Pract. 2010 Feb;25(1):90-1
[86] H.A. Bischoff-Ferrari et al., Milk intake and risk of hip fracture in men and women: a meta-analysis of prospective cohort studies. J Bone Miner Res. 2011 Apr;26(4):833-9.
[87] Abelow B." Cross-cultural association between dietary animal protein and hip fracture: a hypothesis." Calcific Tissue Int 50:14-8, 1992.
[88] K. Michaelsson et al., Milk intake and risk of mortality and fractures in women and men: cohort studies, BMJ 2014;349:g6015
[89] L. Jakobsen et al., Is Escherichia coli urinary tract infection a zoonosis? Proof of direct link with production animals and meat. Eur J Clin Microbiol Infect Dis. 2012 Jun;31(6):1121-9.
[90] H.J. Baer et al, Risk factors for mortality in the nurses' health study: a competing risks analysis., Am J Epidemiol. 2011 Feb 1;173(3):319-29
[91] J. McDougall et al, Effects of 7 days on an ad libitum low-fat vegan diet: The McDougall Programm Cohort, Nutrition Journal 2014 13:99
[92] C.P. Donnison et al., Blood Pressure in the African Native, The Lancet Vol.213 No.5497 p6-7 January 1929
[93] M.R. Law et al., Use of blood pressure lowering drugs in the prevention of cardiovascular disease: meta-analysis of 147 randomised trials in the context of expectations from prospective epidemiological studies, BMJ 2009;338:b16
[94] F.M. Sacks, Low blood pressure in vegetarians: effects of specific foods and nutrients. Am J Clin Nutr. 1988 Sep;48(3 Suppl):795-800.
[95] D. L. McKay et al., Hibiscus sabdariffa L. tea (tisane) lowers blood pressure in prehypertensive and mildly hypertensive adults. J Nutr. 2010 Feb;140(2):298-303

[96] Herrera-Arellano et al., Effectiveness and tolerability of a standardized extract from Hibiscus sabdariffa in patients with mild to moderate hypertension: a controlled and randomized clinical trial. Phytomedicine. 2004 Jul;11(5):375-82.
[97] D. Rodriguez-Leyva et al., Potent antihypertensive action of dietary flaxseed in hypertensive patients. Hypertension. 2013 Dec;62(6):1081-9.
[98] http://nutritionfacts.org/video/developing-an-ex-vivo-cancer-proliferation-bioassay/
[99] D. Ornish et al., Intensive lifestyle changes may affect the progression of prostate cancer. J Urol. 2005 Sep;174(3):1065-9; discussion 1069-70
[100] R.J. Barnard et al., Effects of a low-fat, high-fiber diet and exercise program on breast cancer risk factors in vivo and tumor cell growth and apoptosis in vitro. NutrCancer. 2006;55(1):28-34.
[101] S. Soliman et al., Analyzing serum-stimulated prostate cancer cell lines after low-fat, high-fiber diet and exercise intervention. Evid Based Complement Alternat Med. 2011;2011:529053.
[102] J. McDougall, Die High-Carb Diät, S.76
[103] J. Kjeldsen-Kragh et al., Rheumatoid arthritis treated with vegetarian diets. Am J Clin Nutr. 1999 Sep;70(3 Suppl):594S-600S.
[104] F. Berenbaum, Osteoarthritis as an inflammatory disease (osteoarthritis is not osteoarthrosis!). Osteoarthritis Cartilage. 2013 Jan;21(1):16-21.
[105] E. Dean, Prescribing optimal nutrition and physical activity as "first-line" interventions for best practice management of chronic low-grade inflammation associated with osteoarthritis: evidence synthesis. Arthritis. 2012;2012:560634.
[106] The effect of intensive diabetes treatment on the progression of diabetic retinopathy in insulin-dependent diabetes mellitus. The Diabetes Control and Complications Trial. Arch Ophthalmol. 1995 Jan;113(1):36-51.
[107] W. Kempner et al., Effect of rice diet on diabetes mellitus associated with vascular disease. Postgrad Med. 1958 Oct;24(4):359-71.
[108] Q. Mohamed et al, Management of diabetic retinopathy: a systematic review. JAMA. 2007 Aug 22;298(8):902-16.
[109] I.M. Rabinowitch, Effects of the High-Carbohydrate-Low Calorie Diet Upon Carbohydrate Tolerance in Diabetes Mellitus, Can Med Assoc J. 1935 Aug; 33(2): 136–144.
[110] J.W. Anderson, High-carbohydrate, high-fiber diets for insulin-treated men with diabetes mellitus. Am J Clin Nutr. 1979 Nov;32(11):2312-21.
[111] I. C. Walda, Diet and 20-year chronic obstructive pulmonary disease mortality in middle-aged men from three European countries. Eur J Clin Nutr. 2002 Jul;56(7):638-43.
[112] E. Keranis et al., Impact of dietary shift to higher-antioxidant foods in COPD: a randomised trial. Eur Respir J. 2010 Oct;36(4):774-80
[113] R. S. de Moura et al., Addition of açaí (Euterpe oleracea) to cigarettes has a protective effect against emphysema in mice. Food Chem Toxicol. 2011 Apr;49(4):855-63
[114] K. Nishi et al., Immunostimulatory in vitro and in vivo effects of a water-soluble extract from kale. Biosci Biotechnol Biochem. 2011;75(1):40-6
[115] J. D. Edgar et al., Increased fruit and vegetable consumption improves antibody response to vaccination in older people: the ADIT study, Proceedings of the Nutrition Society (2010), 69 (OCE3), E238
[116] M. Kedzierska et al., Effects of the commercial extract of aronia on oxidative stress in blood platelets isolated from breast cancer patients after the surgery and various phases of the chemotherapy.In: Fitoterapia, (2012), 83: S. 310-317.
[117] M. Mozaffarieh u. a.: The potential value of natural antioxidative treatment in glaucoma. In: J Flammer Surv Ophthalmol 53, 2008, S. 479–505
[118] Ono K, Condron MM, Ho L, u. a.: Effects of grape seed-derived polyphenol on amyloid beta-protein self-assembly and cytotoxicity. In: Journal of Biological Chemistry 2008; 283:32176-87.
[119] M. Aviram et al.: Pomegranate juice consumption for 3 years by patients with carotid artery stenosis reduces common carotid intima-media thickness, blood pressure and LDL oxidation.Clinical Nutrition. (2004) 23, S. 423–433

[120] N. D. Kim et al.: Chemopreventive and adjuvant therapeutic potential of pomegranate (Punica granatum) for human breast cancer. In: Breast Cancer Res Treat, Volume 71, 3, 2002, S. 203-217
[121] Powerkraft durch Pflanzenkraft. Superfood ist vegan!, A.I. Jäger 2015
[122] J. W. Fahey, X. Haristoy u. a.: Sulforaphane inhibits extracellular, intracellular, and antibiotic-resistant strains of Helicobacter pylori and prevents benzo[a]pyrene-induced stomach tumors. In: PNAS. Band 99, Nummer 11, Mai 2002, S. 7610–7615
[123] L. Yang et al., *Frugal chemoprevention: targeting Nrf2 with foods rich in sulforaphane,* Semin Oncol. 2016 Feb;43(1):146-53
[124] Annette Tuffs: Preisgekrönte Forschungsergebnisse: Wie Brokkoli-Wirkstoffe die Krebstherapie unterstützen.Universitätsklinikum Heidelberg, Pressemitteilung vom 12. Juni 2012 beim Informationsdienst Wissenschaft
[125] S. Akhondzadeh, Saffron in the treatment of patients with mild to moderate Alzheimer's disease: a 16-week, randomized and placebo-controlled trial. J Clin Pharm Ther. 2010 Oct;35(5):581-8.
[126] B.B. Aggarwal et al., Curcumin suppresses the paclitaxel-induced nuclear factor-kappaB pathway in breast cancer cells and inhibits lung metastasis of human breast cancer in nude mice. Clin Cancer Res. 2005 Oct 15;11(20):7490-8.
[127] Cruz-Corres et al.: Combination treatment with curcumin and quercetin of adenomas in familial adenomatous polyposis, In: Clin Gastroenterol Hepatol. Bd. 4, Nr. 8, 2006, S. 1035–1038.
[128] Marie E. Egan et al., Curcumin, a Major Constituent of Turmeric, Corrects Cystic Fibrosis Defects, Science Vol 304, Issue 5670, 23 April 2004
[129] W.K. Kim et al., Curcumin protects against ovariectomy-induced bone loss and decreases osteoclastogenesis. J Cell Biochem. 2011 Nov;112(11):3159-66
[130] K. M. Reinhart, R. Talati u. a.: The impact of garlic on lipid parameters: a systematic review and meta-analysis. In: Nutrition research reviews. Band 22, Nummer 1, Juni 2009, S. 39–48
[131] A. Khan et al. (2003). Diabetes Care 26:3215-3218
[132] C.D. Black et al, Ginger (Zingiber officinale) reduces muscle pain caused by eccentric exercise., J Pain. 2010 Sep;11(9):894-903
[133] Kang JY, Yeoh KG, Lee HP, Chia YW, Guan R, Yap I: Chili – protective factor against peptic ulcer? Dig Dis Sci 1995; 40: 576–579
[134] T. Kawada et al.,Effects of capsaicin on lipid metabolism in rats fed a high fat diet, J Nutr. 1986 Jul;116(7):1272-8.
[135] Dr. Holzschneider, "Mangel und Überschuss an Serotonin."
[136] Ibid.
[137] Campbell and Campbell, *China Study: Die wissenschaftliche Begründung für eine vegane Ernährungsweise*, S. 255.
[138] Kocur, "Säure-Basen-Haushalt."
[139] Campbell and Campbell, *China Study: Die wissenschaftliche Begründung für eine vegane Ernährungsweise*, S. 255.
[140] W. Verschuren et al. (1995): Serum total cholesterol and long-term coronary heart disease mortality in different cultures. Twenty-five-year follow-up of the seven countries study. JAMA 274:131–136
[141] P. Lagiou et. al.: Low-Carbohydrate-high protein diet and incidence of cardiovascular diseases in Swedish women: prospective cohort study. BMJ 2012; 344
[142] Hans-Christoph Diener: Internistische Therapie 2012/2013. Elsevier Health Sciences, 2012, S.966
[143] Hans Hauner: Risiken kohlenhydratarmer Diäten. In: Ärzteblatt, 2005; 102(11): A-750 / B-628 / C-586.
[144] J. Shirley Sweeney: Dietary Factors that influence the Dextrose Tolerance Test – a preliminary Study. Arch Intern Med (Chic). 1927
[145] E.J. Festkens: Meat consumption, diabetes, and its complications. Curr Diab Rep. 2013 Apr;13(2):298-306

[146] Barnard N.: Dr. Neal Barnard´s Programm for Reversing Diabetes. The Scientifically Proven System for Reversing Diabetes without Drugs. (2006)
[147] Subramaniam S.: Studies on the changes in plasma lipids and lipoproteins in CMF treated breast cancer patients. Biochem Int. 1991 Aug;24(6):1015-24.
[148] Revedin A. et al.: Thirty thousand-year-old evidence of plant food processing, Proc Natl Acad Sci U S A. 2010 Nov 2;107(44):18815-9,
Mercarder J., Mozambician grass seed consumption during the Middle Stone Age, Science. 2009 Dec 18;326(5960):1680-3
[149] J. McDougall et al.: Effects of 7 days on an ad libitum low-fat vegan diet: The McDougall Programm Cohort, Nutrition Journal 2014 13:99
[150] Michael Greger M.D. FACLM on January 26th, 2017: *Losing Weight* http://nutritionfacts.org/audio/losing-weight/ (Duration: 16:16 — 14.9MB)
B. Farmer, B. T. Larson, V. L. Fulgoni III, A. J. Rainville, G. U. Liepa.: *A vegetarian dietary pattern as a nutrient-dense approach to weight management: An analysis of the national health and nutrition examination survey 1999-2004.* J Am Diet Assoc. 2011 111(6):819 - 827.
L. Van Horn. *Achieving nutrient density: A vegetarian approach.* J Am Diet Assoc. 2011 111(6):799.
K. Thedford, S. Raj.: *A vegetarian diet for weight management.* J Am Diet Assoc. 2011 111(6):816 - 818.
S. E. Berkow, N. Barnard, J. Eckart, H. Katcher: *Four therapeutic diets: adherence and acceptability.* Can J Diet Pract Res. 2010 71(4):199 - 204.
M. J. Toth, E. T. Poehlman: *Sympathetic nervous system activity and resting metabolic rate in vegetarians.* Metab. Clin. Exp. 1994 43(5):621 - 625.
[151] Dr. med Ernst Walter Henrich, *Vegan; Die gesündeste Ernährung*, Ausgabe 02/2015, S.13
[152] Ibid., S.13
[153] Barnard, MD, *Iss dich fit*, S. 291f.
[154] Ibid.
[155] T. Lücke u. a.: Mütterlicher Vitamin-B12-Mangel: Ursache neurologischer Symptomatik im Säuglingsalter. In: Zeitschrift für Geburtshilfe und Neonatologie. Band 211, Nr. 04, 2007, S. 157–161
[156] Ibrahim Elmadfa, Ingrid Singer: Vitamin B12 and homocysteine status among vegetarians: a global perspective. In:American Journal of Clinical Nutrition. Vol. 89, Nr. 5, 2009, S. 1693S–1698S
[157] Abelow B.“ Cross-cultural association between dietary animal protein and hip fracture: a hypothesis.“ Calcific Tissue Int 50:14-8, 1992.
S. A. New: Intake of fruit and vegetables: implications for bone health. In: Proc Nutr Soc. (2003); 62, S. 889–899. PMID 15018489
[158] J.M. Joy, The effects of 8 weeks of whey or rice protein supplementation on body composition and exercise performance , Nutr J. 2013; 12: 86.
[159] N.E. Allen, The associations of diet with serum insulin-like growth factor I and its main binding proteins in 292 women meat-eaters, vegetarians, and vegans., Cancer Epidemiol Biomarkers Prev. 2002 Nov;11(11):1441-8.
[160] Davey u. a.: EPIC–Oxford: lifestyle characteristics and nutrient intakes in a cohort of 33 883 meat-eaters and 31 546 non meat-eaters in the UK. May 2003
[161] N.M. Bastide, Heme iron from meat and risk of colorectal cancer: a meta-analysis and a review of the mechanisms involved. Cancer Prev Res (Phila). 2011 Feb;4(2):177-84
[162] http://eurheartj.oxfordjournals.org/content/35/42/2950
[163] Blankenhorn DH, Johnson RL, Mack WJ, el Zein HA, Vailas LI, „The influence of diet on the appearance of new lesions in human coronary arteries.“ JAMA. (1990); Felton CV, Crook D, Davies MJ, Oliver MF., „Dietary polyunsaturated fatty acids and composition of human aortic plaques.“ Lancet. (1994)
[164] N. Barnard et al., Adherence and Acceptability of a Low-Fat, Vegetarian Diet Among Patients With Cardiac Disease, Journal of cardiopulmonary rehabilitation and

prevention 12(6) · November 1992
[165] N. Barnard et al., Acceptability of a Therapeutic Low-Fat, Vegan Diet in Premenopausal Women, Journal of Nutrition, Behaviour and Education, November 2000 Volume 32, Issue 6, Pages 314–319
[166] A.C. Vergnaud, Meat consumption and prospective weight change in participants of the EPIC-PANACEA study. Am J Clin Nutr. 2010 Aug;92(2):398-407
[167] Spencer et al.: Diet and body mass index in 38000 EPIC-Oxford meat-eaters, fish-eaters, vegetarians and vegans. Jun 2003
[168] B. Farmer, A vegetarian dietary pattern as a nutrient-dense approach to weight management: an analysis of the national health and nutrition examination survey 1999-2004. J Am Diet Assoc. 2011 Jun;111(6):819-27
[169] K. Liszt, Characterization of bacteria, clostridia and Bacteroides in faeces of vegetarians using qPCR and PCR-DGGE fingerprinting. Ann Nutr Metab. 2009;54(4):253-7
[170] T. Arora, Propionate. Anti-obesity and satiety enhancing factor? Appetite. 2011 Apr;56(2):511-5
[171] Hermanussen M. et al.: *Obesity, voracity and short stature: the impact of glutamate on the regulation of appetite. European Journal of Clinical Nutrition.* 2006; 60:25-31
[172] Stellungnahme zur potentiellen Beteiligung einer oralen Glutamat-Aufnahme an chronischen neurodegenerativen Erkrankungen (Universität Kaiserslautern)
[173] Bulló M, Amigó-Correig P, Márquez-Sandoval F, Babio N, Martínez-González MA, Estruch R, Basora J, Solà R, Salas-Salvadó J. Mediterranean diet and high dietary acid load associated with mixed nuts: effect on bone metabolism in elderly subjects. J Am Geriatr Soc. 2009 Oct;57(10):1789-98.
[174] Diese Studie weist darauf hin, dass ein gesteigerter Nusskonsum eventuell nachteilige Auswirkungen auf die Knochendichte haben könnte – ähnlich wie Milch und Fleisch: Bulló M, Amigó-Correig P, Márquez-Sandoval F, Babio N, Martínez-González MA, Estruch R, Basora J, Solà R, Salas-Salvadó J. Mediterranean diet and high dietary acid load associated with mixed nuts: effect on bone metabolism in elderly subjects. J Am Geriatr Soc. 2009 Oct;57(10):1789-98.
[175] Aelow B.: *Cross-cultural association between dietary animal protein and hip fracture: a hypothesis.* Calcific Tissue Int 50:14-8, 1992.
S. A. New: Intake of fruit and vegetables: implications for bone health. In: Proc Nutr Soc. (2003); 62, S. 889–899. PMID 15018489
[176] Ludvik B, Hanefeld M, Pacini G. Improved metabolic control by Ipomoea batatas (Caiapo) is associated with increased adiponectin and decreased fibrinogen levels in type 2 diabetic subjects. Diabetes Obes Metab. 2008 Jul;10(7):586-92. Epub 2007 Jul 21. PMID: 17645559.
Ludvik B, Waldhusl W, Prager R, Kautzky-Willer A, Pacini G. Mode of action of ipomoea batatas (Caiapo) in type 2 diabetic patients. Metabolism. 2003 Jul;52(7):875-80. PMID: 12870164.
[177] Dimond, Fit fürs Leben / Fit for Life 2 von Harvey Diamond und Irmingard Hagen, 2:S. 458
[178] Enders, *Darm mit Charme*, S. 267.
[179] Diamond, Fit fürs Leben / Fit for Life 2 von Harvey Diamond und Irmingard Hagen, 2:S. 459–460.
[180] Lopez de Romana G. *Fasting and postprandial plasma free amino acids of infants and children consuming exclusively potato protein.* J Nutr. 1981 Oct;111(10):1766-71.
[181] McDougall J. *The McDougall Plan.* New Win Publ. 1983; pages 95-109.
[182] Brenner B. Dietary protein intake and the progressive nature of kidney disease: The role of hemodynamically mediated glomerular injury in the pathogenesis of progressive glomerular sclerosis in aging, renal ablation and intrinsic renal disease. N Engl J Med 307:652, 1982.
[183] P. Lagiou et al.: *Low carbohydrate-high protein diet and incidence of cardiovascular diseases in Swedish women: prospective cohort study.* BMJ 2012
[184] McDevitt RM, Bott SJ, Harding M, Coward WA, Bluck LJ, Prentice AM. *De novo*

lipogenesis during controlled overfeeding with sucrose or glucose in lean and obese women. Am J Clin Nutr. 2001 Dec;74 (6):737-46

[185] London SJ, Sacks FM, Caesar J, Stampfer MJ, Siguel E, Willett WC. *Fatty acid composition of subcutaneous adipose tissue and diet in postmenopausal US women.* Am J Clin Nutr. 1991 Aug;54(2):340-5.

[186] Empfehlungswerte nach Dr. John McDougall, *The Starch Solution; Die High-Carb-Diät: Abnehmen Mit Den Richtigen Kohlenhydraten;* Link zum Buch: https://www.amazon.de/Die-High-Carb-Diät-Abnehmen-richtigen-Kohlenhydraten/dp/3868835776

[187] Nathaniel Brandon: *The Six Pillars Of Self-Esteem.* (1995)

[188] Mark R. Leary et al.: *Self-esteem as an intrapersonal monitor. The sociometer hypothesis.* (1995)

[189] Diese Betrachtungsweise von Gefühlen findet sich zum ersten Mal bei William James, einem der ersten amerikanischen Psychologen, siehe. William James „What is an emotion?“ (1884) http://gruberpeplab.com/5131/2_James_1884_WhatisanEmotion.pdf

[190] Doug Lisle beschreibt seine Thesen eindrucksvoll in einem Webinar aus JohnMcDougalls Reihe (Video-Präsentation): https://www.youtube.com/watch?v=itIAZm2sUTI

9580912R00149

Printed in Germany
by Amazon Distribution
GmbH, Leipzig